[新装版]

Traditional Chinese Medicine

中医学入門

神戸中医学研究会=編著

東洋学術出版社

〈神戸中医学研究会〉会員 （五十音順）

蘆田　延之（あしだ　たかゆき）	芦田内科　医師
池尻　研治（いけじり　けんじ）	池尻医院　医師
大矢　和彦（おおや　かずひこ）	大矢医院　医師
川口　精司（かわぐち　せいし）	川口医院　医師
角谷　真子（すみや　なおこ）	鍼灸師
西里　枝久子（にしざと　きくこ）	西里医院　医師
長谷川　玄（はせがわ　げん）	長谷川医院　医師
平岡　尚子（ひらおか　なおこ）	いそだ病院　医師
溝口　精二（みぞぐち　せいじ）	溝口医院　医師
陸　希（りく　き）	中国・成都市　陸氏中医診療所　中医師
林　賢濱（りん　けんぴん）	スター薬局（株）　中医師

〈旧会員〉

蘆田　正毅（あしだ　まさき）	医師
伊藤　良（いとう　りょう）	医師
岡田　素子（おかだ　もとこ）	看護師
河合　澄子（かわい　すみこ）	薬剤師
竹原　直秀（たけはら　なおひで）	医師
田中　誠章（実）（たなか　のりあき（みのる））	医師
津村　正弘（つむら　まさひろ）	会社役員
浜田　富三雄（はまだ　ふみお）	医師
松田　澀（まつだ　いずみ）	医師
森　雄材（もり　ゆうざい）	医師
横田　裕昭（よこた　ひろあき）	薬剤師

新装版　はじめに

　本書は中医学の入門書としてすでに多く読者を得て，これまで中医学への道案内としての役割を果たしてきた．今回，第3版を上梓するにあたり，なるべく重点を押さえながらも分厚くならないことを心がけ，スリム化をはかった．さらに図は簡明でわかりやすいことをむねとし，入門者でも中医学的な考え方に入っていきやすいように要所で挿入した．過去に偉大な医学者たちが時代時代で様々な研究を重ねて臨床に基づいた理論を構築補強し，現代の中医学界でもこの流れは絶えることなく進行中であるが，いまなお中医学を学んできた医師にとってさえ疑問に思われるところが依然として多い．本書は，現時点で矛盾が少なく臨床で有用な理論を心がけ，理論倒れにならないように検討を加えた．第1版，第2版では現代医学的解釈に力をさいたが，やはり本来の中医学的な観点に基づいてよりわかりやすく説明することの方が入門する諸兄のために有益であると考え，これまでよりも中医学入門書としての原点にもどって記載したつもりである．内容的には弁証論治にいたる基礎，とくに最も中医らしい考え方である陰陽論，人体を構成する基礎物質に対するとらえかたなどは旧版とは一新している．弁証論治の応用については多くのページを割いていないので，本書で興味をもたれた方は是非とも次のステップに進まれてより上級の書物で学んでいただきたい．

　本書によって一人でも多くの読者が中医学に対する興味をもち，もう一つの治療手段として継続して学ぶきっかけになることを心から願っている．なお，本書に対する批判や疑問は当然あるとおもわれるが，さらによりよい入門書に育てていただくために是非建設的なご批判をいただければ幸甚である．

2012 年

　　　　　　　　　　　　　　　　　　　　　　　　　　神戸中医学研究会

第 2 版　はじめに

　漢方薬が日常の診療に定着した現在，中医学も市民権を得つつある。中医学はとりつきは面倒であっても，根気よく学習すれば必ずそれだけの成果が得られるために，次第に受け入れられ滲透したと思われる。

　現在の中国では，教科書的なレベルのものはもちろん，各種の専門分野の深いレベルに至るまで，さまざまな中医学関係の書籍が次々と刊行されて，新たな発展の趨勢を示すとともに，古典の復刻も漸増しており，中国の厖大な歴史と底力をみせつけられる感がある。

　中医学は，自然界と調和しながら生命活動を営む存在として人体をとらえ，生理的・病理的な現象を注意深く観察したうえで，自然界の現象になぞらえて意味づけし抽象するとともに，自然界の事物を用いて治療を行い，抽象した内容ならびに治療の適否などを判断・評価・修正しながら次第に認識を深めてきた。そのために，「生きもの」としての人体を総合的・全体的にうまくとらえ，自然界の事物である金石・草根木皮を用いた，自然で無理のない「治療医学」の体系を形成している。医学上のさまざまな認識は，書籍として後世に残され，少なくとも 2000 年の歴史的経過を経て，歴代のさまざまな医家が批判・訂正・賛同・強調を行いながら評価し，現在に至っている。それゆえ，現代の場においても十分評価できる内容であることは疑いない。ただし，漏れなくすべてを継承できているわけではなく，価値ある認識が埋もれている可能性が大いにあり，新たな実践による新たな認識を得るとともに，「温故知新」による発展を心がけるべきであり，より高度の「中医学」の完成をめざす努力がはらわれることを期待している。

　西洋医学は分析的で細分化した物質面での実証を重んじ，個々の臓器・器官・組織のふるまいをもとに人間の全体を機械論的にとらえ，個別よりも普遍性に重点をおいている。それゆえ，外科や救急医学のように人間を機械として扱う面では高度の成果をあげてはいるものの，現実に悩める「生きもの」としての個人にとっては，大きな救いになるとは言いがたい。診断医学としては優れているが，「治療医学」の体系としては非常に幼稚であり，純粋な結晶といった

自然界には存在しない薬物を使用して副作用を不可避的にかかえたり，いつまでたっても当面手に入れた「手段」に依存するだけの行きあたりばったりの医術しか行えていない。今後は巨大な砂上の楼閣にならないような方向性をみつけるべきであり，その大きな助けとして「中医学」が存在すると考えている。

　本書は第1版と同様に，中医学という医学大系を，できるだけ本来の面目を保ちながら整理し，西洋医学的な解釈を加えて，医師・薬剤師のための入門書とすることを意図している。中医学と西洋医学では切り口が全く異なるので，西洋医学的な病理の解釈や病名には不備が多いと考えられ，第2版編集にあたって十分配慮を加えたが，その面ではご容赦願いたい。中医学の観点に主体をおいて，医学の認識を変更し修正していく方が，今後の実りが大きくなると考えられる。できれば，本書をきっかけに中医学に本格的に参入されることを望みたい。

　神戸中医学研究会は既に20年を越える歴史をもち，この間真面目に研鑽を積んできたつもりであり，本書が医学の発展に寄与できるように念じている。ただし，なお認識の誤りが存在する可能性は否定できないので，多方面からご批判をいただければ幸いである。

1999年

神戸中医学研究会

第 1 版　はじめに

　中国の伝統医学は，現在は「中医学」と呼ばれ，我国の「漢方医学」と源を一にするものである。中医学では，統一体としてとらえた人体を基本にすえ，さまざまな病態に数多くの治療を行うことにより，歴史的な経緯を通じて評価を加えながら発展して来た治療主体の医学体系である。人体の生理・病理・病因・病態そして薬理なども，ある程度の観念論をもとにして治療実践から逆に創りあげて来た様相がみられ，また実体的な験証もあまり行われておらず，このことが現代医学を修めた我々にとって難解さを感じさせる原因となっている。しかしながら，治療を通じたアプローチであるがゆえに，分析的・細分化的に進行して来た現代医学が求め得なかった全体観を持つことができ，診断と治療の直結という有利な面も生じている。少なくともこの面に関しては，医学の将来に対し大きな展望を与えるものと確信している。

　最近の中国におけるさまざまな研究から，中医学の提示しているものが単なる観念論や対症療法ではなく，人体のもつ本質的な機能や状態をうまくとらえ，これを改変しうる体系的医学であるという証拠が示されつつある。今後の研究の進歩とともに，ますますこの面での評価が高められるものと考えている。

　日本においても「漢方医学」としての古い伝統があり，数多くの先人が中国の伝統医学を輸入し継承発展させ，現在も続いて存在している。ただし，体系的医学としての認識は十分でなく，社会的・歴史的な条件の制約もあって，日本流の解釈となってしまっており，中医学とはやや様相を異にしている。とくに，生理・病理・薬理に関する基礎理論があいまいで，中医学の基本とする「弁証施治」はほとんど行われてはいない。こうした面から，一部の人達から「対症療法」にすぎないという評価を受けることにもなっているものと推察される。

　本書は，中医学という医学体系を，できるだけわかりやすく整理し，かつ現代医学的解釈を加えて，医師・薬剤師のための漢方医学入門書とすることを意図したものである。基本にしたものは，「中医学基礎」（上海中医学院編・神戸中医学研究会訳・燎原書店），「中医学基礎」（北京中医学院主編・人民衛生出版社），「中医臨床基礎」（翟明義編・河南人民出版社），「中医基礎学」（浙江省

〈西医学習中医試用教材〉編写組・浙江人民出版社),「新編中医学概要」(広東省衛生局他編・人民衛生出版社),「中医学」(江蘇新医学院編・商務印書館),「実用中医学」(北京中医医院他編・北京人民出版社)で,このほか種々の論文を参考とした。

　我々の中医学および現代医学に対する認識は不十分なものであり,当然多くの誤りがあるものと考えられる。また,現代医学的な解釈についても推論にすぎない面が多い。本書は中医学を現代医学に応用するための初歩の試みであると考えている。多方面からのご批判をいただければ幸いである。

　1981年7月

神戸中医学研究会

目　次

第 1 章　中医学の特徴　1

I．統一体観 ……………………… 1
　A．人体内部の統一体観 ……… 2
　B．人体と自然環境の間の統一体観 … 2
II．弁証論治 ……………………… 3
　A．弁　証 ……………………… 3
　　① 四　診 …………………… 3
　　② 弁　証 …………………… 4
　B．論　治 ……………………… 5

第 2 章　基礎理論　7

I．精・陰・陽・気・血・津液 … 7
　A．精 …………………………… 7
　　① 精の生成 ………………… 8
　　② 精の機能 ………………… 8
　B．陰と陽 ……………………… 9
　　① 陰陽の生成と運行 ……… 9
　　② 陰陽の生理機能 ………… 9
　C．気 …………………………… 9
　　① 気の生成と運行 ………… 9
　　② 気の機能 ………………… 11
　　③ 気の分類 ………………… 12
　D．血 …………………………… 13
　　① 血の生成と運行 ………… 14

　　② 血の機能 ………………… 14
　　③ 臓腑の血 ………………… 14
　　④ 血の意味の違い ………… 14
　E．津　液 ……………………… 15
　　① 津液の生成と運行 ……… 15
　　② 津液の機能 ……………… 16
　　③ 津液の分類 ……………… 16
　F．気・血・精・津液の関係 … 16
　　① 気と血の関係 …………… 18
　　② 気と津液の関係 ………… 18
　　③ 気と精の関係 …………… 18
　　④ 気・血・津液・精の関係 … 18
　G．「陰陽」と気・血・精・津液の関係 ………………………… 19
　H．神 …………………………… 19

II．臓　腑 ………………………… 20
　A．五　臓 ……………………… 20
　　① 心 ………………………… 21
　　　1）心の機能 ……………… 21
　　　2）心気・心血・心陰・心陽 … 22
　　　附）心包絡 ………………… 22
　　② 肺 ………………………… 22
　　　1）肺の機能 ……………… 23
　　　2）肺気・肺陰 …………… 24
　　③ 脾 ………………………… 24

1）脾の機能 …………………… 24
　　　2）脾気・脾陽・脾陰・中気… 25
　　④ 肝 ……………………………… 26
　　　1）肝の機能 …………………… 26
　　　2）肝気・肝血・肝陰・肝陽 27
　　⑤ 腎 ……………………………… 27
　　　1）腎の機能 …………………… 28
　　　2）腎精・腎気・腎陰・腎陽… 29
　　附）命　門 ……………………… 29
　　⑥ 臓と臓の関係 ………………… 30
　　　1）心と肺 ……………………… 30
　　　2）心と脾 ……………………… 30
　　　3）心と肝 ……………………… 30
　　　4）心と腎 ……………………… 30
　　　5）肺と脾 ……………………… 32
　　　6）肺と肝 ……………………… 32
　　　7）肺と腎 ……………………… 32
　　　8）脾と肝 ……………………… 32
　　　9）脾と腎 ……………………… 32
　　　10）肝と腎 ……………………… 33
　B．六　腑 ………………………… 33
　　① 胆 ……………………………… 33
　　　1）胆の機能 …………………… 33
　　　2）胆と肝の関係 ……………… 34
　　② 胃 ……………………………… 34
　　　1）胃の機能 …………………… 34
　　　2）胃と脾の関係 ……………… 34
　　③ 小　腸 ………………………… 35
　　　1）小腸の機能 ………………… 35
　　　2）小腸と心の関係 …………… 36
　　④ 大　腸 ………………………… 36

　　　1）大腸の機能 ………………… 36
　　　2）大腸と肺の関係 …………… 36
　　⑤ 膀　胱 ………………………… 37
　　　1）膀胱の機能 ………………… 37
　　　2）腎と膀胱の関係 …………… 37
　　⑥ 三　焦 ………………………… 37
　　　1）三焦の機能 ………………… 37
　　　2）部位としての概念 ………… 38
　　　3）弁証の概念 ………………… 38
　　　4）三焦と心包絡の関係… 38
　C．奇恒の腑 ……………………… 38
　　① 脳・髄・骨 …………………… 38
　　② 脈 ……………………………… 39
　　③ 女子胞 ………………………… 39
Ⅲ．経　　絡 ………………………… 39
　　① 経絡の組成 …………………… 40
　　② 十二経脈 ……………………… 40
　　③ 奇経八脈 ……………………… 41
Ⅳ．病因と病変 …………………… 45
　A．病　因 ………………………… 45
　　① 内　因 ………………………… 45
　　　1）体質素因 …………………… 45
　　　2）精神的素因 ………………… 46
　　② 外　因 ………………………… 46
　　　1）生活素因 …………………… 46
　　　（1）飲食不節 ………………… 47
　　　（2）房室不節 ………………… 47
　　　（3）労倦 ……………………… 47
　　　（4）寄生虫 …………………… 47
　　　（5）中毒 ……………………… 47
　　　2）自然素因 …………………… 47

viii

（1）六　淫 ………… 47
　　　①風　邪 ………… 47
　　　②寒　邪 ………… 48
　　　③湿　邪 ………… 48
　　　④火　邪（熱邪）……… 49
　　　⑤暑　邪 ………… 49
　　　⑥燥　邪 ………… 50
　　（2）癘気（戻気・疫癘）… 50
　　（3）外　傷 ………… 50
　③ 病理的産物 ………… 51
　　1）気　滞 …………… 51
　　2）瘀　血 …………… 51
　　3）痰飲・水腫 ………… 52
　B．病変の発生と進行の機序… 52
　① 陰陽失調 …………… 53
　　1）陰陽の偏衰 ………… 53
　　2）陰陽の偏勝 ………… 53
　② 邪正相争 …………… 55
　　1）正勝邪退 …………… 55
　　2）邪盛正衰 …………… 55
　③ 陰陽失調と邪正相争の相互
　　転化 ………………… 56
V．陰陽について ………… 56
　① はじめに …………… 56
　② 教科書にみる陰陽の認識… 57
　③ 人体を構成する基礎物質とし
　　ての「陰陽」について…… 59
　　1．哲学的概念としての陰陽… 59
　　2．教科書にみる陰陽の認識… 60
　　3．「陰陽」の生成と輸布 … 62
　　4．「陰陽」の生理機能 …… 63

　　5．「陰陽」と気・血・精・津液
　　　の関係 ……………… 63
　　（1）生理的な関係 ……… 63
　　（2）病理的な関係 ……… 64
　　（3）陰虚の病態 ………… 64
　　（4）陽虚の病態 ………… 64
　　6．「陰陽」と先天の精の関係… 65
　A．陰証と陽証 …………… 66
　B．陰と陽（人体の構成成分）… 67
　C．陰邪と陽邪（病邪の性質）… 68
　D．陰病と陽病（《傷寒論》にお
　　ける病態の区分）……… 68
VI．五行について ………… 68
　A．五行学説の基本的内容…… 69
　① 五行の特性 …………… 69
　② 五行の相生・相克・相乗・
　　相侮 ………………… 70
　B．中医学における五行学説… 71
　C．太極と陰陽五行説について 73

第3章　四　診　77

I．望　診 ……………… 77
　A．精神・意識状態 ……… 77
　B．形態と動態 …………… 78
　① 形　態 ……………… 78
　② 動　態 ……………… 78
　C．色　沢 ……………… 79
　① 顔　色 ……………… 79
　② 皮　膚 ……………… 80
　③ 指　紋 ……………… 81

ix

- D．舌　診 …………………… 82
  - 1 舌診の方法 ………… 82
  - 2 舌質の観察 ………… 83
    - 1）舌の形態 ………… 83
    - 2）舌の運動 ………… 84
    - 3）舌体の色沢 ……… 91
  - 3 舌苔の観察 ………… 91
    - 1）舌苔の質 ………… 92
    - 2）舌苔の色沢 ……… 93
  - 4 舌苔・舌質の変化 ……… 95
    - 1）外感病における変化…… 95
    - 2）内傷病における変化…… 95
- E．顔面・頭部の形態と色沢… 96
  - 1 頭 ………………… 96
  - 2 頭　髪 ……………… 96
  - 3 眼 ………………… 96
  - 4 鼻 ………………… 97
  - 5 唇・歯・咽喉 ……… 97
  - 6 耳 ………………… 98
  - 7 頸　部 ……………… 98
- F．分泌物・排泄物…………… 98
  - 1 喀　痰 ……………… 98
  - 2 鼻汁・涙 …………… 98
  - 3 吐　物 ……………… 99
  - 4 糞　便 ……………… 99
  - 5 尿 ………………… 99

Ⅱ．聞　診 ……………………… 99
- A．音　声……………………100
  - 1 発　音 ……………100
  - 2 言　語 ……………100
  - 3 呼　吸 ……………100
  - 4 咳　嗽 ……………100
  - 5 吃　逆（呃逆）……………101
- B．臭　い……………………101
  - 1 身体から発する臭い ……101
  - 2 分泌物・排泄物の臭い …101

Ⅲ．問　診 ………………………101
- A．家族歴……………………101
- B．既往歴……………………102
- C．現病歴……………………102
- D．主　訴……………………102
- E．自覚症（現症）……………102
  - 1 寒　熱 ……………102
  - 2 汗 …………………103
  - 3 口渇と水分摂取 ……104
  - 4 摂食・味覚 ………104
  - 5 睡　眠 ……………105
  - 6 大　便 ……………106
  - 7 尿 …………………107
  - 8 頭部・顔面 ………107
  - 9 胸部・腹部 ………108
  - 10 四肢・腰部その他 ……108
  - 11 月経・妊娠・分娩 ……109

Ⅳ．切　診 ………………………109
- A．脈　診……………………109
  - 1 脈診の方法 ………110
    - 1）時　間 …………110
    - 2）部　位 …………110
    - 3）体　位 …………110
    - 4）平　息 …………111
    - 5）指　法 …………111
  - 2 脈　象 ……………111

1）正常脈 ……………………111
2）病　脈 ……………………112
［脈位の深浅］
（1）浮　脈 …………………112
（2）沈　脈 …………………112
（3）伏　脈 …………………112
［脈拍の遅速］
（4）遅　脈 …………………113
（5）緩　脈 …………………113
（6）数　脈 …………………113
［脈拍の強弱］
（7）虚　脈 …………………113
（8）実　脈 …………………113
［脈拍の大小］
（9）大　脈 …………………116
（10）洪　脈 …………………116
（11）細　脈（小脈）………116
［脈の長短］
（12）長　脈 …………………116
（13）短　脈 …………………117
［血流の変化］
（14）滑　脈 …………………117
（15）渋　脈 …………………117
［血管の緊張度の変化］
（16）弦　脈 …………………117
（17）緊　脈 …………………117
［脈拍のリズムの異常］
（18）促　脈 …………………118
（19）結　脈 …………………118
（20）代　脈 …………………118
［複合の脈象］

(21)濡　脈 …………………118
(22)弱　脈 …………………118
(23)牢　脈 …………………119
(24)動　脈 …………………119
(25)微　脈 …………………119
(26)散　脈 …………………119
(27)芤　脈 …………………119
(28)革　脈 …………………120
③ 脈診と症候 ………………120
B．触　診……………………121
① 皮　膚 ……………………121
② 四　肢 ……………………121
③ 胸　部 ……………………122
④ 腹　部 ……………………122
⑤ 経　穴（ツボ）…………122

第4章　弁証論治　123

I．八綱弁証 ……………………123
A．陰　陽……………………124
① 陰証・陽証 ………………125
② 陰虚・陽虚・亡陰・亡陽 125
1）陰　虚 …………………125
2）陽　虚 …………………126
3）陰陽両虚 ………………126
4）亡陽と亡陰 ……………127
B．虚　実……………………127
① 虚　証 ……………………128
② 実　証 ……………………130
③ 虚実挟雑 …………………131
1）先攻後補 ………………132

xi

2）先補後攻 ………………133
　　3）攻補兼施 ………………133
　④ 仮実・仮虚 …………………133
　　1）仮　実（真虚仮実）……133
　　2）仮　虚（真実仮虚）……134
　⑤ 虚実の転化 …………………134
C．寒　熱………………………134
　① 寒　証 ………………………135
　　1）実　寒（寒盛）…………135
　　2）虚　寒（陽虚）…………136
　② 熱　証 ………………………138
　　1）実　熱（熱盛）…………138
　　2）虚　熱（陰虚・陰虚内熱）139
　③ 寒熱挟雑 ……………………140
　　1）上熱下寒 …………………140
　　2）表寒裏熱 …………………140
　④ 仮寒・仮熱 …………………141
　　1）仮　寒（真熱仮寒）……141
　　2）仮　熱（真寒仮熱）……141
　⑤ 寒熱の転化 …………………141
D．表　裏………………………142
　① 表　証 ………………………142
　　1）表　寒（風寒表証）……143
　　2）表　熱（風熱犯衛・風熱
　　　　表証）…………………144
　② 裏　証 ………………………144
　　1）裏　熱 ……………………145
　　2）裏　寒 ……………………145
　　3）裏　実 ……………………145
　　4）裏　虚 ……………………145
　③ 半表半裏証 …………………145

　④ 表裏の転化 …………………148
　⑤ 表裏同病 ……………………148
Ⅱ．気血津液弁証 ………………148
A．気の病証……………………149
　① 気　虚 ………………………149
　② 気　滞（気実）……………150
B．血の病証……………………152
　① 血　虚 ………………………152
　② 血　瘀 ………………………153
　③ 出　血 ………………………155
　　1）血　熱（血熱妄行）……155
　　2）血　瘀 ……………………156
　　3）気　虚（気不摂血・脾不統血）
　　　　 ………………………156
C．気血同病……………………157
　① 気滞血瘀 ……………………157
　② 気血両虚 ……………………157
　③ 気随血脱 ……………………157
D．津液の病証…………………158
　① 津液不足（津虚）…………158
　　附）血　燥 …………………159
　② 湿・痰飲・水腫 ……………159
Ⅲ．臓腑弁証 ……………………159
A．心と小腸の病証……………160
　① 心気虚・心陽虚 ……………160
　　附）心肺気虚 ………………162
　　附）心腎陽虚 ………………162
　② 心血虚・心陰虚 ……………163
　　附）心脾両虚 ………………163
　　附）心腎陰虚 ………………164
　③ 心火（心火旺・心火上炎・

xii

心火亢盛）……………164
　　附）心熱下注小腸（心熱を小腸
　　　　に移す）………………165
　　附）心腎不交 …………165
　4 胸　痺（心痺・胸陽不運・
　　　心血瘀阻）………………166
　5 痰迷心竅 ………………167
　6 痰火擾心 ………………167
B．肺と大腸の病証…………168
　1 肺気虚 …………………168
　　附）肺脾気虚（肺脾両虚）…170
　2 肺陰虚 …………………170
　　附）肺気陰両虚 ………171
　　附）肺腎陰虚 …………171
　3 肺失宣粛 ………………171
　　1）風寒束表・寒邪犯肺……172
　　2）風熱犯肺・熱邪犯肺……173
　　3）燥邪犯肺 ……………173
　　4）痰飲伏肺（痰湿阻肺）…174
　　5）風水相搏 ……………175
　4 腸虚滑脱（大腸虚寒）……175
　5 大腸湿熱 ………………176
　6 腸燥便秘（大腸燥結）……176
　　1）実熱燥結 ……………176
　　2）陰虚燥結（腸液虧耗）…176
C．脾と胃の病証……………177
　1 脾運衰弱 ………………177
　　1）脾気虚（脾胃気虚・脾胃虚
　　　弱・中気不足）………177
　　2）脾陽虚（脾陽不振・脾陽虚
　　　弱・脾胃虚寒）………180

　　3）中気下陥 ……………181
　　4）脾陰虚（脾気陰両虚）…181
　2 脾不統血（気不摂血）……182
　3 胃陽不足 ………………182
　　1）胃気虚 ………………183
　　2）胃陽虚（胃虚寒・胃気虚寒）
　　　　………………………183
　4 胃陰虚（胃陰不足）………184
　5 寒湿困脾（湿困脾胃）……184
　6 湿熱阻滞脾胃 …………185
　7 胃　寒（寒痛）…………185
　8 胃　熱（胃火）…………186
　9 食滞胃脘（胃中停食）……186
　10 胃気上逆 ………………187
D．肝と胆の病証……………188
　1 肝血虚 …………………188
　2 肝陰虚・肝陽上亢 ……191
　3 肝風内動 ………………192
　　1）肝陽化風 ……………192
　　2）熱極生風 ……………192
　　3）陰虚動風 ……………193
　　4）血虚生風 ……………193
　4 肝気鬱結（肝気鬱滞・肝鬱
　　　気滞・肝鬱・気鬱）………194
　　附）気　厥（肝気逆）………195
　5 肝　火（肝火旺・肝火上炎）
　　　………………………………195
　　附）心肝火旺 …………196
　　附）肝火犯肺（木火刑金）…196
　6 肝胆湿熱 ………………196
　7 寒滞肝脈（寒疝）………197

xiii

⑧ 肝気横逆（肝気横逆脾胃）197
　　　1）肝胃不和 ……………… 198
　　　2）肝脾不和 ……………… 198
　E．腎と膀胱の病証……………… 200
　　① 腎精不足（腎虚）………… 201
　　② 腎気不固 ………………… 202
　　③ 腎陽虚 …………………… 203
　　　附）腎虚水氾 …………… 203
　　④ 腎陰虚 …………………… 204
　　⑤ 腎不納気 ………………… 205
　　⑤ 膀胱湿熱 ………………… 205
Ⅳ．病邪弁証 ……………………… 206
　A．六　淫 ……………………… 206
　　① 風邪の病証 ……………… 207
　　　1）外感風邪 …………… 208
　　　2）風邪侵入経絡（風邪襲絡）208
　　　3）風　疹 ……………… 210
　　　附）内　風 …………… 210
　　風邪による病変の弁証論治における
　　注意点 …………………… 211
　　② 寒邪の病証 ……………… 211
　　　1）外感寒邪 …………… 212
　　　2）寒　痹（痛痹）……… 212
　　　3）寒　痛 ……………… 212
　　　4）寒　瀉 ……………… 212
　　　5）寒　疝 ……………… 213
　　寒邪による病変の弁証論治における
　　注意点 …………………… 213
　　③ 湿邪の病証 ……………… 214
　　　1）外感湿邪 …………… 214
　　　2）湿　痹（着痹）……… 214

　　　3）湿　阻（湿困）……… 214
　　　4）湿　熱 ……………… 215
　　　5）その他 ……………… 217
　　湿邪による病変の弁証論治における
　　注意点 …………………… 217
　　④ 熱邪（火邪）の病証 …… 219
　　　1）外感熱邪 …………… 219
　　　2）実熱と虚熱 ………… 220
　　　3）熱　痹 ……………… 220
　　　4）その他 ……………… 220
　　熱邪による病変の弁証論治における
　　注意点 …………………… 220
　　⑤ 暑邪の病証 ……………… 222
　　　1）傷暑・中暑 ………… 222
　　　2）暑　温 ……………… 223
　　　3）陰　暑 ……………… 223
　　暑邪による病変の弁証論治における
　　注意点 …………………… 223
　　⑥ 燥邪の病証 ……………… 224
　　燥邪による病変の弁証論治における
　　注意点 …………………… 224
　B．食積の病証………………… 225
　　食積による病変の弁証論治における
　　注意点 …………………… 225
　C．気　滞 ……………………… 225
　D．血瘀の病証………………… 225
　E．痰飲・水腫の病証………… 225
　　① 痰の病証 ………………… 226
　　　1）肺の痰証 …………… 226
　　　2）心の痰証 …………… 228
　　　3）脾胃の痰証 ………… 229

4）風痰上擾 ……………230
　　5）胸脇部の痰（飲）証……230
　　6）経絡・四肢の痰証………231
　痰による病変の弁証論治における
　注意点 ……………………231
　② 飲の病証 …………………231
　③ 水腫の病証 ………………232
Ⅴ．外感熱病弁証 ……………232
　Ａ．外感熱病の特徴…………233
　　1）発　熱 ………………233
　　2）病変の経過における段階 233
　Ｂ．《傷寒論》と温病学 ………234
　　① 六経弁証 ………………235
　　　1）太陽病 ………………235
　　　2）陽明病 ………………237
　　　3）少陽病 ………………239
　　　4）太陰病 ………………239
　　　5）少陰病 ………………240
　　　6）厥陰病 ………………241
　　② 衛気営血弁証 …………242
　　　1）衛分証 ………………244
　　　2）気分証 ………………244
　　　3）営分証 ………………245
　　　4）血分証 ………………245
　　　5）心包証 ………………246
　　③ 六経弁証と衛気営血弁証の
　　　関係 …………………248

第5章　治療法則　　251

Ⅰ．治　則 ………………………251

　Ａ．本治と標治………………251
　　① 治本・治標 ……………252
　　　1）急なれば則ちその標を治し，
　　　　緩なれば則ちその本を治す
　　　　………………………252
　　　2）標本同治 ……………252
　　② 正治・反治 ……………252
　　　1）寒因寒用 ……………253
　　　2）熱因熱用 ……………253
　　　3）塞因塞用 ……………253
　　　4）通因通用 ……………253
　Ｂ．扶正と祛邪………………254
　　　1）先攻後補 ……………254
　　　2）先補後攻 ……………254
　　　3）攻補兼施 ……………255
　Ｃ．陰陽の調整………………255
　　① 陰陽偏盛の調整 ………255
　　　1）陰陽偏盛だけの場合……255
　　　2）陰陽偏盛に陰陽偏衰をとも
　　　　なう場合 ……………255
　　② 陰陽偏衰の調整 ………256
　　　1）陰陽偏衰だけの場合……256
　　　2）陰陽偏衰に陰陽偏盛をとも
　　　　なう場合 ……………256
　Ｄ．加　減……………………257
　　① 因時制宜（季節による加減）
　　　………………………257
　　② 因地制宜（地域・環境によ
　　　る加減）………………257
　　③ 因人制宜（個体差による加減）
　　　………………………257

II．治法 ……………………258

A．発汗法（汗法・解表法）…258
1. 辛温解表 ………………258
2. 辛涼解表 ………………259
3. 解表変法 ………………259
   1) 益気解表 ……………259
   2) 補陽解表 ……………259
   3) 補血解表 ……………260
   4) 滋陰解表 ……………260
   5) 理気解表 ……………260
   6) 化飲解表 ……………260

発汗法を使用するうえでの注意点
……………………………260

B．清熱法 …………………261
1. 清熱解毒 ………………261
2. 清熱瀉火 ………………261
3. 清熱涼血 ………………262
4. 清熱燥湿 ………………262
5. 清虚熱（滋陰清熱）………263

清熱法を使用するうえでの注意点
……………………………263

C．瀉下法 …………………263
1. 寒 下（清熱瀉下）………263
   1) 熱結の瀉下 …………264
   2) 熱毒の瀉下 …………264
   3) 上部の熱盛の瀉下………264
2. 温 下 …………………264
3. 潤 下（潤腸通便）………265
4. 逐 水 …………………265
5. 攻 痰（滌痰）…………265
6. 逐 瘀 …………………266
7. 導 滞 …………………266
8. 瀉下変法 ………………266

瀉下法を使用するうえでの注意点
……………………………266

D．和解法 …………………267
1. 和解半表半裏 …………267
2. 和営解鬱 ………………267
3. 調和肝胃 ………………267
4. 調和肝脾 ………………268
5. 調和脾胃 ………………268

和解法を使用するうえでの注意点
……………………………268

E．温裏法（温法）…………268
1. 温中散寒 ………………269
2. 回陽救逆 ………………269
3. 温陽利水 ………………269
4. 温経散寒 ………………270

温裏法を使用するうえでの注意点
……………………………270

F．補益法（補法）…………270
1. 補 気（益気）…………270
2. 補 血（養血）…………271
3. 補 陽（温陽・壮陽・助陽）
   ……………………………271
4. 補 陰（滋陰）…………271

補気・補血・補陽・補陰の関係
……………………………272

補益法を使用するうえでの注意点
……………………………272

G．消散法（消法）…………273
1. 消 食 …………………273

② 化　瘀（祛瘀・活血祛瘀）
　　　　……………………273
③ 軟　堅 ……………………274
④ 化　痰 ……………………274
　1）化痰止咳 ………………274
　2）和胃化痰 ………………275
　3）熄風化痰 ………………275
　4）豁痰開竅 ………………275
⑤ 化　湿（祛湿）……………275
　1）解表化湿 ………………275
　2）温中化湿（芳香化湿・苦温燥湿）………………276
　3）清熱化湿 ………………276
　4）利水滲湿（淡滲利水）…276
　5）温陽利水 ………………276
消散法を使用するうえでの注意点
　　　　……………………276
H．理気法……………………277
　① 行　気（理気）…………277
　② 疏肝理気（理気解鬱）……277
　③ 降　気 …………………277
理気法を使用するうえでの注意点
　　　　……………………278
I．固渋法……………………278
　① 斂　汗（止汗）…………278
　② 斂　肺（止咳）…………279

③ 渋　腸（止瀉）……………279
④ 固　精 ……………………279
⑤ 縮　尿 ……………………279
⑥ 固　経 ……………………279
⑦ 止　帯 ……………………280
⑧ 止　血 ……………………280
固渋法を使用するうえでの注意点
　　　　……………………280
J．鎮納法……………………280
　① 鎮心安神 ………………281
　② 潜陽熄風 ………………281
　③ 固腎納気 ………………281
鎮納法を使用するうえでの注意点
　　　　……………………281
K．開竅法……………………282
　① 清心開竅（涼開）………282
　② 豁痰開竅（温開）………282
開竅法を使用するうえでの注意点
　　　　……………………282

参考図書 ………………………283
方剤索引 ………………………287
中医学用語索引 ………………315
症状・病証索引 ………………328
西洋医学の病名索引 …………337
あとがき ………………………341

xvii

第1章　中医学の特徴

　中医学は，数千年の歴史をもつ中国伝統の医学である。たえず発展と整理をつづけてきたこの「伝統医学」は，とくに解放（1949年）以後に全国的な規模で再編成され，新たに「中医学」として体系づけられ，さらに発展中である。

　人体に発生した病変と自然界の変化とのかかわり，あるいは病変自体の特徴やその経過，ならびに治療によって生じる変化などの観察を，数千年という長期にわたって積み重ね，「現象」に主眼をおいた抽象化を行って，治療を基本にした独特の理論体系をもつ医学を形成発展させてきた。この結果，人体の生理・病理などの基礎概念，病変の発生と進行に対する認識，診断法と治療法，治療手段としての薬物の効能の認識など，すべての分野にわたって同じ理論によって統合された医学体系を構築したのである。

　とくに，診断と治療が直結した弁証論治の方法は，西洋医学とは異なるすぐれた点である。また，現象を抽象することから求められた生理的機能や病理的変化の概念は，分析と実証のつみ重ねによって構成されている西洋医学の概念とは大きく異なっているが，逆に，生体の内外を通じた統一体観にもとづいて現象を観察し，現象をもとに抽象を重ねているために，自然界における「生きもの」としての本質を把握している可能性がつよい。

　中医学のもつ特徴は，大きく分けて「統一体観」と「弁証論治」の2つの面に概括できる。

I．統一体観

　人体は，さまざまな物質や機能が複雑に組み合さりながら有機的に統一された総合体であると同時に，周囲をとりまく自然環境のなかで生命活動を行う存在でもあるととらえ，人体の内部と外界を総合した大きな統一体観（整体観）を基本にしている。

A．人体内部の統一体観

　人体は精・陰・陽・気・血・津液という物質を基本にして構成されており，心・肺・脾・肝・腎の五臓とこれに付随する六腑が機能系としての構成単位となり，これらの間を経絡・三焦が密接かつ系統的に連絡することによって，一個の統合体として機能する。人体のさまざまな組織・器官の機能や代謝を，精・陰・陽・気・血・津液および臓腑・経絡の機能に帰納し，これらの機能系の間の相互扶助と相互制約の関係を通じて，統一体としての生命活動やさまざまの機能が維持されると考える。人体をこのように把握しているところから，局部と局部，局部と全体，表面と内部，上部と下部，腹面と背面といったすべての関連性が示されている。

　また，人は精・陰陽・気・血・津液という物質的な基礎のもとで生命活動を営むが，物質だけでは生物たりえずそこに生命がやどってはじめて生命体となる。この生命を広義に「神」とよぶ。さらに高等な大脳活動や感情を「神」と称するがこれは狭義の神である。これらの神を支えるのは基礎物質であるが「神」は物質とは考えない。したがって，臓腑・気血の失調が精神面に反映されるとともに，逆に精神的ストレスや感情の変動が臓腑・気血に影響を与える（内傷七情）という，肉体と精神の相互関係についても十分な認識をもっている。とくに内傷七情を病変発生の「内因」として重視するのも特徴である。

B．人体と自然環境の間の統一体観

　人間は自然環境のなかで生命活動を維持する存在であり，各種の感覚器官を通じて周囲の環境と密接な関係をもっている。ここでいう自然環境とは，物理的な環境を指すと同時に，細菌・ウイルスなどの病原体や飲食物などを含めたものである。正常状態においては，人体は内部の調節によって自然環境の変化に適応して，正常な生理的活動を保持している。しかし，外界の変動が適応能力を超えた場合，あるいは人体内部に機能失調や機能低下があるために外界の変化に適応できない場合には，病変が発生する。外界の環境の変化によって生じた病変を，人体の病理的な反応形態にもとづいて，「外感六淫」「癘気（他人に伝染性のある病原体を指す）」などと称し，とくに気候・地域・個体差などを重視する。

重要なことは，病変が発生する根本原因は人体の「内因」にあり，外界変動による「外因」はたんに発病の条件と考えることである。「外因は内因を通じてはじめて発現する」という基本的な認識は，ウイルス・細菌などの病原体が病変の根本原因であると考える西洋医学に，重要な示唆を与えるものである。また，発病後には人体の正気（抵抗力）と病邪（発病因子）との力関係によって経過が決まるとし，正気の扶助と病邪の除去の両面を考慮した治療を行うことも大きな特徴である。

II．弁証論治

　弁証論治は，中医学の診断と治療の全過程で，弁証（「弁」とは識別・判断・詳察・分析の意味で，「証」とは症候・体徴・証拠・帰類の意味である）と論治の2つの部分から構成されている。弁証は論治の前提で，論治は弁証の目的である。弁証論治では，当然のことながら統一体観が基礎となっている。

A．弁　証

　「弁証求因」ともいう。四診といわれる診察法によって，病変の原因・経過・予後を判断するとともに，患者の状態・病変の性質と部位・正気と病邪の力関係などを弁別する。

1　四　診

　四診は，望診・聞診・問診・切診の4つの診察法からなり，それぞれの主な内容は以下のようになっている。
（1）望　診
　視覚による診察法。患者の意識状態・体の形態・姿態・色やつやなどの全身状態，目・耳・舌・口腔・皮膚・頭髪などの局所状況，便・尿・鼻汁・痰など排泄物の状況などの観察である。このうち，とくに舌質と舌苔をみる舌診法が重視される。
（2）聞　診
　聴覚・嗅覚による診察法。音声・呼吸や咳嗽・噯気・吃逆などを聴取し，体臭・口臭・排泄物の臭いなどを嗅ぐ。

（3）問　診

既往歴・現病歴・主訴・自覚症などの問診。とくに自覚症の聴取が重要で，汗・大小便・苦痛・飲食・睡眠・精神状態などを詳細にわたって問う。

（4）切　診

触覚による診察法。皮膚・四肢・胸腹部・背部などの触診と脈診で，脈診がとくに重視され，強弱・遅速・浮沈・形状などを詳細に調べる。

以上が中医学の診察法であるが，現代の場においては種々の化学的・理学的検査法もとり入れるべきである。四診で得たデータにもとづいて，以下の弁証を行う。

2　弁　証

（1）八綱弁証

すべての弁証の綱領となるもので，必ず弁別すべきものである。八綱とは，陰・陽・表・裏・寒・熱・虚・実の8つの綱領で，表裏は病変の部位・深浅を，寒熱は病変の症候の性質を，虚実は人体の正気の強弱と病邪の盛衰を弁別するもので，陰陽は以上の全般を総括した概念である。このなかでは，陰・陽の弁別がとくに重要である。

（2）気血弁証

気血津液弁証ともいう。人体の基本的な構成物質である気・血・津液の障害の状況を弁別する。

（3）臓腑弁証

臓腑経絡弁証ともいう。それぞれの臓腑の生理的・病理的な特徴にもとづいて，病変がどの部位にあり，どのような機能的・物質的障害が生じているかを弁別する。

（4）病邪弁証

病因弁証ともいう。病変を発生する外因としての病邪の種類を弁別し，どのような病態を引きおこしているかを判断する。風・寒・暑・湿・燥・火（熱）の外感六淫，および食積・痰飲・瘀血など体内で発生した病変の状況を弁別することが主となる。

（5）外感熱病弁証

急性の発熱性疾患に用いる弁証である。基本になるのは上記の4つの弁証であるが，外感熱病は経過が早く，病邪と人体の正気（抵抗力）がたたかう全身

的な反応が中心になるので，とくにこの弁証を行う。季節・地域・環境などの違いによって，《傷寒論》の「六経弁証」か温病学の「衛気営血弁証」を採用する。主に寒邪による陽気損傷の経過を分析した六経弁証と，主に熱邪による陰液消耗の経過を分析した衛気営血弁証は，病変の経過が異なるので相違する部分も多いが，互いに共通する部分もある。両者が互いに補いあって完全な熱性病の分析ができるので，当然両者の認識が必要となる。現時点では両者を結合した新しい外感熱病弁証が望まれる。

B．論　治

　弁証の結果にもとづいて適切な治療を施すのが論治である。「審因論治」ともいい，原因・経過・現在の状態・予後などをふまえて，現在の状態をよりよい状態へと最適に制御するのが目的である。論治には，最適な治療手順を示す「治則」と，治則に適応した具体的な治療法としての「治法」と，治法にもとづいて決定される具体的手段としての「処方」が含まれる。治療という実践的行為を数千年にわたって積み重ねて，経験的に総括された「治則」は，とくに中医学が誇りうる治療医学の原則である。

　以上が「弁証論治」の概要であるが，この過程には，弁証の基本となる気血・臓腑・病因などの基礎理論や，治療手段としての薬物学・薬能論・方剤学などの基本的な認識が介在し，これら全般を含めた過程が，数千年にわたる実践・認識・再実践・再認識という絶え間ない反復によって歴史的に検証され，次第に完成されたのである。弁証論治の全般を示したものが図 1-1 である。現在の中国では，四診に現代医学的診断法をとり入れ，弁証による状態把握を科学的に追究し，弁証論治による治療効果を現代医学的に評価するなど，さまざまな手段によって検討を加えており，このことによって弁証論治そのものがより深化しつつある。

　弁証論治は，多くの個体に共通する病理機序や状態を「証」としてとらえる共通性（普遍性）の認識を重視するだけでなく，同じ証であっても季節・環境・体質・経過などの違いによって生じる個体の特殊性（個別性）にも注意を払う「随証加減」を基本にしており，共通性と特殊性の両面に対応した治療を行うことが原則である。同じ観点から，たとえ異なる疾患でも同じ証であれば

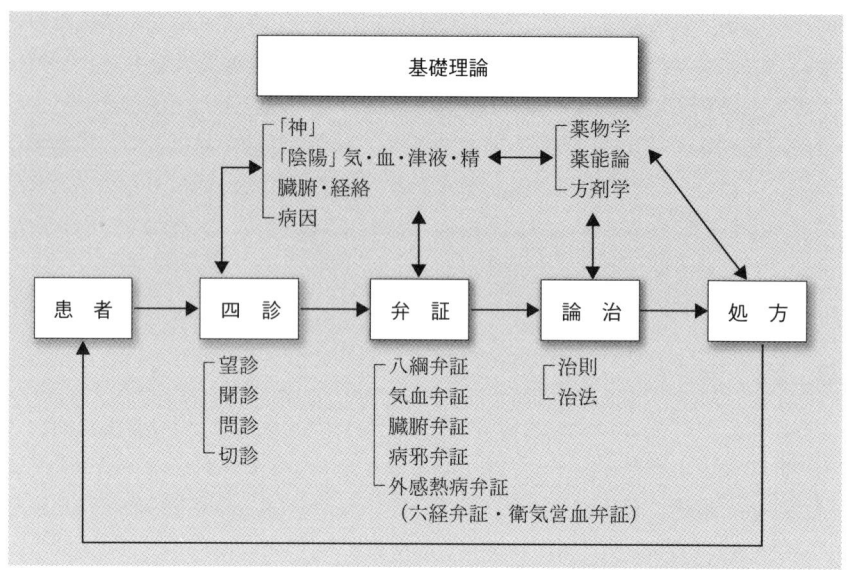

図1-1　弁証論治のなりたち

同様の治法を用いる「異病同治」の考えや，同一の個体の同一疾患であっても経過や時期の違いによって異なる治法を用いる「同病異治」の考えが生じる。

　中医学を実際に医学の手段として用いる場合には，必ずこうした特徴に十分な認識をもち，全般にわたって知識をもったうえで実践し評価していく必要がある。

第2章 基礎理論

　中医学の基礎理論は，西洋医学の生理学・解剖学・病理学などの基礎医学に相当するが，西洋医学におけるよりはるかに直接的に，診断と治療としての「弁証論治」に結びついている。それゆえ，基礎理論をぬきに「弁証論治」を理解しようとするのは無謀であり，必ず知っておかなければならない内容である。ただし，理論のほとんどが中国最古の医書である《黄帝内経》（《素問》と《霊枢》からなり，《内経》と簡称される。だいたい BC722〜221 年に次々と成書になった）の記載にもとづいており，現代に至るまで歴代の医家すべてが尊重し依拠しているが，時代や個人によって解釈が同じとはいえない。ここで提示する内容は，現代における一般的な解釈である。

　なお，歴史的な経過において西洋医学が流入し，既存の中医学用語を西洋医学にあてはめたために，多くの概念上の混乱が生じており，現在に至ってもなお抜き難く存在するので，注意が必要である。

Ⅰ．精・陰・陽・気・血・津液

　陰・陽・気・血・精・津液は，人体を構成する基本的な物質で，これらによって生命活動および臓腑・経絡・組織・器官の生理的機能が維持される。陽・気は機能面が主体であり，まとめて陽ともいわれる。陰・血・津液・精は物質面が主体であり，まとめて陰と呼ばれることもある（**図2-1**）。

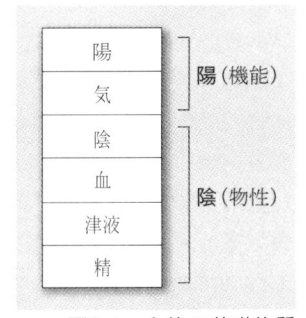

図2-1　人体の基礎物質

A．精

　精とは，機能活動・成長・発育など生命エネル

ギーの基本となる物質である。

1 精の生成

　精には，「先天の精」と「後天の精」がある。「先天の精」は，父母からの純陽（精子）と純陰（卵子）の受胎によって先天的にそなわった精で元精とも呼ばれ，生来命門に備わっている。「後天の精」は，飲食物を運化して得られた栄養物が各臓に輸布され，五臓で産生された精（これを五臓の精といい，各臓の実体である組織・器官を形成する物質）である。この五臓の精の余りは腎に下注して「特別な腎精」（通常の五臓の精としての腎精と区別するためにこのように呼ぶ）となる。なお，狭義には精液などの「生殖の精」を精ということがある。

2 精の機能

　五臓で生成された後天の精（五臓の精）は各臓の働きを維持し，五臓の機能を維持する物質を形成する重要な原料となる。また「五臓の精」の余りは腎に下注して「特別な腎精」をつくり，これが命門に送られて「先天の精」の働きで，全身の陰陽のもとになる「陰陽」を形成する。

　したがって，精の機能は非常に広範なものとなるが，「陰陽」に関しては別に述べるので先天の精に関するそれ以外の機能を述べる。

（1）生殖を主る

　先天の精と後天の精の働きで全身の機能が充盛して発育すると，女性は14歳頃に，男性は16歳頃に，先天の精の働きで生殖能力をもつ物質である「天癸」が生じる。天癸の作用によって，女性は月経が発来し，男性は精子が産生されて射精がはじまり，生殖能力がそなわる。腎精が衰えはじめる中年以降は，天癸も次第に衰少し，女性は49歳前後に閉経になり，男性は56歳前後に生殖能力が衰弱する。このことについて《内経》には，女性は「二七（14歳）にして天癸至り，任脈通じ，太衝の脈盛ん，月事（月経）時をもって下り，故に子あり。……七七（49歳），任脈虚し，太衝の脈衰少し，天癸竭き，地道（月経）通ぜず，故に形壊れて子無きなり」，男性は「二八（16歳）にして，腎気盛ん，天癸至り，精気溢れて瀉し，陰陽和す，故に子有ること能う。……七八（56歳），肝気衰え，筋は動くこと能わず，天癸竭き，精少り，腎の臓は衰え，形体みな極む」と記載されている。

B. 陰と陽

ここで述べる陰と陽は，基礎物質としての陰陽であり哲学的な概念である陰陽とは異なる。この陰陽は物質的な範疇に属する陰陽であり，生命活動を維持する基本物質を指す。

1 陰陽の生成と運行

陰陽は基礎物質の一つであり，五臓の精の余りから腎で生成されて命門に転輸した「特別な腎精」から「先天の精」の働きをかりて命門で生成される。**図2-2**のように生成された陰陽は三焦を介して全身の五臓六腑に運ばれて臓腑の陰陽になる。このように陰陽は全身の陰陽の本であり，五臓六腑の陰陽はすべてこれを受けている。《難経》六十六難には「三焦は元気（命門の「陰陽」）の別使なり，三気の通行を主り，五臓六腑を経歴す」とある。

2 陰陽の生理機能

生命の生理機能は，気・血・津液・精・陰陽という基礎物質が協同して完成させ維持しており，そのなかで陰陽の作用は，すべての生理機能が必要とする生理環境を産出し維持することである。このために必要になるのは陰陽の協調平衡である。「陽」は温煦を主り，「陰」は涼潤を主る。「陽」は温煦すなわち温熱性を主り，五臓六腑・組織器官および気・血・津液・精を温暖にし，「陰」は涼潤すなわち寒涼と滋潤性を備え，「陽」の温熱性を抑制・調節し，「陽」と協同協調して体温を一定に保っている。寒冷や炎熱の環境においても，生理機能維持に必要な体温を維持できることが，《内経》にいう「陰平らかにして陽秘す」である。

C. 気

気は，体内を流動する精微物質の一つであるが，主には物質的な基礎のもとに発現する人体の各種の生理的機能に相当する。

1 気の生成と運行

気は脾胃が運化した「水穀の気」と肺の吸入した「清気」が結合して生成さ

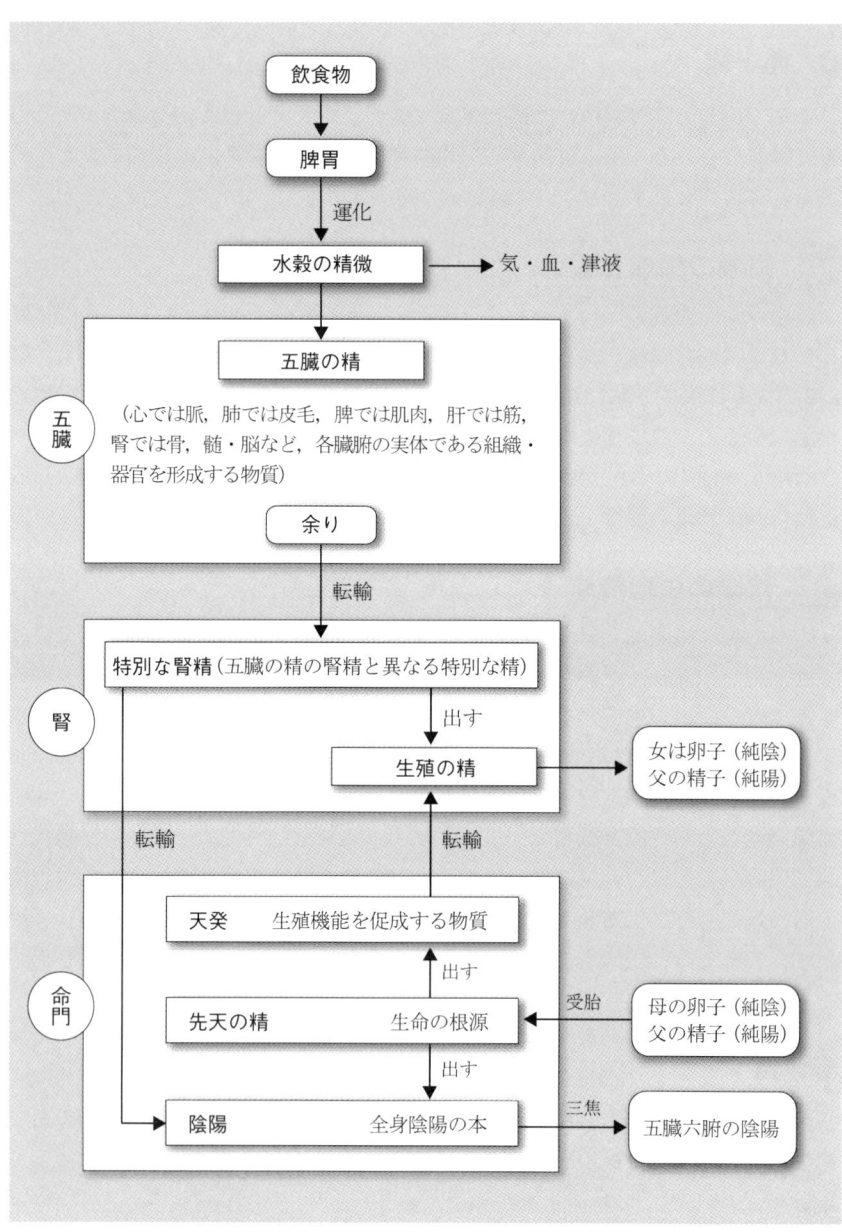

図2-2　基礎物質としての「陰陽」の生成と輸布（さまざまな精との関係）

れる。「水穀の気」とは，飲食物を消化・吸収して得られた栄養物質である。「清気」とは，肺によって吸入された空気の有用成分である。両者を合わせて「後天の気」という。気の生成には腎・命門の働きでつくられた「陰陽」の助けが必須なので，気は脾・肺・腎との関連が深いが，とくに飲食物とかかわる脾との関係が重要である。

気は，心の推動作用と肺の宣散・粛降作用によって全身を運行してすみずみまで散布し，肝の疏泄によって調節され，腎の蒸騰によって基本的な推動と調整をうける。

2 気の機能

気はさまざまな機能をもつが，以下の4つにまとめることができる。（温煦作用は「陰陽」の陽のもつ作用であり，気の機能ではない）

（1）推動作用

成長と発育，すべての組織・器官あるいは臓腑・経絡の生理的活動，血液循環，神経活動，体液の輸布（輸送散布）と物質代謝などを推進する。

（2）防御作用

病邪の侵入を防止し，侵入した病邪に抵抗して排除する。「衛気」の機能である。

（3）固摂作用

血が脈管外に漏れないように，汗や尿が排出過多にならないように，あるいは精液がけじめなく漏れないように，それぞれ統制する。臓器を定位置に保持することも含まれる。

（4）気化作用

消化吸収・呼吸ならびに全身の生理的な機能を通じて，飲食物から気・血・津液を生成し，これを全身に輸布し，さらに汗・尿・唾液などに転化して排泄するなどの，一連の物質転化の機能である。たとえばこの一つに腎の「蒸騰気化」がある。陽のもつ温煦作用で温め続けている津液を腎の蒸騰気化作用で，気が推動して体内に流動させ全身に行きわたらせる。

とくに，肺による気の生成と水液の全身への散布（上焦），脾胃による消化吸収と水液の輸送（中焦），腎による水液の蒸騰気化と尿への排泄（下焦）の3者によって行われる体液調節の機能は，「三焦気化」作用で行われる。

以上を**表2-1**に示した。

なお，臓腑によって気の運動形式には「昇・降・出・入」の違いがあり，こ

I．精・陰・陽・気・血・津液　11

表2-1 気の機能

気	推動作用	成長・発育・生理的機能・代謝の推進
	防御作用	病邪の防御・排除
	固摂作用	漏出や排泄過多の統制・臓器の定位
	気化作用	物質転化（三焦気化：水分代謝など）

れを「気機」と呼んでいる。

3　気の分類

全身に分布した気は，その作用を発現する部位によって，異なる名称で呼ばれる。

（1）宗気

胸中の気で，「胸陽・胸中大気」ともいう。腎の蒸騰のもとに脾胃からの水穀の気と肺の清気が合して産生したばかりの気は，いったん胸中にあつまり，さらに全身に布散される。全身各部の気の源になる気であり，さらに肺の呼吸機能と心の循環機能を合わせたような作用を含む。

（2）衛気

たんに「衛」ともいい，営との対比で「衛陽」ともいわれる。「衛は脈外にあり」といわれ，脈管外をくまなく運行する気で，三焦を通じて内は臓腑に外は皮膚・筋肉に分布し，体表を保護して外邪の侵入を防止し，汗腺・立毛筋を調節して体温を調整し，臓腑を保護し皮膚を潤滑に保つ機能がある。非特異的あるいは特異的な免疫能や汗腺の調節機能を指し，防衛の気である。

（3）営気

たんに「営」ともいい，衛との対比で「営陰」とも呼ばれる。「営は脈中にあり」といわれ，血とともに脈管内を循行する気で，血を生成し全身を栄養・滋潤する。

（4）臓腑の気

各臓腑の機能のことで，心気・肺気・脾気・肝気・腎気などといわれる（臓腑の項参照のこと）。また，とくに脾胃の消化吸収機能のことを「中気」と呼ぶことが多い。

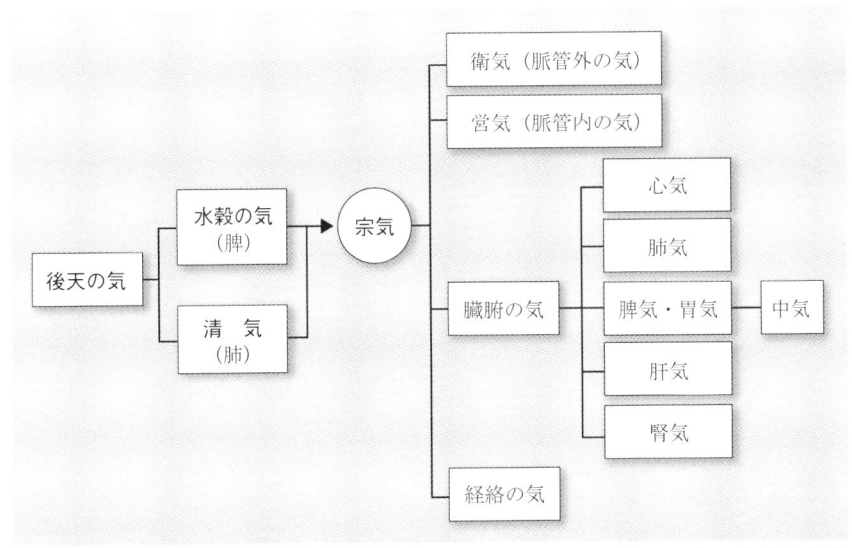

図2-3 気の生成と名称

（5）経絡の気

「経気」ともいう。経絡の伝導・転輸の機能を指す。

（6）その他

元気（原気・真気）：「陰陽」であり，いわゆる「気」とは別である。

全身の正常な生化を維持する根本であり，「特別な腎精」から生じる。陰陽・腎陰腎陽・命門の火とも称され，生命体の根本的な推動力や生命エネルギーに相当する。「陰陽」を参照されたい。

そのほかに，具体的な事物を指す場合があり，たとえば飲食物を消化吸収した栄養物を「水穀の気」，体内に発生した異常な水液を「水気」，病変を発生する因子を「邪気」，体に必要な栄養物を「清気」，不要な老廃物を「濁気」などと呼ぶ。このように用いられる気は「事物」をあらわしており，上に述べた「気」とは概念が異なるので，混同しないように注意する必要がある。

以上の関係を**図2-3**に示した。

D．血

血とは，血液のもつ濡養（栄養・滋潤）作用とその物質的基礎のことであ

る。「血液」「循環」の意味として用いられることもある。

陽気と対置して「陰血」と呼ばれることもある。

1 血の生成と運行

血は，脾胃が運化した水穀の精微物質（栄養物・津液）が営気の作用によって脈中に入るとともに，肺の吸入した清気と結合し，心の作用のもとに赤く変化して生じるものとされる（**図2-4**）。

血は，肺の治節作用と心の推動によってリズミカルに循環し，肝の疏泄によって流量の調節を受け，脾の統摂（気の固摂作用）によって脈管内から溢出することなく全身にくまなくゆきわたる。これを，「肺は治節を主り，心は血脈を主り，肝は血を蔵し，脾は統血する」という。

2 血の機能

血は脈管内にあって全身を循行し，全身の組織・器官に栄養を与え滋潤するとともに気（営気）と陰陽を載せて全身に散布する。これを血の濡養作用という。

3 臓腑の血

血の機能のうちで，思惟活動などの思考や意識レベルに関連したものを「心血」，動き・感覚や情緒に関連したものを「肝血」という。

4 血の意味の違い

一般に，血とは循環している血液のもつ濡養作用とその物質的基礎のことを

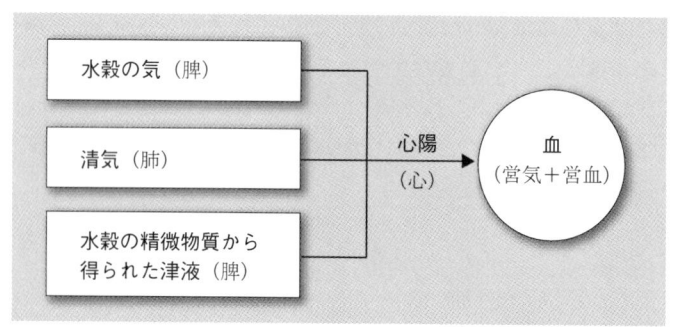

図2-4　血の生成

いうが，血液の意味にも循環の意味にも用いられることがある。

　循環している血液は，気・血を含んでおり，このうちの濡養作用を血という。西洋医学の貧血の場合には，血液が含む気と血の両面の機能低下が生じるので，気虚あるいは気血両虚として発現することが多い。なお，血を機能面と物質面に分けると，機能面は「営気」，物質面は「営血」といわれ，血液のことをたんに「営」と呼ぶこともある。血の機能は，具体的には主に動脈血のもつ栄養と滋潤の作用に相当する（**図2-5**）。

E. 津　液

　津液とは，体内のすべての生理的な水液を意味する。細胞内外の液・唾液・胃液・腸液・関節腔や腹腔内の液・涙など，すべてを含めた組織液に相当する。汗・尿も津液から生成される。

1　津液の生成と運行

　津液は，飲食物（主として飲み物）から脾胃で運化された水穀の気（栄養物質）の液性部分で，一部は脈中に入り心の働きで赤い血に変化するが，大部分は三焦という通路を運行して全身に布散し代謝される。胃に入った飲食物は腐熟を受けて，その有用な液体成分は脾に送られ，さらに津液として肺に輸送され，肺の宣散・粛降作用によって全身にくまなく散布され，各臓腑で代謝されて次第に下降し，不要になった津液は尿として膀胱に貯留されて排泄される。この津液の代謝全般に重要な役割を果たすのは，腎の「蒸騰気化」であり，腎陽の温煦によって津液を蒸気のように変えて上昇・周流させ，代謝の全般を推

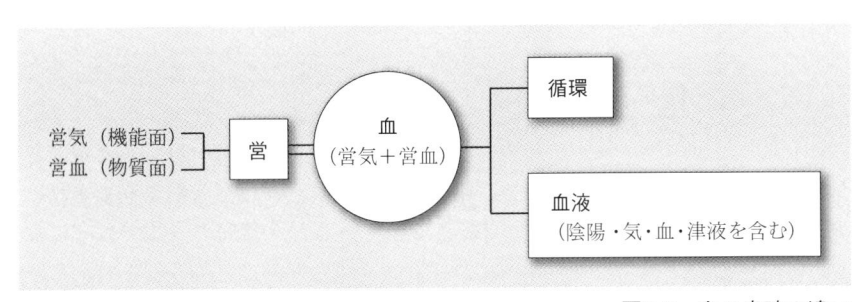

図2-5　血の意味の違い

動している。各臓腑の代謝をうけて下降してきた水液のうち，有用な部分は蒸騰気化によって再度代謝過程に供給され，不用な部分は膀胱に貯留されて適宜排泄される。なお，脾胃の運化にも腎の蒸騰気化が関与し，運化を推進している。また，肝は疏泄によって全体を調節する。

このほか，副次的な水分代謝も存在する。胃が受けとり有用な津液に化生して脾で吸収された以外の余剰の水分は，そのまま小腸に送られる。小腸は「清濁を分ける」機能をもち，胃から下降してきた水分のうち，余剰の水分である「清」を膀胱へ送り，さらに不用な糟である固形の「濁」を大腸へ下送する。

この津液の調節過程全般は「三焦気化」の一環であることはすでに述べた。このように，津液の代謝には多くの臓腑が関与しているが，主体は肺・脾・腎である（**図2-6**）。

2 津液の機能

津液は主に滋潤の作用をもつ。体表部に散布して皮膚・毛髪・うぶ毛などを潤し，涙・唾液などの腺分泌液として粘膜を潤し，臓腑を滋潤し，関節液として関節を円滑に動かすなどである。津液は三焦を通じてあらゆる部位を運行し，組織・器官を滋潤するとともに，気（衛気）と陰陽を載せて全身に散布する。津液の一部は脈にはいって心に送られ赤く変化して血となるので，血との関連性も深い。

3 津液の分類

津：比較的うすい液体で，組織・器官・皮膚・筋肉などに分布する。
液：比較的粘稠で，関節腔・胸腔・腹腔・脳脊髄腔などを満たす。
　両者は画然と区別することができないので，通常は津液と総称される。

F. 気・血・精・津液の関係

気・血・精・津液は互いに密接な関連性をもち，概念上は分けることができるが実際には不可分のものである。精は腎に蔵され，血は脈管内に拘束される（**図2-7**）。相互関係についてはすでに言及しているが，整理の意味で以下にまとめて述べる。

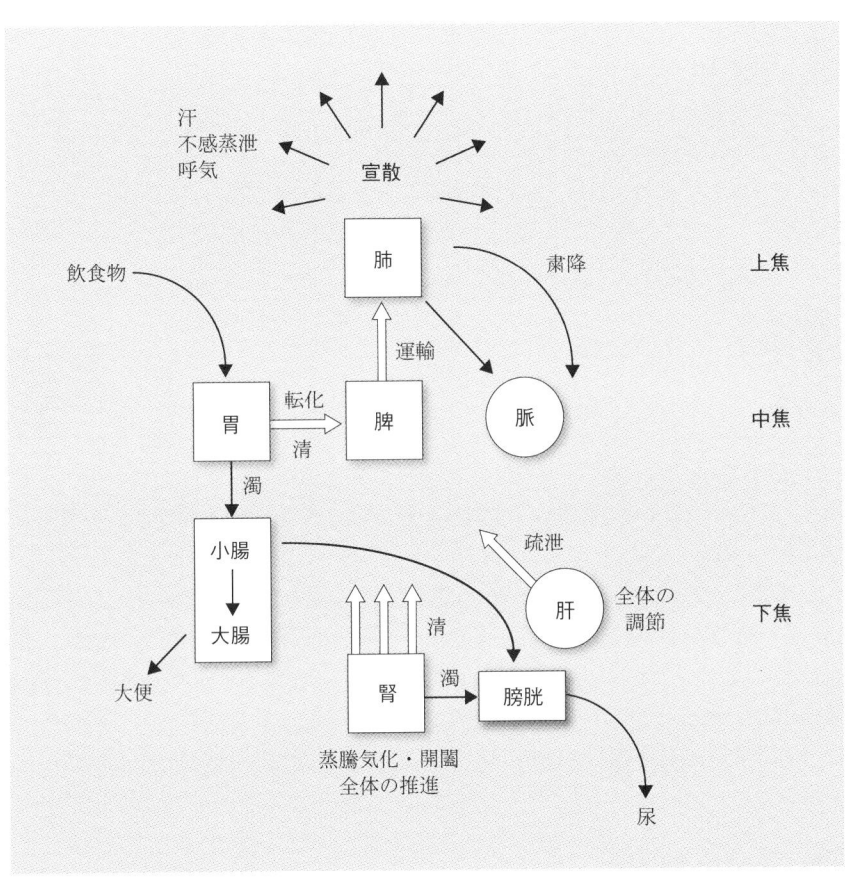

図2-6　津液の調節過程
　　　—三焦気化

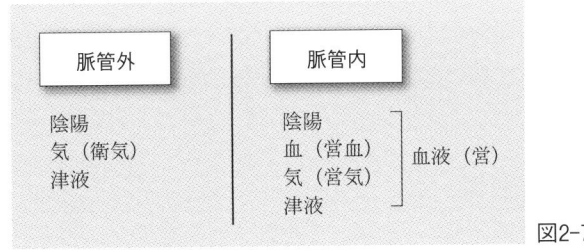

図2-7　脈管内外の陽気と陰液

1　気と血の関係

　気が十分に作用を発揮するには血の濡養が必要であり，逆に，血は気の気化作用によって生成され，気の推動・固摂作用によって脈管内を循行して全身を濡養できる。この関係を，「気は血の帥,血は気の母」といい，両者が密接な関連性をもつことをあらわしている。実際には常に血は気と一体で，気が失われると瘀血からさらに死血へと変わる。

2　気と津液の関係

　津液は，気の気化作用（蒸騰気化）によって生成・排泄され，固摂作用によって体内に保持され，推動作用によって全身に輸布される。気と津液はともに脈管内に拘束されることがなく，衛気は三焦を津液とともに行って機能を発揮し，津液は衛気の作用によって固摂されたり汗などとして排泄される調節を受ける。

　病理的には，気の気化作用が障害されると津液の代謝が停滞し，痰飲・水腫・水湿などの異常な水液として体内に貯留し（後述の痰飲・懸飲・溢飲・支飲など），逆にこれらの異常な水液は気の運行を障害する。また，嘔吐・下痢・発汗などで大量の津液が失われた場合には，津液とともに気も外泄して消耗する。実際には血と同様に，津液は常に気を含み，気が失われると津液の作用も失われる。

3　気と精の関係

　精は生命体における根元的物質で，生命エネルギーを生じ，気の根元である。気は生命エネルギーである陰陽（元気）を基本にして水穀の気および清気と合して生じ，精は気の気化作用で得られた栄養物の精選された部分（五臓の精）によってたえず補充される。精にもとづいて発生する機能が人体の気の基本としての元気である。

4　気・血・津液・精の関係

　血・津液・精は主に体の物質的な面をあらわし，属性としての「陰」に属する。一方，気は主に機能面をあらわすので，属性としての「陽」に属する。単独で「陰」と「陽」は存在するのではなく，つねに一体であり，気を含まなければ

生命のある物質ではない。

血・津液は栄養・滋潤が主な作用で，血は脈管内を行り，津液は脈管外ではあらゆる場所に存在して生体の内部環境を維持し，主として三焦を行り，脈管内に入ったものは心の働きで血に変化する。精は血・津液を生成するための源でもあり，また精は血に転化する。

なお，気の防御作用と病邪を対置させる場合に，気を「正気」と呼ぶが，正気の形成と機能の発揮には，血・津液・精の援助が必要となる。それゆえ，一般には人体そのもの，すなわち気・血・津液・精のすべてを含めたものを「正気」と呼ぶことが多い。この関係を示したものが**図2-8**である。

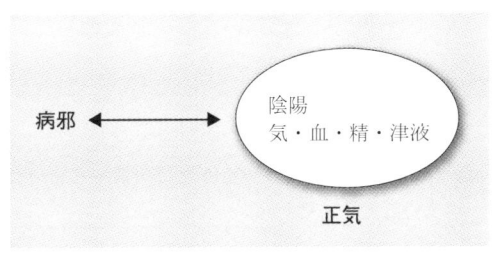

図2-8 正気と病邪

G. 「陰陽」と気・血・精・津液の関係

詳しくは陰陽の項にまとめて記載したので参考にされたい。

H. 神

以上に述べたように中医学では人体を構成する物質的なものとして精・陰陽・気・血・津液を考える。しかし，生命体として活動するにはこれだけでは足りない。そこで神の概念をとりいれた。「神」は物質ではないが，物質的に支えているのは精およびその他の基礎物質である。神と記載がある場合には，広義と狭義の意味の「神」があり，広義の「神」では生命現象そのものである命を指している。狭義の「神」は「心は君主の官なり，神明出ず」「心は神を蔵す」とされる神であって，西洋医学でいえば脳がつかさどる意識・思惟活動，七情などの感情すべてを統括すると考えてよい。したがって，「神労すれば魂魄散じ，志意乱れる」といい，今も精神疾患を「こころの病い」などと表現する日本語はこの考えからである。「心は神を蔵し，肺は魄を蔵し，肝は魂を蔵し，脾は意を蔵し，腎は志を蔵す」とされる五神の中枢は「神」であり，五臓の気が動じて生じる五志（喜怒悲憂恐）と称される感情などの動きは，す

べて最上位にある心に蔵される神を通して表出される。したがって，精神疾患ではとくにこの「神」を考える必要があるが，「神」の関係しない疾患はないといってよい。

II．臓 腑

　臓腑とは，中医学における内臓器官の総称で，古代の解剖学的知識にもとづいて定められた。人体は五臓六腑からなり，五臓とは心・肺・脾・肝・腎で，六腑とは胆・胃・小腸・大腸・膀胱・三焦である。ただし，経絡学説では臓と腑の数を合わせるために，もう一つの臓として心包絡を設定しており，臓腑弁証や一部の病理的な表現としても使用することがあるが，だいたい心の機能と同じである。

　臓と腑の間には密接な関係があり，心と小腸・肺と大腸・脾と胃・肝と胆・腎と膀胱・心包絡と三焦は互いに「表裏をなす」といわれる。ただし，深い関連性は明確でないところもある。表裏関係には，経絡の走行にもとづいており，充分な説明がなされていないものもある。

　臓腑は，基本的には解剖学的な名称にもとづいた概念であるが，実際にはさまざまな生理的・病理的な現象を解剖学的名称の臓腑に帰納させたもので，現象にもとづいた機能的構成単位とでもいうべきものである。それゆえ，西洋医学にある同名の臓器とは解剖学的・生理学的・病理学的に異なる。西洋の解剖学的名称に対し，既存の中医学の臓腑名をあてはめたことによる混乱であり，西洋医学の名称と五臓六腑は全く関係ないと考える方がむしろ理解しやすい。

　人体は陰陽・気・血・津液・精から構成されているが，機能的単位としての五臓を想定することにより，人体を縦横に分割して観察できる（**図2-9**）。

　以下に，各臓腑について概略を述べる。このほか，「奇恒の腑」と呼ばれる脳・髄・骨・脈・胆・女子胞があり，これについてもふれる。ついで，臓と臓・臓と腑・腑と腑の関連性についても言及する。

A．五　臓

　臓は，「精気の化生と貯蔵を主る」で，「五臓の精」を生成し貯蔵する。すでに述べたように五臓はすべて機能系であり，西洋医学の同名の臓器と混同して

はならない。

1 心

心とは，循環機能・精神意識レベルの維持・思惟活動および一部の自律神経機能を含めた機能系である（**表2-2**）。

「心は五臓六腑の大主」と称され，意識状態・精神状態・思考活動が正常であるためには，心がなによりも重要で，いわゆる「こころ」の状態はすべて心を通して反映されるので，「心は一身の君主」ともいわれる。

1）心の機能

（1）心は神を主る

神は「神明」「神志」ともいわれ，思考・分析・総合・帰納・判断・処理など，意識や思惟活動のことである。心血が充盛であれば心神が養われ，神明は正常である。《内経》に「心は，五臓六腑の大主なり，精神の舎る所なり」「心動ずれば則ち五臓六腑皆揺れる」といわれるように，各臓腑器官との関係は密接である。

なお，「心は神を蔵し，肺は魄を蔵し，肝は魂を蔵し，脾は意を蔵し，腎は志を蔵す」とされ，魂が前面に出るのは神の機能が低下した夢うつつ状態などであり，魄は本能的な感覚や動作（聴覚・視覚・痛痒感覚・反射的な動作など）を主り，意は思い起こすことを，志は認識することであるが，いずれも全

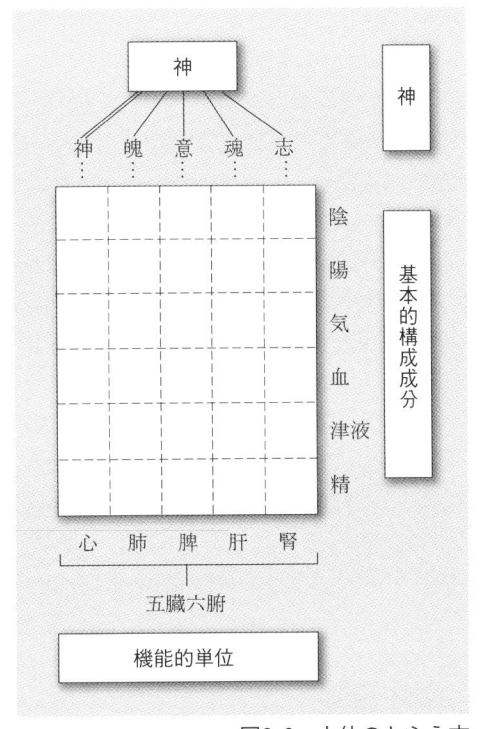

図2-9 人体のとらえ方

表2-2 心

心	血脈を主る	心臓の駆血能
	神を主る	高次神経系の機能
	舌に開竅し，華は面にある	心の状態の反映

体を神が主宰している。
（2）心は血脈を主る
　心の推動作用によって血液を脈管内に循環維持させることを意味する。「心は血脈の気を蔵す」「心は身の血脈を主る」とされ，心臓のポンプ作用による血液の運搬と，これにともなう人体各部の新陳代謝や機能の発現を含めたものである。この機能を推進するのは心気である。
（3）心は舌に開竅し，その華は面にある
　顔面や舌には豊富に血管が分布しており，その色つやや味覚，動きは，心の状態をよく反映する。
（4）汗は心液である
　血液の成分である津液が汗に変化すること，心の病変では発汗がみられることが多いことを示す。《内経》にも「奪血は無汗，奪汗は無血」と説かれ，「汗血同源」の説がある。

2）心気・心血・心陰・心陽
　心気は，主に気の推動作用すなわち心臓の拍動にもとづく循環系機能の面をあらわす。心陽は陽の温煦作用が主体になる。心血・心陰は，主に高次神経系や心筋に対する濡養作用あるいは代謝に関する面をあらわす。心陰は陰による滋潤の面が主体になる。ただし，主な側面を述べただけであり，実際には両面が混在している。

附）心包絡
　心包・膻中・心主ともいい，心の外面を包み保護する膜である。《内経》には「膻中は，心主の宮城なり」と心を保護することを譬えている。心包は「膻中は臣使の官，喜楽出ず」とも記され，心に代わって主宰するとされ，生理的・病理的には心とほぼ同じと考えられるが明解でなく，実際の臨床では「熱入心包」「熱閉心包」など，温病に記載がみられる。心包は三焦と表裏関係にある。

2　肺
　肺とは，肺臓の呼吸機能・体液代謝の一部・体温調節・免疫能の一部などを含めた機能系である（**表2-3**）。

表2-3 肺

肺	気を主る	呼吸機能,「気」の生成
	宣散・粛降を主り, 水道を通調する	末梢の体液バランス, 肺呼吸と皮膚呼吸の調節, 体液の散布と排泄
	皮毛を主り, 鼻に開竅する	汗腺の調節, 体温調節, 免疫能, 嗅覚

1) 肺の機能

(1) 肺は気を主り, 呼吸を司る

呼吸によって外界の清気を入れ, 体内の濁気を呼出する。

また, 体内で「気」の生成に関与し, 全身に輸送散布してさまざまな機能を発現させるので「気の本」「諸気はみな肺に属す」といわれる。心拍動と呼吸を推進する「宗気」, 皮膚呼吸・汗腺の調節・体温調節を行う「衛気」は, 特に肺と密接な関係にある。

(2) 肺は宣散・粛降を主り, 水道を通調する

気と津液の両面に関与する機能である。宣散とは, 外方に向かって機能をおしすすめることで, 気・津液を全身のすみずみまで散布して機能を発現させ, とくに肺呼吸・皮膚呼吸により不感蒸泄や汗として津液を発散させたり, 体液のバランスを維持する。粛降とは, 下方に向かって機能をしずしずとおしすすめることで, 呼吸機能を順調に行わせ, 津液を次第に下方に輸送して尿にまで変化させることである。

肺の宣散・粛降による体液調節を「水道を通調する」と表現しているが, 体液調節全般をあらわす「三焦気化」のうちでは「上焦」に相当する(「津液」の項参照)。

なお, 宣散・粛降には, 当然心の推動作用の援助が必要である。肺は「相傅の官」といわれるが, 相傅は「君主の官」である心を輔助する意味である。

(3) 肺は百脈を朝し, 治節を主る

朝はあつまる意味であり, 全身の気血は経脈を通じてすべて肺にあつめられ, 宣散粛降によって再び全身に至る。肺は治節を主ることによって呼吸, 血液・水液の運行を調節し, リズミカルに制御する。

(4) 肺は皮毛を主り, 鼻に開竅する

肺気の一部である衛気は, 汗孔の開閉・汗の分泌・立毛筋の調節などを行

II. 臓腑

い，また末梢循環や体液のバランスを調整し維持する。さらに，病邪が侵入するのを防止し，侵入した病邪に抵抗し排除する。これは非特異的あるいは特異的な免疫能に相当する。

「肺気は鼻に通じ，肺和せば則ち鼻よく嗅香を知る」といわれ，鼻は気道の一部として肺との関連が深く，嗅覚も肺気によって維持される。

（5）涕（はなみず）は肺液である

涕は鼻腔の分泌液で腔内を潤し，鼻に開竅する肺と関連が深い。

2）肺気・肺陰

肺のもつ機能全般を肺気といい，とくに衛気との関連が深い。肺陰とは，肺を滋潤し栄養を与える陰液のことで，体表部あるいは肺・気道の正常な分泌液や組織液を含めたものである。

3 脾

脾とは，消化器系全般の消化吸収機能・栄養代謝・体液調節の一部・免疫維持機能・止血機構の一部・門脈系やリンパ系の循環などを含めた機能系である（**表2-4**）。

1）脾の機能

（1）脾は運化を主る

運化とは転化と運輸を意味する。転化とは，胃との共同作業により水穀（飲食物）を消化し，消化された水穀の精微（栄養物質や水分）を脈中（主として門脈系）や三焦（主としてリンパ管中）に吸収して，陰陽・気・血・津液・精の生成源とすることである。運輸とは，吸収した栄養物や水分を全身に輸送することである。脾は「肺へ上輸する」もので，主には門脈系から肺・心までの

表2-4 脾

脾	運化を主る	消化吸収，栄養物と水分の輸送，栄養代謝
	統血する	血管壁の恒常性維持，止血機能の保持
	四肢・肌肉を主る	筋肉の栄養
	口に開竅する	味覚，食欲

輸送を行っており，全身に散布するのは心の推動と肺の宣散・粛降による。

脾胃は，生命活動を維持するために必要な栄養物質を産生し供給するので，「後天の本」ともいわれる。

（2）脾は統血する

脾の運化が順調に行われると（この状態を健運という），陰陽・気・血・津液・精が十分に生成され，気の固摂作用によって血液は脈管外に漏れることなく循行する。これを，「脾は統血する」というが，実際には気の固摂作用である。

血管平滑筋や血小板による血管壁の恒常性維持機能と，止血機能の保持を含めたものと考えられる。

（3）脾は昇清を主る

脾は水穀の精微（清）を運化して，上方に輸送する（昇）働きがある。中焦の気には昇降があり，脾気は昇り，胃気は降るのが正常で全身の昇降の枢転（中心となる枢軸）となる。また脾気は昇発作用によって内臓が下垂したり，むやみに泄瀉したりするのを防ぐ。

（4）脾は四肢・肌肉を主る

脾の運化した栄養物質が，四肢・躯幹の肌肉（筋肉や皮下の軟部組織）を栄養することをあらわす。この場合，筋肉運動の意味ではなく，筋肉・皮下脂肪の量をあらわす。

（5）脾は口に開竅する

「脾気は口に通じ，脾和せば則ち口はよく五味を知る」といわれ，消化器系の機能状態が食欲や味覚に反映されることをあらわす。これに反して脾の機能が低下して脾が虚すと味がわからず，おいしくない。

（6）涎は脾液である

「脾は涎を為す」といわれるが，涎は唾液のことで口腔内を潤して粘膜を保護する分泌液である。口に開竅する脾との関連が深い。津液を唾液の意味で用いることもある。なお中医学で唾と記載がある場合は，より粘稠なものを指し，腎との関係が深いとされる。

2）脾気・脾陽・脾陰・中気

脾気・脾陽はともに脾の機能を指すが，脾陽は温煦作用の面が主体になる。脾は「気」「陰陽」の生成に直接関与し，気の充足度は主に脾の機能状態によって決まる。脾陰は陰液による滋潤の面が主体になる。

また，脾と胃の機能を含めた消化吸収機能全般を「中気」ということが多い。

4 肝

肝とは，視床下部を含めた自律神経系・大脳辺縁系など情緒活動に関連する中枢神経系・運動神経系・肝臓の機能の一部・血液循環の調節機能・視覚系の一部・月経調節などを含めた機能系である（**表2-5**）。

1）肝の機能

（1）肝は疏泄を主る

気の「疏通と宣泄」すなわち，すみずみまで機能を通行させることを指し，気の推動作用に相当する。情緒を安定させ精神状態を快適に保ち，全身の各機能が円滑に行われるように調節することである。

（2）肝は血を蔵する

これには2つの意味があり，濡養作用をもつ血の貯蔵と循環調節の両面に関与していることを指す。濡養作用をもつ血について，肝は血を貯蔵し必要に応じて供給・消費する。血液循環の調節の面では，疏泄すなわち情動で変動しやすい自律神経系を安定させて，体内各部の血流量を調整する。

このほか，女性の場合には，子宮に十分な血液を供給し，子宮内膜や筋肉を正常に機能させ，内分泌機能を正常に維持して月経・妊娠・分娩が正常に行われるように調整することも含まれる。

また「肝は魂を蔵す」「肝は血を蔵し，血は魂を舎す」ので，肝の蔵血機能に異常をきたすと，魂は肝に蔵されることができず，多夢・安眠できない・夢遊病などを呈する。

（3）肝は筋を主る

「筋」は筋膜・腱に相当し，四肢・躯幹の筋膜・腱の緊張を制御して関節の

表2-5　肝

肝	疏泄を主る	精神情緒の安定，自律神経系を介した機能調節
	血を蔵する	栄養物質としての血の貯蔵，自律神経系を通じた血流調節
	筋を主る	運動神経系の調節
	目に開竅し，華は爪にある	視覚系の調節・爪の栄養

運動を調節する，筋肉運動系の機能を指す。脾が肌肉（筋肉や軟部組織）の栄養を主とするのに対し，肝は血流や神経系を通じて筋の緊張や運動を制御する。

（4）肝は目に開竅し，その華は爪にある

「疏泄を主り，血を蔵す」との関連である。「肝は血を受けて，よく見る」「肝気は目に通じ，肝和せば則ち目はよく五色を弁ずる」ので，肝の異常で，目が見えづらい・目が赤くなる・目が痒いなどの症状があらわれることがある。また，血の濡養作用の状況は爪の変化としてあらわれる。

（5）涙は肝液である

涙は目を濡し，目に開竅する肝との関連が深い。

2）肝気・肝血・肝陰・肝陽

　肝気・肝陽は，主に肝の疏泄の面をあらわし，情緒活動や自律神経系の活動に関連する。肝陽は温煦作用に主体がある。肝血・肝陰は，主に肝の蔵血の面を指し，肝血は血の濡養作用を，肝陰は血・津液の両面を含めた滋潤作用を指す。

　肝血・肝陰は，陰血の濡養と滋潤の作用を通じて肝気・肝陽の疏泄作用を発現させる物質的な基礎となると同時に，肝気・肝陽が機能亢進（これを「昇動」という）をおこすことのないように抑制する。これとは逆に，肝気・肝陽の疏泄作用によって肝血・肝陰が濡養・滋潤の作用を発揮できる。

　病理的には，肝気・肝陽の疏泄作用が失調すると陽気の昇動（肝火旺ともいう）をきたし，この結果，肝血・肝陰も消耗する。逆に，肝血・肝陰が不足すると肝気・肝陽に対する抑制がとれて昇動をひきおこす。このように，肝気・肝陽は昇動しやすく，肝血・肝陰は不足しやすいので，「肝気・肝陽は常に有余し，肝血・肝陰は常に不足す」といわれ，これが肝の病理的特徴である。

　肝気・肝陽の昇動では，いらいら・目まい・ふらつき・ひきつりなどの剛直の症候があらわれやすいので，「肝は剛臓である」ともいわれ，肝血・肝陰の濡養・滋潤によって肝気・肝陽の昇動が鎮静するために，肝の陰血を回復させて鎮静させる作用を「柔肝」と呼ぶ。肝にとって柔肝は大切である。

5　腎

　腎とは，内分泌系・泌尿生殖器系・中枢神経系の一部・免疫監視能などを含めた機能系である（**表2-6**）。

表2-6 腎

腎	精を蔵し，成長・発育・生殖を主る	視床下部－副腎系を中心にした内分泌系全般の機能
	水を主る	水分代謝の根源的動力・腎臓での水分濾過と再吸収の機能
	骨を主り，髄を生じる	成長・発育および知能・知覚・運動系の発達と維持
	耳と二陰に開竅する	老化との関連

1） 腎の機能

（1） 腎は精を蔵し，成長・発育・生殖を主る

　腎が貯蔵する精には，五臓の精の一つである「腎精」と五臓の精の余りから生じた「特別な腎精」があり，「特別な腎精」は命門に転輸されて，先天の精の助けを受けて「陰陽」に化生し，あらゆる生理機能に必要な生体内環境をつくる。いわゆる「腎精」は腎の実体である組織器官をつくる基礎物質であり，人体の成長・発育・生殖および生命活動を維持する物質的な基礎になる。これは，視床下部－下垂体－副腎系・性腺・甲状腺・松果体・上皮小体などの内分泌系全般の機能を含むものと考えられる。研究によると，腎は下垂体－副腎系機能との関連が深く，内分泌系を通じた免疫監視能との関係も重視されている。

　なお，腎精は血に変化して肝を助け，肝と共同して月経・妊娠・分娩などに密接に関与する。

（2） 腎は水を主る

　体液の代謝全般に対し，腎が主導的な調節作用を行うことを示す。「特別な腎精」から発現する陽の助けを得て，腎気の蒸騰気化作用により，イメージとしては有用な津液を蒸気のように変えて三焦内を上昇周行させ，水分を身体各所に供給すると同時に，不要な廃液を尿として膀胱に送り，膀胱で貯留されたのち膀胱の気化作用で適宜排泄される。廃液を膀胱に送り排泄することは「開」であり，有用な津液を再び利用したり，膀胱内に尿を貯留することは「闔」である。「開闔」は蒸騰気化による。このように西洋医学の腎の機能に，膀胱の貯尿と排尿機能にも影響を及ぼしている。

（3） 腎は骨を主り，髄を生じ，脳に通じる

　「腎精」は髄（脊髄・骨髄）を生じ，中医学の髄は頭にあつまって脳になり，

骨髄は骨を生じて骨格を形成する。成長・発育・成熟・老化の全過程にかかわり，知能・知覚・運動系などの発達と維持にも大きな役割をもつ。

(4) 腎は上では耳に開竅し，下では二陰（前陰＝外尿道口および女性では膣口も含む，後陰＝肛門）に開竅し，その華は髪にある

　腎精が充足していると，知能が聡明で聴力も鋭敏であり，生殖能力も正常で，蒸騰気化が十分に行われるので大・小便の排泄にも異常が起きない。また，精は血を生じ，精血が旺盛であれば，血の余である髪は潤沢で黒い。老化などにともなって腎精の充足度が低下すると，耳鳴や聴力減退・排尿異常・生殖能力の低下や異常・排便異常・白髪・毛髪脱落などが発生する。

(5) 腎は納気を主る

　呼吸機能，とくに吸気が腎と関連をもつことを示し，腎気の摂納（固摂作用に相当する）により，肺が吸いこんだ清気を体内にとり入れることである。深く呼吸するためには腎の納気と肺の宣発が必要で，「肺は気の主，腎は気の根」という。

2）腎精・腎気・腎陰・腎陽

　腎精には腎の実体である骨・脳・髄などに化生する五臓の精としての「腎精」と，全身の生命活動を行う環境維持のための基礎物質としての「陰陽」に化生する「特別な腎精」がある。

　「特別な腎精」から化生した「陰」を「元陰」「真陰」といい，「陽」を「元陽」「真陽」「命門の火」ということもある。「陰」「陽」は同じく精を基礎にしており，全身の陰・陽の基本であるから，この陰陽の失調は全身の臓腑の陰陽失調をひきおこし，逆に各臓腑の陰陽の失調もついには全身の陰陽を失調させる。

附）命　門

　命門は生命の本源であり，父母から得た「先天の精」を起源とする。命門には2つの重要な働きがある。すなわち，命門に存在する先天の精は次世代に生命を受け継ぐための「天癸」を生成する。さらに生体内の生命活動の環境維持に根本的な役割を担う「陰陽」の生成に関わっている。このように「先天の精」は生来備わった父母から受けた精であって種族保存に密接に関わるとともに，生命の根として生命維持の環境をつくる「陰陽」の本として寿命の決定にも関わる。

「陰陽」と先天の精の関係はロウソクに譬えることができる。ロウが陰陽で，芯が先天の精であり，芯の燃焼が生命の火で，ロウは芯を燃焼させる環境である。同じ大きさのロウソクであっても，芯の燃焼を長く維持できるか否かはロウの質と量で決まる。ロウの質がよく，量が十分であれば芯は長く燃焼できるが，ロウの質が劣り，量が少なければ芯は速く燃え尽きるか燃焼しにくい。「陰平らかに陽秘す」は良質のロウで，陰虚・陽虚は劣質のロウである。陰虚で熱が生じると生命の火を妄燃させて速く燃え尽きさせ，陽虚で寒が生じると生命の火が衰微して消え，いずれも天寿を全うできない。

6　臓と臓の関係（図2-10）

1）心と肺

　心は血脈を主り，肺は気を主る。心は血を行らせ，肺は宣散・粛降を主る：気と血の関係であり，循環と呼吸の相互の協調関係をあらわす。

2）心と脾

　心は血脈を主り，脾は運化を主り統血する：血の生成と運行の関係である。脾は運化によって血の生成源を供給し，心は推動作用で血を循環させて脾の機能を維持し，脾は固摂作用によって血液を脈管からもらさない。また，脾の運化した気は心拍動を発揮する心気の基本となる。

3）心と肝

　心は血脈を主り，肝は血を蔵す。心は神を主り，肝は疏泄を主る：血の運行の関係であり，循環は心の推動作用と肝の血量調節によって調整され，また肝の蔵する栄養分は心によって全身に輸送される。心は精神情志活動を主宰し，肝は疏泄作用によって情志をゆったりと保つ。心の気血・肝の気血が調和してはじめてこれらは正常に保たれる。

4）心と腎

　心は神を主り，腎は精を蔵し髄を生じる。心は血脈を主り，腎は水を主る：「心腎相交（水火既済）」と呼ばれる関係があり，心火（心陽）が腎水（腎陰）を温め，腎水が心の陰血を滋潤し，相互に助けあって人体の陰陽平衡を維持す

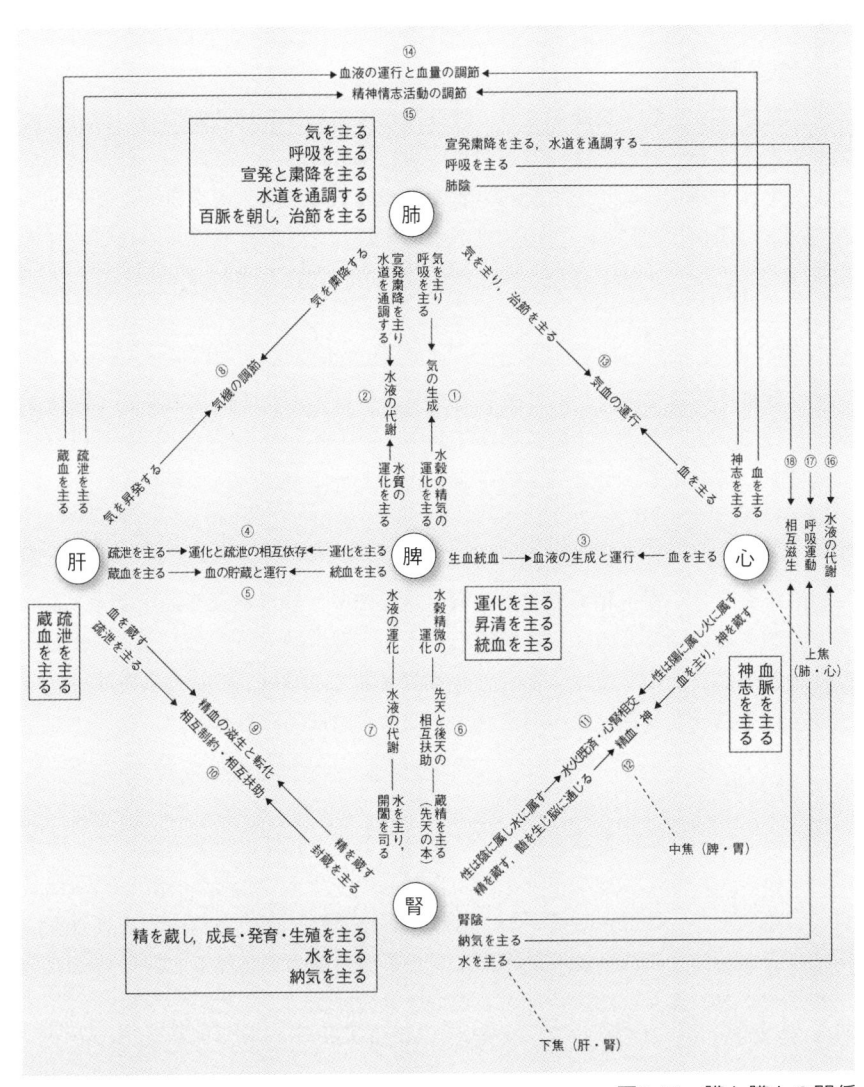

図2-10 臓と臓との関係

る。腎精は心神の物質的な基礎であり，神は精の作用の一部と考えられ，精は血に化生できる。

5）肺と脾

　肺は気を主り宣散・粛降を主り，脾は運化を主る。肺は貯痰の器，脾は生痰の源である：肺・脾は，共同して気の生成に重要な役割を果たす。肺が吸入した清気と脾の運化によってもたらされた水穀の気は気の生成に重要な物質的基礎をなす。水液代謝においても肺は「水の上源」とされ，宣降粛降によって水道を通調し，脾は水湿を運化して水液代謝の枢紐の役目をもつ。

6）肺と肝

　肺は宣散・粛降を主り，肝は昇発を主る：気機の面での関係であり，肺は上焦に位置し肺気は宣散・粛降によって外方・下方へと向かい，肝は下焦に位置して肝気は昇発する。肺と肝との協調によって昇降が正常に行われる。

7）肺と腎

　肺は気を主り，腎は納気を主る。腎は水を主り，肺は水道を通調する：肺・腎は気の生成に関与する。肺は清気を吸入し，腎の納気作用によってこれを体内に受け入れて活用する。また，肺の宣散粛降で水液は全身に布散され，腎の蒸騰気化で再び必要部分は利用され，不要な水液は排泄される。

8）脾と肝

　脾は統血し，肝は血を蔵する。脾は運化を主り，肝は疏泄を主る：肝と脾には気・血に関して密接な関連性がある。肝は脾の運化した血を貯蔵して適宜全身に供給する。肝は循環を調整し，脾は血を血管外に漏らさない。脾は運化によって肝血を補充し，肝は疏泄作用によって脾の運化を助ける。

9）脾と腎

　脾は後天の本，腎は先天の本である：生命エネルギーの基本である精は，腎中の「特別な精」が命門に転輸されて，先天の精の助けを受けて，陰陽となり，その陽熱が脾の運化を助け，脾の運化した栄養物によってたえず作られる「後天の精」は五臓の精として五臓に輸送され，その余りは腎に送られて「特別の腎精」を生成し，さらに命門に送られる。また，水液代謝の面で，脾は水液を運化し，腎が蒸騰気化によって必要な水液を再び利用し，不要な水液を排

泄にまわす。

10）肝と腎
肝は血を蔵し，腎は精を蔵する：肝血と腎精は陰液の基本であり，精は血に化し，肝の陰血の余は腎に下注して精の一部になり，互いに密接な関係がある。病理的にも，肝と腎の症候が同時にあらわれることが多く，肝血が不足すると腎精からの補充が行われるために腎陰が不足し，腎陰が不足すると肝への補充が不足して肝陰も虚す。両者の関係が深いので，「肝腎同源」ともいわれている。女性の月経において両者の関係はとくに密接である。

B．六　腑
腑は，飲食物やその糟粕（かす）を受け入れ（受納）下方へと伝え（伝導）排泄するもので，中空の器官である。

1　胆
胆は腑に属して，精汁を貯蔵し，昇発を主り，決断・勇怯を主る。「物を伝化して蔵せず」「瀉して蔵さず」とする腑の概念とは異なり，「精汁」を蔵するところから，他の腑と区別して「奇恒（通常ではないの意）の腑」と呼ばれる。

胆とは，一日の初陽を昇発し，いわゆる胆力をあらわす機能系であるが，肝の余気をあつめた精汁がなければその機能を行使できない。

1）胆の機能
（1）胆は精汁を蔵する
肝より得た精汁を貯蔵して胆の機能を発現する。西洋医学の胆汁と同じと考えるべきではない。

（2）胆は昇発を主る
一日には陰陽の盛衰があり，夜は陰が盛んになり陰が極に達すると一点の陽が発するが，人体の陽気もこのとき初発する。胆はこの陽気の昇発を主る。自動車のイグニッションキーのような働きを考えるとよい。旦は地平線から日が昇る意である。

(3) 胆は決断・勇怯を主る

胆の精気が充実していれば果断に決断して物事にあってもびくびくすることはないが，不足すると決断することができずにことあるごとにびくびくする。

2) 胆と肝の関係

肝は謀慮を主り，胆は決断を主る：「肝は深謀・遠慮により物事を判断し，胆が決断する」という関係にあるが，いずれも疏泄作用の発現である。胆の機能はすべて肝からの精汁を得て発現し，肝の働きを補佐する。両者は密接な関係にあるので，「表裏をなす」といわれる。

2 胃

胃は，西洋医学的には胆汁・膵液ならびに胃・十二指腸・小腸などの消化機能すべてを含めた機能的な概念であり，たんなる胃腑ではない。それゆえ，胃切除をしたのちでも消化能力が残っていれば，中医学的には胃は存在するといえる。

1) 胃の機能

(1) 胃は受納と水穀の腐熟を主る

水穀（飲食物）を受け入れ，腐熟（消化）を行って人体に有用な水穀の精微へ変化させる。この機能を「胃気」といい，「食べられる」ことを「胃気がある」と称して生命力の有無の判断に用いる。

(2) 胃は通降を主る

胃の機能は飲食物を受け入れたのち，下方へと送ることを指す。飲食物を腐熟したのち，脾が有用な「清」の部分を吸収し，残余の「濁」の部分は下部の小腸・大腸へと送られる。「降濁を主る」ともいい，脾の「昇清を主る」機能と対になって全身昇降の要となる。

2) 胃と脾の関係

(1) 胃は受納と腐熟を主り，脾は運化を主る

水穀を受け入れて水穀の精微へと消化するのは胃の役割であり，精微を吸収して全身へと運輸し栄養代謝を行うのは脾の役割である。なお，運化は転化と運輸を意味し，胃が飲食物を消化して栄養物に変化させ，脾が栄養代謝を行う

という両面が「転化」であり、「運輸」は脾の機能であるから、運化には脾胃の両者が関与していると考えるべきである。胃が消化した栄養物を脾が吸収し運輸するので、「脾は胃の為に津液を行らす」と記されており、「胃の為に」とは脾が「胃に代わって」運輸するという意味である。

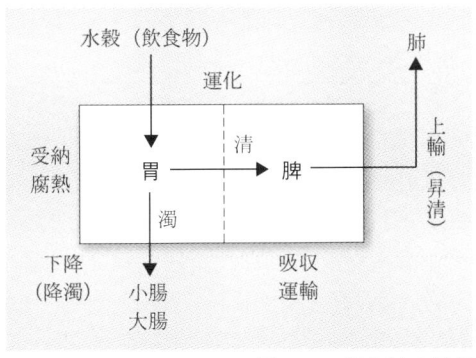

図2-11 胃と脾の関係

（2）胃は降濁を主り，脾は昇清を主る

胃が腐熟した水穀の精微，すなわち人体に有用な「清」の部分を脾が吸収して肺へと上輸し，残余の糟粕，すなわち「濁」の部分を下方の小腸・大腸へと下降させることを指す。先に述べたように脾胃の昇降が全身の昇降の要になる。

（3）胃は潤を好んで燥をきらい，脾は燥を好んで湿をきらう

胃は水穀を受け入れ腐熟して水穀の精微を産生する状態が正常であり，「水穀の海」と称され湿潤をこのむ。脾は精微を吸収してすべて肺へ上輸するのが正常で乾燥をこのむ。胃は乾燥すると化熱しやすく，また熱邪を受けると陰液を消耗しやすいために，燥をきらうという。一方，脾は運輸を阻まれたり機能が低下すると，精微や津液が停滞して痰湿を生じやすく，痰湿が脾の機能をさらに傷害するので，湿をきらうという。

以上のように，脾と胃はやや異なる機能で運化を行っており，「脾と胃は膜で連なる」といわれるように，非常に密接な関係があり，「表裏をなす」である（**図2-11**）。

3　小　腸

小腸とは，西洋医学でいう小腸での水分の吸収機能をあらわす。

1）小腸の機能

（1）小腸は清濁の分別を主る

胃から下降してきた糟粕（かす）からなお有用な水分を吸収し，不用な水

分（清）を膀胱へ下降し，残渣（濁）を大腸に送る。この分離点として闌門（大腸との境界であり，胃との境界は幽門である）が想定されている。脾は摂取した水分すべてではなく，体内に必要な量を吸収するのであり，小腸は残余からさらに清濁を分けている（西洋医学での大腸の働き）（**図2-12**）。

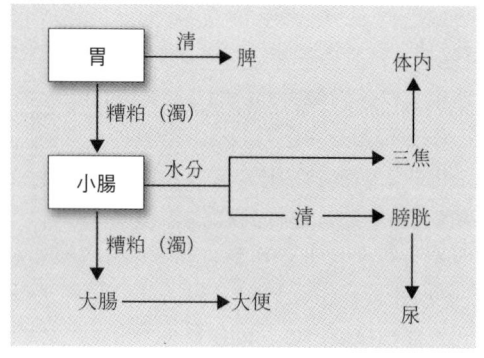

図2-12　小腸と清濁の分別

2）小腸と心の関係

経絡上は「表裏をなす」関係であるが，具体的な関係ははっきりしない。

病理的には，「心熱を小腸に移す」という状況があり，心火が経脈を通じて小腸に達し，さらに膀胱へ熱が滲入して排尿痛・血尿などがあらわれることがある。心火を瀉す場合に，この経路を通じて熱を尿から体外に排除する方法もある。

4　大　腸

大腸は，西洋医学的な大腸とほぼ同じである。

1）大腸の機能

大腸は糟粕の伝化を主る：小腸が分別した残渣（濁）を受けとり，これを調節しながら伝導（蠕動運動で運ぶ）して糟粕から糞便に変化させて肛門から排出する。この働きで小腸の津液代謝にも影響する。余分な熱の重要な排出路でもあると考えられる。

2）大腸と肺の関係

肺の粛降の機能は大腸の伝化と関連があり，肺気が下降することにより大便が排出する。薬物の面においても肺に作用するある種の薬物が大腸にも効果をあらわす。しかしながら，生理的・病理的に「表裏をなす」とされるほどの深い関連性は明らかではない。

5 膀　胱

膀胱は，西洋医学的な膀胱とほぼ同じである。

1）膀胱の機能

膀胱は尿液の貯留と排泄を主る：尿を貯留して適宜排泄する。

2）腎と膀胱の関係

膀胱は，腎の蒸騰気化による体液代謝の結果生成された尿を貯留し，腎気の開闔の機能によって適宜排泄する。膀胱は腎の機能に従属するので，「表裏をなす」とされる。

6 三　焦

三焦は，外は皮膚に内は臓腑に連なり，あらゆる組織・器官をつつみこみ，間隙を出入網羅し，全身のあらゆるところにくまなく分布するとされ，膜様の網状組織が想定される。臓腑中で最大であるところから「孤腑」と呼ばれ，形を特定しがたいために「名有りて形なし」といわれる。リンパ系あるいは組織細胞間隙や体腔を包む膜などに相当する。

1）三焦の機能

三焦は陰陽と衛気，津液の通路である：衛気は「慓疾滑利（ひょうしつかつり）」といわれ，脈管の拘束を受けることなく三焦内を通行し，外は皮毛へ内は臓腑へとくまなく分布し，全身各所の機能を推進する。また，脾・肺・腎による気の産生は，腎・命門から発する原気（元気）が三焦を通じて温煦・蒸騰を行い，脾胃が運化した水穀の精微は三焦を介して肺へ上輸されて，清気と合するので，三焦は重要な役割を果たす。

飲食物として人体にとり入れられた水分は，胃の腐熟により有用な津液に変化したのちに脾の吸収を受け（中焦），三焦を通じて脾から肺へ上輸され，肺の宣散・粛降により（上焦）三焦を介して全身に布散され，全身各所での代謝を受けて水液となって次第に下降する。腎は蒸騰気化によって，下降してきた水液のうち有用な津液を蒸気のように変化させ，三焦を通じて肺まで上昇させて再利用し，無用な廃液を膀胱に貯留させて適宜排泄する（下焦）。これは

「三焦気化」である。

　以上のように，三焦内は陰陽，衛気と津液が一体となって通行する通路であり，陰陽がつくりだした良好な生体内環境のもとで腎の蒸騰により蒸気のように変化した津液と衛気は絶え間なく運行しつづける。なお，この機能により全身の組織・器官を結びつけ，水分と熱エネルギーを供給して，後に述べる経絡とともに統一体としての人体をつくりあげている。したがって，三焦は全身の代謝機能を行う場であるとともに，生体の内部環境を恒常的に維持する腑であるとかんがえられる。

2）部位としての概念

　胸部以上の部分と心・肺を上焦，胸以下臍以上の部分と脾・胃を中焦，臍以下の部分および肝・腎を下焦と呼ぶ。

3）弁証の概念

　温病学では，部位の概念にもとづいて弁証に利用される。これを三焦弁証というが，本書では省略した。

4）三焦と心包絡の関係

　いずれも膜状の組織であり，各所でつながっているために，「歴絡す」「散絡す」と書かれている。構造上密接な関係があり，「表裏をなす」といわれる。陰・陽，水・火，気・血の移動を行う。

C. 奇恒の腑

　奇恒の腑とは，脳・髄・骨・脈・胆・女子胞を指し，中空で腑の形態に似るが精気を蔵する臓の機能にも似ているため，奇恒（通常ではない）と呼ばれる。胆が肝と「表裏をなす」以外は，臓との表裏関係をもたないが，臓と密接に関連している。胆については前述した。

1　脳・髄・骨

　「腎は骨を主り，髄を生じ，脳に通じる」で，いずれも腎精から産生される。腎精は髄（脊髄・骨髄）を生じ，髄が集まって頭で脳になり（脳は髄の海），

骨髄から骨が造成され骨格として身体を支える。

現代医学的な意味での脳脊髄の機能は，心・肝・腎による総合的なものと考えられる。脳脊髄の発達・機能維持および老化による衰退の全過程は腎（髄を生じ，脳は髄の海）に，意識・思惟活動は心（神明を主る）に，情緒活動・自律神経系や運動神経系は肝（疏泄を主り，筋を主る）に，主として関連する。

2 脈

気血を循環させる隧道で，血脈・血府とも呼ばれる。全身を網目状に網羅して血の濡養を与える。心気によって推動され，「心は血脈を主る」で心が主宰し，肝の疏泄・脾の統血も関与している。

3 女子胞

子宮・胞宮・血室とも呼ばれ，月経および妊娠・分娩を主る器官であり，心・肝・脾，腎および衝脈・任脈によって調節される。衝脈・任脈は胞宮から起こる血脈で，衝脈は月経を，任脈は妊娠・分娩を主る。

女子胞は腎精・肝血によって栄養されて成熟し，腎精が充実して天癸（てんき）が産生されると，天癸の作用のもとに衝脈・任脈が調整を受け，月経が発来し妊娠して胎児を養う条件が整う。腎精が衰えて天癸が竭きると閉経に至り，生殖能力を失う。このことは，「女子二七（14歳）にして天癸至り，任脈通じ，太衝の脈盛んにして，月事（月経）は時をもって下り，故に子（こだね）あり，……七七（49歳），任脈虚し，太衝の脈衰少し，天癸竭き，地道（月経）通ぜず，故に形壊れて子無きなり」と記載されている。

腎は天癸を生じ，脾は気血生化の源であり，肝は血を蔵し，心は血脈を主り，共同して血液の産生・運行・調節を行っている。月経は衝脈から女子胞に下注する血液が変化したもので，天癸の働きによって衝脈が充盛し，心・肝の推動と疏泄により血液が下注して月経が来潮し，脾の統血によって停止し，定期的な月経が発来する。妊娠時には，任脈を通じて女子胞への十分な血液の供給が行われて，胎児が養育される。

III. 経　絡

経絡（けいらく）は，人体の陰陽・気（経気）が運行する通路で，全身のあらゆるところ

に分布して各部の間を密接に連絡し，全体を統一体として機能させる（陰陽・気・津液の通路となって，全身を相互に結びつける三焦は，別系統の網状組織である）。現代医学的な実体との関連は明らかではないが，系統的な機能と考えられ，人体が普遍的にあらわすさまざまな現象から帰納して得られた中医学独特の認識である。経絡に関する詳細は針灸学の成書にゆずり，ここでは概略を説明するにとどめる。概念として血脈と経絡を明確に区別して記されたものはないが，両者は区別して考える方が理解しやすい。

1 経絡の組成

　経絡とは，経脈と絡脈をまとめたものである。経脈は，経絡の主幹で，大部分では深部を循行し一定の経路がある。絡脈は，経脈の分枝で，縦横に交錯して全身に網状に分布する。

　経脈には，正経といわれる十二経脈と，奇経といわれる八経脈があり，経気は必ず正経を循行し，奇経がこれを補助している。ほかにも，別絡・孫絡・十二経別・十二経筋・十二皮部などさまざまな区別がされているが，これについては省略する。

2 十二経脈

　十二経脈はそれぞれ1つの臓腑と直接連結している。これを「属す」といい，各経脈にはその属する臓か腑の名前がついている。臓に属する経脈は「陰経」といわれ，四肢内側（上肢では屈側）を循行し，腑に属する経脈は「陽経」といわれ，四肢外側（上肢では伸側）を循行している。このほか，上肢に分布し循行するものを「手経(しゅけい)」，下肢に分布し循行するものを「足経(そくけい)」という。また，陰経のうち，四肢内側前縁に分布するものを太陰経，内側後縁に分布するものを少陰経，内側中間に分布するものを厥陰経という。陽経のうちで，四肢外側前縁に分布するものを陽明経，外側後縁に分布するものを太陽経，外側中間に分布するものを少陽経と名づけている。

　以上の分布規則から，十二経脈は手太陰肺経・手厥陰心包経・手少陰心経・手陽明大腸経・手少陽三焦経・手太陽小腸経・足太陰脾経・足厥陰肝経・足少陰腎経・足陽明胃経・足少陽胆経・足太陽膀胱経に分けられる。これらの経脈はそれぞれ1つの陽経と1つの陰経が連結しており，これを「絡す」という。また，絡している陰経と陽経は「表裏をなす」とされる（**表2-7**）。

表2-7 十二経脈の命名と四肢での分布規則

部　位		陰経（内側）		陽経（外側）
手経（上肢）	前	手太陰肺経	↔	手陽明大腸経
	中	手厥陰心包経	↔	手少陽三焦経
	後	手少陰心経	↔	手太陽小腸経
足経（下肢）	前	足太陰脾経	↔	足陽明胃経
	中	足厥陰肝経	↔	足少陽胆経
	後	足少陰腎経	↔	足太陽膀胱経

↔ で示した陰経と陽経は互いに「絡し」「表裏をなす」

　経脈の循行には規則性があり，手の三陰経は胸から手に向かって走行して手の三陽経と交わり，手の三陽経は手から頭に向かって走行して足の三陽経と交わり，足の三陽経は頭から足に向かって走行して足の三陰経と交わり，足の三陰経は足から腹に向かって走行して手の三陰経と交わる（**図2-13**）。この結果，十二経脈の走行する順序は**図2-14**のようになり，これを体表上に示したものが**図2-15**である。ただし，一般に奇経の督脈・任脈を含めた十四経がよく用いられる。

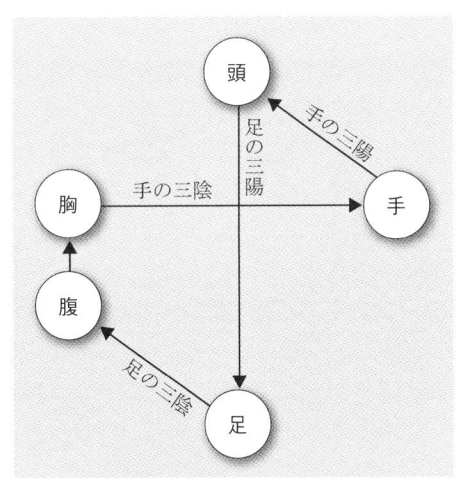

図2-13　手足の陰経・陽経の走向

3　奇経八脈

　奇経は，十二経脈の間を縦横に交錯して，経脈間の連係をより緊密にしている。十二経脈の気血が溢れればこれを貯え，不足すれば補充する。また，肝・腎・子宮・脳などは奇経と直接連結する。
　奇経八脈とは，督脈・任脈・衝脈・帯脈・陰維脈・陽維脈・陰蹻脈・陽蹻脈
（とく）（にん）（しょう）（たい）（いんい）（ようい）（いんきょう）（ようきょう）

Ⅲ. 経　絡　41

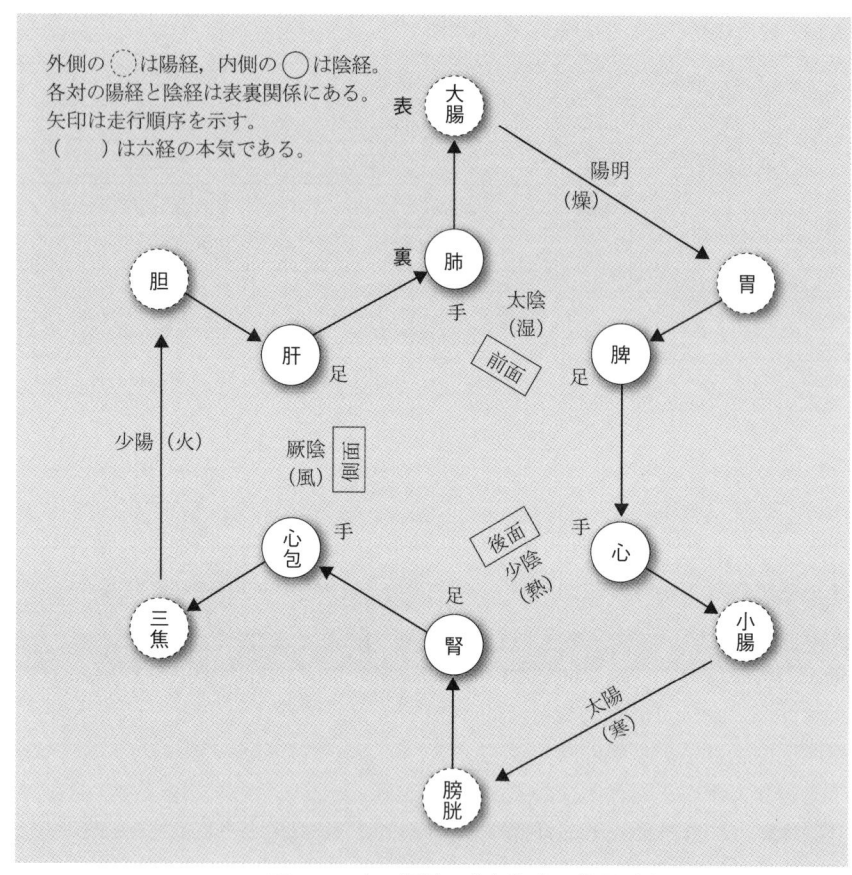

図2-14 十二経脈の走行順序・位置（走行部位）・表裏関係

である。これを体表上に示したものが**図2-16**である。
主な機能は以下のようである。
　督脈：全身の陽経を総督し，陽経を調節する。
　　　　男性の生殖機能に関わり，脳・腎に連なる。
　任脈：全身の陰経を総任し，陰経を調節する。
　　　　妊娠と胎児の養育を主る。
　衝脈：十二経・五臓六腑の気血を調整し，「十二経脈の海」「五臓六腑の海」「血海」ともいわれる。生殖能力を主り，月経を調節する。
　帯脈：帯状に腰腹を一周し，縦走する各経をたばねて連係をつよめる。胎児

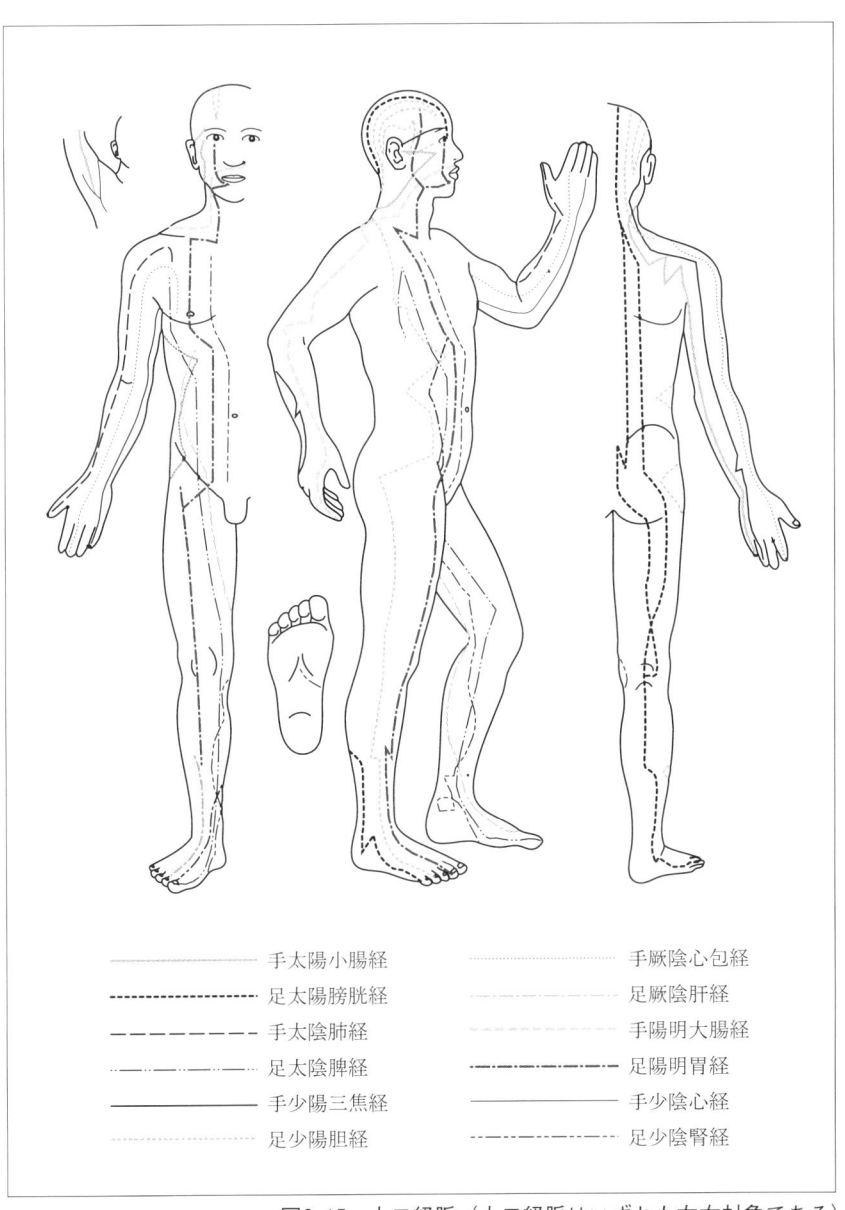

図2-15　十二経脈（十二経脈はいずれも左右対象である）

———————— 手太陽小腸経
- - - - - - - - 足太陽膀胱経
— — — — — — 手太陰肺経
—·—·—·—·— 足太陰脾経
──────── 手少陽三焦経
············· 足少陽胆経

············· 手厥陰心包経
- - - - - - - - 足厥陰肝経
──────── 手陽明大腸経
──────── 足陽明胃経
──────── 手少陰心経
—·—·—·—·— 足少陰腎経

Ⅲ．経　絡　43

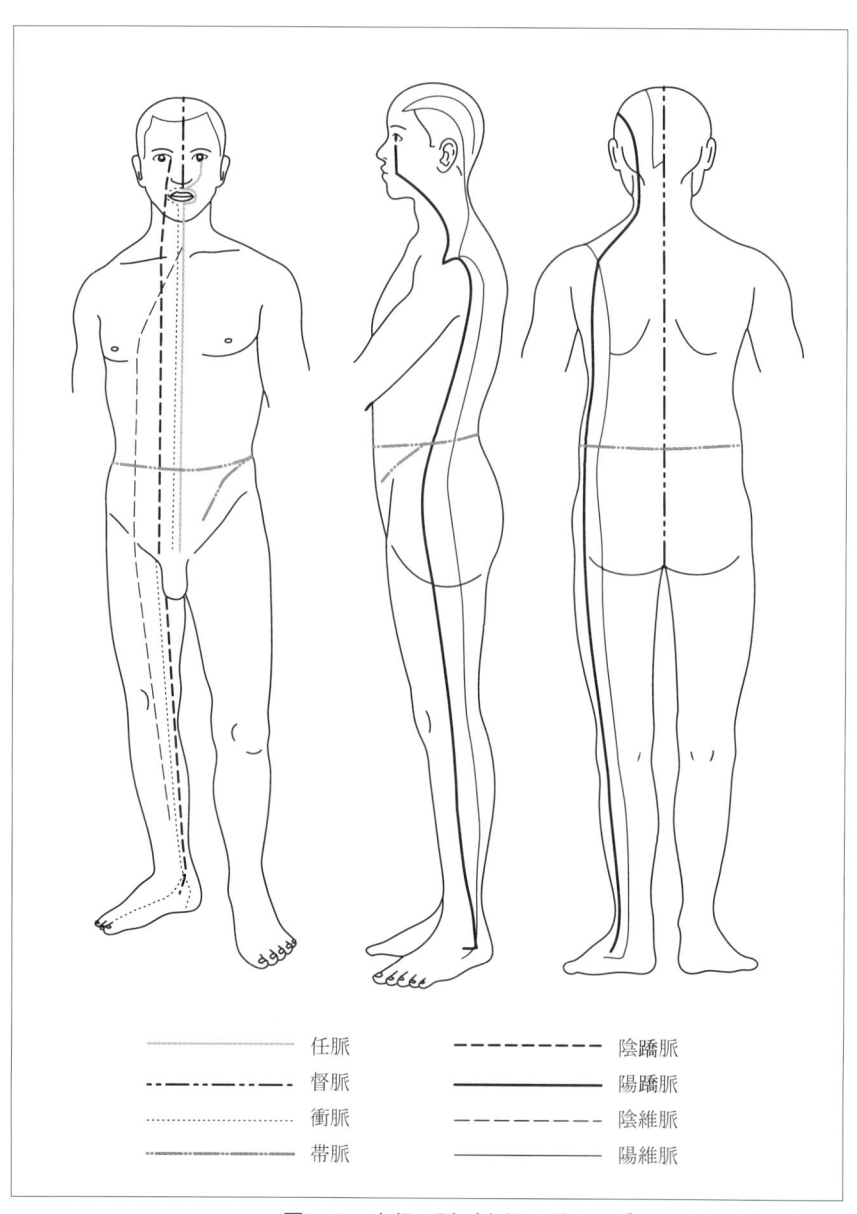

―――――	任脈	---------	陰蹻脈
―・―・―	督脈	―――――	陽蹻脈
………	衝脈	- - - - -	陰維脈
―――――	帯脈	―――――	陽維脈

図2-16 奇経八脈（奇経八脈はいずれも左右対象である）

を保護し，帯下に関与する。

陰維脈・陽維脈：陰維脈は各陰経を連絡し，陽維脈は各陽経を連絡して各経の相対的バランスを維持する。

陰蹻脈・陽蹻脈：陰蹻脈は左右の陰を，陽蹻脈は左右の陽を主る。

Ⅳ．病因と病変

　人体の陰と陽ならびに臓腑間には，相互依存と相互制約による動態平衡が保たれており，また人体と外界環境の間にも相対的平衡が維持されている。何らかの原因によって，この相対的平衡状態が破壊され，自動的な調節によってすみやかに修復が行われないと，病変が発生するかあるいは病変発生の内在的な因子になる。

　病変の発生については，機能失調あるいは抵抗力の低下という人体側の面と，外来の発病因子という外界側の面の2つを考える必要がある。前者が「内因」で後者が「外因」であり，両方をあわせたものが「病因」である。なお，中医学では，病変が発生する根本的な原因は内因であり，外因はたんなる条件と考え，ほとんどが「外因は内因を通じてはじめて発現する」としている。このほか，さまざまな原因によって体内に発生した気滞や瘀血・痰飲・水腫などの病理的産物も，あらたな病変を生じる発病因子になる。

　内因には体質素因と精神的素因（内傷七情）があり，外因には生活素因（飲食不節・労倦・房室不節・寄生虫）と自然素因（六淫・癘気・外傷）がある（これまでは飲食不節・労倦・房室不節・外傷・寄生虫などは「不内外因」とされていたが，現在では外因と考えている）。

A．病　因

1　内　因

1）体質素因

　体質は固定不変のものでなく，さまざまな要素で変わりうるが，ある程度の期間病変を発生しやすい状態が続いている場合は体質異常と考えてよい。体質

異常には，「先天不足」と「後天的失調」が関与する。

先天不足とは，遺伝・胎児期の種々の障害などで，先天的に生じた虚弱体質・発育不良・生理的欠陥・身体的欠陥などである。後天的失調とは，成長・発育・老化などの過程にあらわれた後天的要素にもとづく異常である。飢餓・暴飲暴食・飲酒・偏食などの飲食の不節制や，労働条件・生活環境・鍛錬の不足・早婚・分娩異常・多産などのさまざまな原因がある。

体質には，大きく分けて偏虚・偏寒偏湿・偏燥偏熱の3つが考えられる。

（1）偏虚体質

いわゆる虚弱体質で，病邪に対する抵抗力（正気）が弱く，病変を生じやすく回復も遅い。腎虚・気虚の範疇に入る。

（2）偏寒偏湿体質

さまざまな機能低下を主とするもので，循環不全・水分代謝障害などにより寒証や湿証を呈するものである。気虚・陽虚の範疇に入り，低血圧症・内臓下垂・冷え症・肥満症などが多い。

（3）偏燥偏熱体質

体液不足あるいは機能亢進を主とするもので，燥証や熱証を呈する。血虚・陰虚あるいは陽盛の範疇に入り，高血圧症・自律神経失調症・アレルギー体質・結核などでみられることが多い。

2）精神的素因

精神的あるいは情緒的な変動は，多くの場合は生理的な変動の範囲に入り，病変を発生するにはいたらない。ただし，過度な精神的な緊張や情緒的な変化，および長期の持続は，生理的に調節できる範囲をこえ，人体の陰と陽の関係を破壊し，臓腑間の失調を発生して病変をひきおこす。人体の内的変動の結果発生した病変なので，これを「内傷」と呼ぶ。

中医学では，喜・怒・憂・思・悲・恐・驚の7種の原因を考え，この結果生じた精神的ストレスを「内傷七情」という。

2 外 因

1）生活素因

規則正しく節度のある生活を続ければ病変を生じにくいが，食生活・性生

活・労働などが過剰であったり不規則であれば病変の原因となる。
（1）飲食不節
　暴飲暴食・不規則な食事・偏食・生ものや冷たいものの過剰摂取・美食の習慣・酒や香辛料などの嗜好・喫煙・腐敗物や不潔なものの摂取など。
（2）房室不節
　早婚・多産・過度の性生活など。
（3）労　倦
　過剰な労働・生活の貧苦など。
（4）寄生虫
　回虫・蟯虫・条虫などの腸内寄生虫や住血吸虫・肝吸虫など。
（5）中　毒
　食中毒・薬物中毒・工業や農業の有害物中毒・一酸化炭素中毒など。

2）自然素因
　物理的な環境の変化やさまざまな病原微生物による「六淫」「癘気（疫病をおこす感染力の強い病原体）」と「外傷」がこれに含まれる。また，「六淫」「癘気」などの外来の病邪（「外邪」と呼ぶ）によって発生した病変を「外感病」という。
（1）六　淫
　自然界の気候の変化を「風・寒・暑・湿・燥・火（熱）」の6種の気に帰納して，これを「六気」と呼ぶ。そして，六気が人体に作用して病変を発生させる状況になった場合に，これらを「風邪・寒邪・暑邪・湿邪・燥邪・火邪（熱邪）」という6種の「病邪」とみなして「六淫」と呼ぶ。
　六淫の病邪は，たんに気候の変化だけではなく，ウイルス・細菌などの病原微生物や物理的な環境の変化も含めたものである。また，発生した病変がどの病邪によるものかは，人体があらわす症候の特徴によって判断され，たんに外界環境の性質によって決めるのではない。すなわち，何らかの発病因子によって人体に発生した病理的反応状態から，逆にどの病邪による病変かが判断され，人体側の条件が主で外部環境は従属的な位置を占める。外部環境との関連性も多分に認められるが，必ずしもそのままが直接的に反映されるとはかぎらない。
①風　邪
　自然界の「風」がひきおこす現象と似た症候を示す病邪である。風は突然吹

いたり止んだりし，軽くて発泄上向し，流動性が大きく，上部の樹梢をゆり動かしたりするところから，以下のような特徴をもつ症候を，風邪による病変とする。
(1) 発病が急で，消退も早く，経過が短い。
(2) 症状に変化が多い：遊走性の疼痛や瘙痒・筋肉のけいれん・しびれ・皮疹の出没など。
(3) 体表部をおかして悪風・発熱・脈浮などの表証を，頭部顔面をおかして頭痛・頭のふらつき・目の充血などを，肺（上部の臓）をおかして鼻閉・咽痛・咳嗽などを生じる。

一般には，「風は百病の長」といわれるように，単独の症候として発生することは少なく，風寒・風湿・風熱など他邪の症候をともなうことが多い（第4章「IV. 病邪弁証」参照）。

②寒　邪
自然界の「寒冷」がひきおこす現象に似た症候を示す病邪をいう。寒冷は結氷や凝結を生じるところから，以下のような特徴をもつ症候を，寒邪による病変とする。
(1) 全身あるいは局所の寒冷症状：悪寒・四肢の冷え・腹部や関節の冷えと痛み・顔色があおい・口唇や爪のチアノーゼ・寒冷をきらい温暖をこのむ・脈が緊あるいは遅い・舌質は淡白・舌苔は白滑など。
(2) うすい排泄物：うすく白い痰・鼻水・水様便・不消化便・尿量過多・瘡傷からのうすい分泌物など。
(3) 固定性のはげしい痛み（頭痛・関節痛・腹痛など）・筋肉のひきつり・関節の拘縮など。

一般には，風寒・寒湿・風寒湿としてみられることが多い（第4章「IV. 病邪弁証」参照）。寒邪による症候が発生するのは，強い寒冷が作用した状況以外は，多くの場合，人体側の機能衰退や循環不良が前提になっており，陽虚による虚寒が基本原因と考えられる。

③湿　邪
自然界の「潮湿（じめじめした湿気）」がひきおこす現象に似た症候を示す病邪である。「潮湿」はじめじめして除去しにくく，停滞するところから，以下のような特徴をもった症候を，湿邪による病変とする。
(1) 経過が長く，治癒に時間がかかる。

(2) 停滞性の症状：身体や四肢が重くだるい・頭が重く何かをかぶせられたような感じ・しめつけられるような痛み・固定性の鈍い痛み・関節や筋肉が動かしにくいなど。
 (3) 全身的あるいは局所的な水液の停滞：顔面や手足がはれぼったい・浮腫・痰が多い・鼻汁・湿疹・水疱・滲出液が多い・帯下など。
 (4) 消化機能を障害しやすい：食欲不振・嘔気・腹部膨満感・口がねばる・泥状便～水様便・舌苔が厚膩など。

　発汗障害・水分代謝障害・免疫異常などにともなう組織や臓器内の水分停滞の症状，あるいは慢性の炎症症状にみられることがある。
　湿邪による症候は，季節や環境との関連性が強く，湿っぽい気候や環境あるいは雨や汗による湿りや水につかった作業などで生じる。また，脾虚による水液代謝障害がある場合にも湿邪を受けやすい（第4章「Ⅳ. 病邪弁証」参照）。

④火　邪（熱邪）
　自然界の「火熱」がひきおこす現象に似た症候を示す病邪である。「火熱」は勢いがはげしく，ものを焼きつくし，水分を蒸発させるので，以下のような特徴をもつ症候を，火邪（熱邪）による病変とする。
 (1) 発病が急で，症状がはげしく，進行が早い。
 (2) 全身的あるいは局所的な火熱の症候：悪熱・高熱・顔面紅潮・目の充血・口渇・多飲・咽痛・いらいら・暑熱をきらい寒涼をこのむ，あるいは局所の発赤・腫脹・疼痛・熱感など。舌質は紅・舌苔は黄色い・脈が速い。
 (3) 脱水をきたしやすい：口や咽のかわき・口渇多飲・舌や唇の乾燥やひびわれ・便がかたい・便秘・尿が濃く少ないなど。
 (4) 粘稠あるいは膿性の排泄物：膿性の鼻汁・黄痰・膿性痰・膿血便・灼熱感のある下痢など。
 (5) 出血（鼻出血・歯齦出血・吐血・喀血・血尿・下血など）・皮下出血・発疹を生じやすい。
 (6) 意識障害をきたしやすい。

　炎症による症候にみられることが多い。とくに，化膿性・壊死性の炎症を「熱毒」という。一般に，風熱・湿熱・暑熱として発症するが，たいていの病邪は時間の経過とともに熱邪に転変する傾向がある。

⑤暑　邪
　暑熱の気候や環境によって発生する病変の原因と考えられている病邪で，基

本的な性質は熱邪と同じである。暑い季節は，炎熱であるとともに湿っぽいことが特徴で，暑邪による病変には湿邪をともなうことが多い。

熱射病・日射病などのいわゆる中暑（暑気あたり），あるいは日本脳炎などのウイルス性疾患などにみられる。

⑥ 燥　邪

自然界の「乾燥」の現象に似た症候を示す病邪である。乾燥した気候や地域・環境でみられる。以下の特徴をもった症候を，燥邪による病変とする。

(1) 局所あるいは全身の乾燥症状：鼻孔や口内の乾燥感・唇のひびわれ・咽の乾燥感と痛み・乾咳・無痰あるいは粘痰・ときに鼻出血あるいは痰に血が混じる・皮膚の乾燥・舌質紅で乾燥など。

　　急性の粘膜の乾燥症状および炎症にみられる。

以上が六淫の邪による症候の特徴であるが，単独の病邪が侵犯するより数種の病邪が混じり合う場合が多く，また1つの病邪による症候は終始変わらないわけではなく，人体の反応にともない他邪の症候に変化するのが一般的である。たとえば，寒邪が熱邪に，熱邪が燥邪に，湿邪が寒湿や湿熱に変化するのはよくみられる。ただし，1つの病邪による症候の経過には一定の傾向がみられる。

なお，体内の機能失調や低下によって，風邪・寒邪・湿邪・燥邪・火邪（熱邪）による病変とよく似た症候がみられることがある。これらは，内風（肝陽化風・血虚生風・熱極生風）・内寒（陽虚による虚寒）・内湿（脾虚・腎陽虚による痰飲・水腫）・内熱（陰虚による虚熱）・内燥（陰虚による燥証）と呼ばれる（第4章「Ⅲ. 臓腑弁証」「Ⅳ. 病邪弁証」参照）。病理的な機序も治療法も異なるので，区別する必要がある。

この面をふまえて，六淫の邪による外感病を，外風・外寒・外湿・外熱・外燥ということもある。

（2）癘気（戻気・疫癘）

天然痘・コレラ・チフス・ポリオ・ペストなどの急性伝染病の総称である。季節的・地域的に流行し，症状が激烈で特徴的経過を示すところからとくに区別される。本書では省略する。

（3）外　傷

創傷・打撲・捻挫・骨折・熱傷あるいは獣や虫による咬刺傷。

3　病理的産物

　臓腑機能の失調や低下によって体内に生じた病理的産物が，あらたな病変をひきおこす原因となる。主に，何らかの原因で気滞を生じて，病理産物である瘀血・痰飲水腫を生じることが多い。

1）気　滞

　気機のうっ滞のことで，脹満・疼痛が主な症状である。自律神経失調にともなう胸部や腹部の管腔臓器の平滑筋の異常緊張あるいは弛緩，腸管内のガス貯留や蠕動異常，あるいは血管運動神経の失調などにみられる。

　原因としては，内傷七情（精神的ストレスや感情の抑うつ），あるいは外感病・食滞・外傷などがある。陽気が不足して推動無力になった場合にも，あらわれる。とくに，精神情緒に関連するものを「肝気鬱結」と呼び，肝の疏泄の失調である。肝気鬱結が続くと，鬱滞した気が化火（自律神経系の過亢進）し，肝火・心火などの状況があらわれ，この過程を「肝鬱化火」という。

　気滞は血・津液の運行を停滞させて瘀血・痰飲・水腫などを発生する。

2）瘀　血

　血流が円滑に流れず停滞凝聚したり，あるいは離経の血（内出血）が体内に積滞すると血瘀となり，病理産物である瘀血を形成する。

　全身的な血液循環障害・局所的なうっ血・外傷性あるいは炎症性の内出血にみられ，DICなどもこの範疇に入ると考えるものもある。続発性の変性・器質化なども瘀血の一部を占める。

　外傷・高熱・炎症・手術侵襲・出産・月経異常・出血など，寒冷や熱傷にともなう循環障害，あるいは機能低下（気虚・陽虚）にともなう循環不全などにみられる。

　瘀血により血の濡養作用が低下すると機能障害（気滞）・栄養障害（血虚）が生じ，血流の停滞にともなって出血が発生したり，機能障害から水腫などもあらわれる。一般に，気滞と血瘀は密接な関連があるので，「気滞血瘀」といわれることが多い。

表2-8 病邪の分類

	六　淫	その他
陽　邪	風邪・火邪（熱邪） 燥邪・暑邪	肝火・気滞 心火
陰　邪	寒邪・湿邪	痰飲・水腫 食滞・瘀血
両方の性質	湿熱など	外傷・寄生虫・中毒

3）痰飲・水腫

　痰と飲は臓腑機能の失調によって津液が停滞蓄積して生じた病理産物である。希薄で透明なものを飲，粘稠で濁ったものを痰という。飲は寒に属すことが多く，胃腸・胸郭・肺・四肢に生じることが多い。痰には寒も熱もありあらゆる部位に生じて複雑多様な症状をおこす。胸水・腹水・気道内に分泌された痰・胃内の溜飲・腸管内の水液貯留・浮腫などにみられるほか，甲状腺腫・リンパ節腫脹なども痰と考える。

　痰飲・水腫は，物理的な存在として機能・循環・栄養の障害をひきおこす。

　以上に述べた種々の病因のうち，外因と病理的産物をまとめて「病邪」という。病邪はその性質によって陽邪と陰邪に区別される（第2章「V. 陰陽について」参照）。大まかな区別を**表2-8**に掲げる。一般に，陽邪は陰液を消耗し，陰邪は陽気を損傷する傾向がある。

B. 病変の発生と進行の機序

　人体の陰と陽は，相互扶助・相互制約し，生理的な範囲内で変動しながら相対的なバランスを保ち，これを陰陽消長と呼ぶ。陰陽消長が維持されておれば，全身の内部環境は維持され，体の抵抗力すなわち「正気」は充実し，人体は健康状態にある。ただし，何らかの原因によってこの「陰陽消長」が失調する（「陰陽失調」と簡称する）と，正気にすきや不足が生じ，病変が発生する原因となる。

　病変は，人体の陰陽失調あるいは正気のすきや不足が基礎にあり，これに

病因が作用することにより発生するもので，病因は条件にすぎない。陰陽失調は，人体の機能面・物質面を含めた相互制約・相互扶助の関係の失調に重点をおいた観点である。ここでいう陰陽とは基礎物質としての「陰陽」である。一方，病邪に対する人体の抵抗力を正気といい，正気と病邪の力関係に重点をおいた観点を「邪正相争」と呼ぶ。

病変の発生と進行については，陰陽失調と邪正相争の2つの面から分析できる。一般に，外感病では邪正相争が主で，その他の病変では陰陽失調が主となるが，すべての状況を通じてこの両面は必ず含まれる。

1　陰陽失調

陰と陽は不可分の関係にあり，実際に生命体の中で陰と陽は単独には存在することはなく，互いに扶助し依存しあうので，これを「陰陽互根」という。また，互いに制約してゆきすぎを制御するので，「陰陽制約」ともいわれる。生理的には，この相互扶助と制約のもとで，陰と陽が消長をくり返して一定範囲内で変動しながらバランスを保っている（陰陽消長）。また，この状態で正気は充実する。何らかの原因で，陰陽消長の範囲をこえた変動が生じ，短期間に自動的に回復しえない状態が「陰陽失調」で，大きく分けて以下の2つがみられる。

1）陰陽の偏衰

陰が不足した状態であり，虚証に相当する。陰の不足が陰偏衰で，陰虚に相当し，陽の不足が陽偏衰で，陽虚に相当する。また陰陽は互根であるから，陰あるいは陽が偏衰すると，次第にもう一方の不足をひきおこし，陰陽ともに不足する状態を生じる。陰陽両虚がこれにあたる。また，陰陽が偏衰すると，機能面や物質面の不足から体内に病理的産物としての瘀血や痰飲・水腫などを生じ，次に述べる陰陽の偏勝という面も発生することがある（第4章「I. 八綱弁証」「II. 気血弁証」「III. 臓腑弁証」参照）。

2）陰陽の偏勝

人体の正気のすきにつけこみ陽邪か陰邪が侵入した状態で，実証に相当する。陰邪による病理反応が陰偏勝（陰盛・陰実），陽邪による病理反応が陽偏勝（陽盛・陽実）である。ただし，陰邪は陽を障害しやすいので次第に陽偏衰

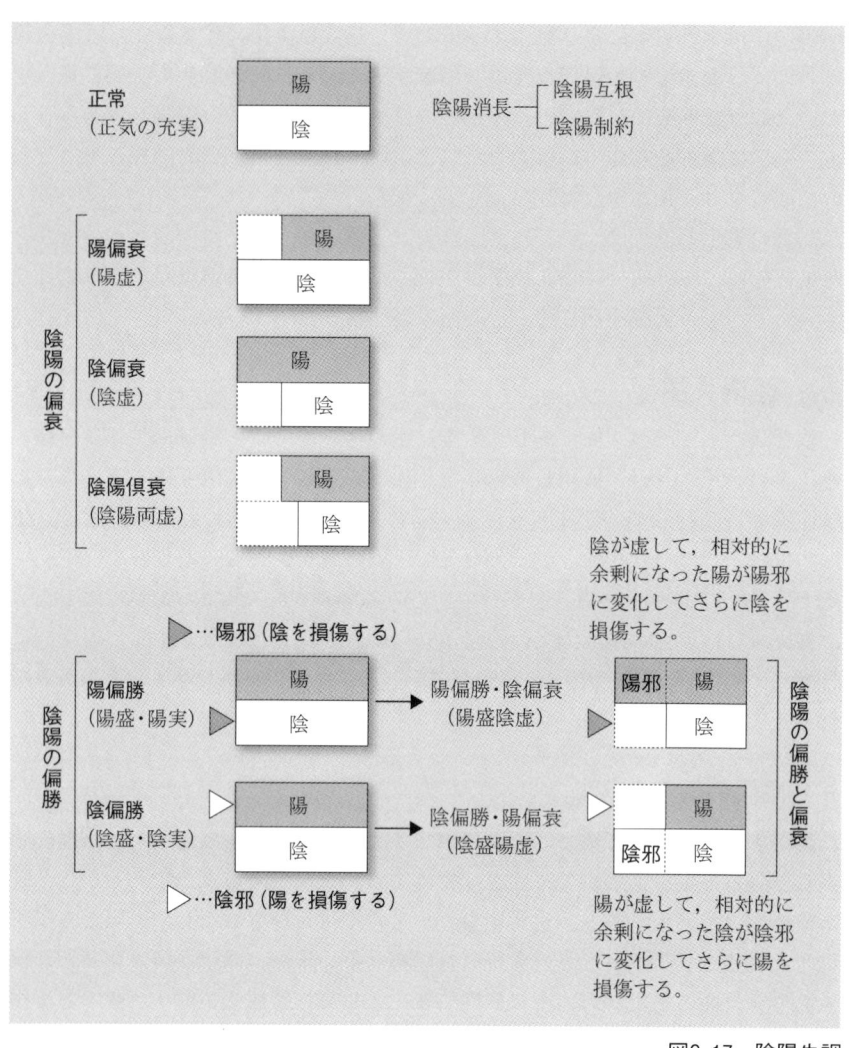

図2-17 陰陽失調

の状態を生み，逆に陽邪は陰を消耗して陰偏衰の状態を発生する。以上をまとめたものが**図2-17**である。

陰陽失調に対する治療法は陰陽調整である。陰陽の偏衰に対しては，陰あるいは陽を補充する「補法」を適用し，陰陽の偏勝に対しては陰邪あるいは陽邪を除去する「攻法」「瀉法」を用いる。

ただし，陰陽の偏勝は，病邪の侵襲で生じた陰陽失調なので，実際には病邪と正気の力関係を主とする「邪正相争」の面が重要となる。それゆえ，陰陽失調の場合には，陰陽の偏衰に重点があると考えてさしつかえがない。

2 邪正相争

　陰陽消長が保たれ，正気が充実している場合には，病変は発生しないが，正気にすきや不足ができて病邪が侵入すると，正気と病邪がたたかう邪正相争の状況が発生する。病邪と正気の力関係によって邪正相争の形勢が変化し，病変もさまざまな経過をとる。

　たとえば，感冒などにみられる発熱・悪寒・疼痛などの症状は，正気と病邪の相争を反映するものである。一般に，病変の初期には病邪の勢いと正気の力はともに強く，はげしい病理的反応を示すが，たいていは正気が病邪に打ち勝ってこれを消滅させ，治癒に向かう。しかし，条件によっては，病邪が正気を消耗しつづけて邪正相争が人体に不利な方向へ進み，病変は悪化し，甚だしければ死亡に至る。これを大きく分けると，以下の2つの状況となる。

1）正勝邪退

　病邪が消失して病理的変化が基本的に修復されたことを示し，回復期に入った状態である。邪正相争が激烈であると，病邪は消失しても正気の消耗が残り，「邪退正虚」の局面があらわれる。この場合は陰陽の偏衰という状態であり，陰陽調整の方法によって正気を回復させる必要がある。

2）邪盛正衰

　病邪の勢いが非常に強いか正気が虚弱な場合は，病邪の攻勢が持続するか増強して，正気がますます衰弱する。この状況では病状が悪化して，ついには死亡に至る。

　このように，邪正相争では，正気がまされば病邪は衰退して治癒に向かい，病邪がまされば正気が消耗して悪化する。ときには，病邪の勢いも弱く正気の力も衰えた「邪正相持」の局面が生じ，反復して治癒しがたい慢性病になったり，病邪は消滅しても正気の損傷が残って，回復しない「後遺症」を呈することもある。

　邪正相争を主とする病変では，病邪を除去する「攻法」「瀉法」が治療の主

Ⅳ．病因と病変　55

体になり，「補法」による正気の扶助は補助的な手段となる（第4章「IV. 病邪弁証」「V. 外感熱病弁証」参照）。

3 陰陽失調と邪正相争の相互転化

陰陽失調と邪正相争はほとんどの局面で同時に存在するが，状況によっていずれかが主要な面を占め，病変の経過とともに両者が転化することがある。

病変発生の根本原因は陰陽失調であり，病邪が侵入して正気とあらそうと邪正相争に移行する。邪正相争の経過でも，正勝邪退の回復期あるいは邪正相持の慢性期になると，陰陽失調に移行する。また，陰陽失調の状況で陰陽の偏衰が進行して瘀血・痰飲・水腫などの病理的産物が生じ，これが病邪となって正気を損傷する局面になれば，邪正相争に移行する。病変の経過におけるこのような面を明確に把握して，適切な治療を行わねばならない。

V. 陰陽について

これまで，陰陽についていくつかの箇所で述べてきたが，非常に重要な問題であるのでここにもう一度まとめて記載をする。以下の論点は2004年の『伝統医学』（Vol.7 No.2, No.3）に2回に分けて発表された「陰陽のとらえ方」①，②によるものである。

1 はじめに

中医学においては，陰陽という言葉が非常に重要な地位を占めており，さまざまな面でよく用いられている。ただし，多くは陰陽学説にもとづいた用法であり，事物の発展変化の共通性を高度に概括した抽象的・哲学的概念としての陰陽が使用されている。

一方，弁証論治における陰虚・陽虚・補陰・補陽などの陰陽は，哲学的概念ではなくて具体的な病証・治法をあらわしており，気・血・精・津液と同次元の基礎物質としての「陰陽」の不足に対応した表現である。しかし，哲学的な陰陽が基礎物質にも当てはめられており，精・血・津液は性質が陰に属するので陰精・陰血・陰津あるいはまとめて陰液と呼ばれ，気は性質が陽気に属するので陽気と称されている。このために，陽虚は「陽気の不足」「気虚が一段と進行した段階」とか，陰虚は「陰液の不足」といった論がなされ，概念の混

淆が生じていると同時に，基礎物質としての「陰陽」に対する認識が不明瞭になってしまっている。

2 教科書にみる陰陽の認識

『中医基礎理論』（高等医薬院校教材1984年版）

「陰陽学説」は哲学的陰陽の論述である。人体の生理の章節「臓象・気血津液・経絡」には物質的な「陰陽」の記述はないが「病機学説」には気・血・津液の失調と同次元で陰陽失調が記述されている。また「病機学説・臓腑病機」では五臓の「陰陽失調」と「気血失調」が併論されている。すなわちここでは，陰陽の病理が気・血・津液とは別に独立して提示されている。元来，生理と病理は不可分の関係にあり，病機・病理は基礎物質の生理に異常が生じることによって出現するはずであるのに，「陰陽」の病機・病理の論述がありながら生理面の記載がないのはどういうことであろうか。

「病機学説・陰陽失調」には，「陰陽」の病理に関する具体的な論述がある。「陽虚とは，生体の陽気虚損であり，機能が減退あるいは衰弱し，生体の反応性が低下し，代謝活動が減退し，熱量が不足した病理状態を指す」とある。この陽気は基礎物質である気と同じかどうかについては，「病機学説・気的失常」に別に気虚の論述があるところからすると，別の物質であるらしい。しかし，「気虚とは，元気・宗気・衛気の虚損，および気の推動・温煦・防御・固摂・気化の機能の減退を包括したものであり，これによって生じる生体のさまざまな機能活動の低下あるいは衰退・抵抗力の低下などの衰弱現象を指す」という定義から判断すると，陽気と気は同じ物質らしい。しかし，臨床的には，陽虚の病理的特徴は「陰寒内盛」であり，気虚は「機能低下」であって，明らかに異なっている。理解に苦しむところである。

また，「陰虚とは，生体の精・血・津液などが虧耗し，その滋養・安静の作用が減退したことを示す」と定義されている。精・血・津液のいずれかが不足すれば陰虚が出現するのであれば，陰虚は精虧・血虚・津傷と同じことになる。陰虚の病理的特徴は「虚熱内生」であるが，精虧・血虚・津傷のいずれにも「虚熱」はみられないのに，三者が同時に生じた場合に「虚熱内生」があらわれるとは考えがたい。結局のところ，陰虚とは何の不足なのか？

表2-9 事物の陰陽の属性の分類（抽象的・哲学的概念による）

分類	空間	時間	季節	性別	温度	重さ	明るさ	運動状態
陽	天	昼	春 夏	男	熱 暖	軽い	明るい	上昇 外向 運動
陰	地	夜	秋 冬	女	寒 涼	重い	暗い	下降 内向 静止

表2-10 人体の部位・組織構造・生理機能などの分類例（抽象的・哲学的概念による）

分類	部位	組織構造	生理機能
陽	表 背部 上部	皮毛 六腑 気 衛	興奮 亢進 活動
陰	裏 腹部 下部	筋骨 五臓 血 営	抑制 衰退 静止

表2-11 病変の性質と脈象の分類例（抽象的・哲学的概念による）

分類	病変の性質	脈象
陽	表証 実証 熱証	浮 数 滑 実 洪大
陰	裏証 虚証 寒証	沈 遅 渋 虚 細小

『中医診断学』（高等医薬院校教材 1984年版）

　八綱弁証に「陰証と陽証」があるが，裏・寒・虚証と表・熱・実証を帰納したもので，陰陽は属性を示すにすぎない。基礎物質の弁証にも「気血津液弁証」があるだけで，陰陽弁証はないが，「臓腑弁証」には気虚・血虚・液虧の弁証のほか「陰虚」と「陽虚」の弁証が示されている。陰陽の虚の根源は何かについては不明である。

　教科書上の記載はいずれの教材についてもほぼ同様である。

　以上のように，基礎理論上の陰陽に関しては問題が多いが，臨床的には逆に明確な区別がなされている。気・血・精・津液の病証・治法・方薬が提示されているほかに，陰虚と陽虚の弁証があり，補陰と補陽の治法が示され，補陰・補陽の方薬が備わっており，さらに陰陽に関連した弁証論治が存在する。このようなことは，物質的な陰陽が独立して存在するという前提があってはじめて可能である。基礎物質としての「陰陽」を明確に認識し，位置づけたうえで，「陰陽」と気・血・精・津液の生理的・病理的な相互関係を明らかにする必要がある。

3 人体を構成する基礎物質としての「陰陽」について

　陰陽は，中国古代哲学の核心をなす理論の一つである。中医学は，古代哲学の主要な理論である精気学説・陰陽学説・五行学説などを採り入れて理論の骨格を形成するとともに，全領域を貫く認識論・方法論として用いている。そのために中医理論の認識上は，哲学的な陰陽学説が中医学の体系全体を貫いているのである。ただし，具体的な生理・病理・弁証論治を十分に理解し，詳細に解明すると，中医理論には哲学的抽象的な概念とは異なった，具体的かつ物質的な属性をもつ別の概念としての陰陽が存在することがわかる。そこで中医学においては，哲学的属性をもつ陰陽と物質的属性をもつ陰陽という，2種類の異なる概念の陰陽が存在することになる。

　すなわち，中医学の陰陽には広義と狭義の別がある。広義の陰陽は哲学の範疇に属する陰陽であり，宇宙における相互関連と相互対立という事物の関係と属性を代表するものである。狭義の陰陽とは，物質的な範疇に属する陰陽であり，生命活動を維持する基本物質を指す。

1．哲学的概念としての陰陽

　中国古代哲学の範疇には陰陽という重要な概念があり，陰陽という一対の概念を用いて，宇宙万物のもつ共通性を高度に帰納するとともに，宇宙間に発生するすべての関連性をもつ事物を認識し説明している。陰陽という哲学的概念にもとづくと，宇宙間の関連性をもつすべての事物を分けて2種の異なる属性に帰納でき，陰陽が備える対立制約・互根互用・消長平衡・相互転化といった内容から，その関連性を解釈することができる。中医学はこの哲学的概念としての陰陽が備える内容を借用し，中医理論の最も基本的な構造（骨格）を形成するとともに，人体の面では構造から生理・病理まで，治療面では診断・治法から選方・用薬まで，薬物の面では薬理から薬性までを，それぞれ区分・認識・解釈している。たとえば，陰経陽経・陰脈陽脈・陰気陽気・陰邪陽邪・陰証陽証・陰水陽水・陰黄陽黄・陰斑陽斑・陰病治陽・陽病治陰・陰薬陽薬などはすべて陰陽という哲学的概念上の属性による区分を示している。哲学の範疇に入る陰陽理論は，中医学理論の最も根底に存在し，中医領域のすべてを貫く思想である。

2. 教科書にみる陰陽の認識

　哲学的概念としての陰陽は事物の属性を示すのみであるが，中医学で提示されている陰陽には，哲学的概念ではなく特定の物質を指すものが存在する。すなわち，気・血・精・津液と同じ存在の物質としての「陰陽」であり，気・血・精・津液と同じく生命を維持する最も基本的な物質である。この「陰陽」を哲学的な概念としての陰陽と混同してはならない。

　「陰陽」という物質については《黄帝内経》にも記載があるが，具体的な物質的概念としては明確に示されていない。(《黄帝内経》の時代には理論的に陰陽の物質性と哲学性をはっきりと区別していない)。現在の中医理論においては，陰陽という哲学的概念が明確に提示されて充実し，より完全なものとなっているが，哲学的範疇には入らないたんなる物質としての「陰陽」の概念はかえってなおざりにされ，甚だしい場合には混淆されている。基礎物質に関しても，「気は陽に属し，精・血・津液は陰に属する」とし，基礎物質の属性を分ける哲学的概念として陰陽を用いるだけで，基礎物質としての「陰陽」には言及していない。このように基礎理論では，気・血・精・津液と並列されるべき「陰陽」という物質の存在を認識していない。

　しかしながら中医学においては，生理・病理・弁証・治法から選方・用薬に至るまで，すべてに物質としての「陰陽」の存在が認められる。以下にこの面について述べる。

● **生理からみた「陰陽」の存在**

　《黄帝内経》に「陰平らかにして陽秘すれば，精神乃ち治まり，陰陽離決すれば，精気乃ち絶ゆ」とあるのは，「陰陽」という基礎物質の生理・病理状態が人に与える影響を示している。「陰は内にあり，陽の守なり，陽は外に在り，陰の使なり」は「陰陽」という物質の機能上の相互関係を指している。「陽気は，天と日の若し，そのところを失えば，則ち寿を折りて彰らかならず」は「陽」という物質の生命における重要性と生命への影響について述べている。これらの記載は，「陰陽」が具体的な物質であって，抽象的・哲学的な概念ではないことを示している。

　臓腑のすべての機能は気が遂行し，すべての組織・器官の栄養は血が供給し，濡潤は津液が維持し，実体は精で構成されており，生命の根本は先天の精によって決定される。そして，気・血・精・津液・先天の精の正常な生理的環

境は，「陰陽」がつくりだし維持しているのである。

●病理からみた「陰陽」の存在

　病理状態（あるいは病理的な基礎）は生理を維持する基礎物質に異常が生じることによって引き起こされる。そのうちには，気・血・精・津液の異常によるもの以外に，「陰陽」の異常を特徴とする病理状態がある。《黄帝内経・素問》調経論に「陽虚すれば則ち外寒え，陰虚すれば則ち内熱す」とあるのは，「陰陽」という物質の虚損で出現する病理状態を指している。《明医雑著》補陰九論の「人の一身，陰は常に不足し，陽は常に有余す」は「陰」に不足の病理状態が出現しやすいことを述べている。

　臨床における虚損の弁証基準は以下のようである。

　陽虚では，冷え・寒がる・四肢が冷たい・尿が薄く多い・舌質が淡白・脈が沈遅など。気虚では，身体がだるく無力・息切れ・声に力がない・自汗・四肢の無力・泥状便・舌質が嫩（どん）・脈が弱など。陰虚では，潮熱・五心煩熱・盗汗・口渇があるが飲みたくはない・舌質が絳紅・無苔・脈数など。血虚では，顔色につやがない・毛髪の枯槁・口唇が淡白・舌質が淡・脈が細など。津液消耗（津傷）では，口渇・水分を欲する・眼や口唇の乾燥・空咳・無痰・便秘・尿量が少ない・舌苔の乾燥など。

　このように，各虚損の弁証基準が明らかに区別できるのは，各基礎物質がもつ生理特性と効能が異なるために，病理状態と症候も同じでないからである。

　このことからわかるように，「陰陽」という基礎物質は実際に存在する。存在しないのであれば，陰虚・陽虚という病理症状や，診断・弁証基準もあり得ない。

●治法からみた「陰陽」の存在

　各種の虚証は基礎物質の不足で発生し，虚証の治法は「虚すれば則ちこれを補う」にもとづき不足を補うことである。気虚・血虚・精虧・津液消耗という診断はそれぞれの基礎物質の減少を指すものであり，補気・補血・補精・生津などの治法は直接それぞれの基礎物質の不足を補充する方法である。陰虚・陽虚・陰陽両虚などの診断も，やはり「陰陽」という基礎物質の不足を指し，補陰・補陽・陰陽双補という治法も直接に基礎物質である「陰陽」を補充する方法である。補気・補血・補精・生津という治法のほかに，明確に補陰・補陽という治法が確立されているのは，気・血・精・津液とは異なる物質の欠乏に対してその不足を補うためである。「陰陽」という基礎物質が存在しないのであ

れば，補陰・補陽などの治法は捏造ということになる。

● 薬物からみた「陰陽」の存在

　補益薬の分類上，基礎物質である気・血・精・津液・陰・陽に対応して，補気薬・補血薬・補精薬・生津薬・補陰薬・補陽薬を区別しているが，異なった基礎物質が存在するからこそ補益薬の分類にも明確な区別ができるのである。

　実際に，附子・肉桂・淫羊藿・乾姜などは補陽に，人参・党参・黄耆・黄精などは補気に用いるが，補陽薬で補気したり補気薬で補陽することはできない。亀板・鼈甲・女貞子・旱蓮草などは補陰に，当帰・白芍・桑椹子・竜眼肉などは補血に，鹿茸・紫河車・海狗腎などは補精に，芦根・天花粉・藕汁など生津に，それぞれ使用する。このように，それぞれの基礎物質を補充するときには，その物質がもつ効能にもとづいて，明確に区別された薬物を用いるのである。その物質がないのであれば相応する補益の薬物が存在するはずがなく，逆にそれに対する補益の薬物があるなら相応する基礎物質が存在するはずである。

3．「陰陽」の生成と輸布

　「陰陽」は基礎物質の一つであり，命門に転輸した「腎精（腎が貯蔵した精）」と先天の精から生成される（**図2-2**）。

　先天の精は，父母の精が合することにより生じ，生来命門に備わっており，父の精子と母の卵子からなる陰陽の体（物質）であり，この精から化した気が「陰陽」の根源である。「腎精」は，水穀の精微を受けて化生した五臓の精（各臓の実体である組織・器官を形成する物質）の余りが下注して腎に貯蔵されたものであり，《黄帝内経・素問》上古天真論に「腎は水を主り，五臓六腑の精を受けてこれを蔵す」と記載されている。この「腎精（腎が貯蔵した精）」は五臓六腑の精のうちの一つである腎精（骨・髄・脳などを生む物質）とは違うものである。区別するために「特別な腎精」と呼ぶことにする。

　この「特別な腎精」は命門に転輸されたのち，一部は先天の精から化した気の作用を受けて「陰陽」へと化生し，一部は天癸が産出されたあとに生殖の精へと化生する。この「陰陽」は全身の「陰陽」の本であり，五臓六腑の「陰陽」はすべてこれを受けているのである。《景岳全書》伝忠録・命門余義に「命門は元気（『陰陽』と同義）の根為り，水火の宅為り。五臓六腑の陰気は，此に非ざれば滋すること能わず，五臓六腑の陽気は，此に非ざれば発すること能わず」と指摘されている通りである。

臓腑の「陰陽」は命門から受け，命門の「陰陽」は三焦を通じて五臓六腑に輸布されて臓腑の「陰陽」となる。三焦が命門の「陰陽」を輸布する通路であることについては，《難経》六十六難に「三焦は元気（命門の「陰陽」）の別使なり，三気の通行を主り，五臓六腑を経歴す」と記されている。

4．「陰陽」の生理機能

　生命および生理機能は気・血・精・津液・「陰・陽」という基礎物質が共同して完成させ維持しており，そのなかで「陰陽」の作用はすべての生理機能が必要とする生理的環境を産出し維持することである。このために必要となるのは「陰陽」の協調平衡である。「陽」は温煦を主り，「陰」は涼潤を主る。「陽」は温煦すなわち温熱性を具え，五臓六腑・組織器官および気・血・精・津液を温暖にし，「陰」は涼潤すなわち寒涼と滋潤性を具え，「陽」の温熱性を抑制・調節し，「陽」と共同協調することにより体温を一定に保っている。寒冷や炎熱の環境においても，生理機能に必要な一定の体温を維持できることが，《黄帝内経》にいう「陰平らか陽秘す」である。

　「陰陽」の平衡が失調すると正常な生理環境が維持できなくなり，気・血・精・津液にも異常が発生する。たとえば自然界の流水が，陽が盛んで熱いと蒸発して乾涸し，陰が盛んで寒いと凍結して流れなくなるようなものである。

　基礎物質の生理機能が正常に行われるためには，「陰陽」が産生し維持する環境が前提条件になっているのである。

5．「陰陽」と気・血・精・津液の関係

　哲学的な陰陽と気・血・精・津液の関係は従属の関係であり，気は陽に属し，精・血・津液は陰に属する。一方，物質的「陰陽」と気・血・精・津液の間は同次元の並列の関係である。生理的には相互に役立ち，病理的には相互に影響を与える。

（1）生理的な関係

　気・血・精・津液が生理機能を十分に発揮したり，正常に化生されるためには，「陰陽」が生理環境を産生し，維持することが必要である。一方，「陰陽」は，命門で「特別な腎精」が先天の精の働きを受けて化生したものであり，命門から五臓六腑に転輸され，全身に到達するには血と津液に載り，気によって推動される必要がある。このように相互に不可分の関係がある。

（2）病理的な関係

「陰陽」の平衡が失調すると病理状態になり，気・血・津液に影響が及ぶが，基礎物質の生理特性と機能がそれぞれ異なっているために，あらわれる病理的関係や病理状態も異なる。

（3）陰虚の病態

「陰」が虚した状態では，陰陽の平衡が失調し，相対的に「陽」が亢盛になって，虚熱を呈する。虚熱の気・血・精・津液に対する影響はそれぞれ異なる。

気に対する影響：気機の運行を加速させ，気機大過の病理状態を引き起こす。心では動悸，肺では呼吸促迫や粗大，肝では易怒，胃では消穀善飢など。

血に対する影響：血行を加速させ，血熱妄行の病理状態を引き起こす。肺では喀血，肝では目の充血，胃では吐血，腸では血便，膀胱では血尿など。

精に対する影響：五臓の精を耗損して精虚の病理状態を引き起こす。肺では皮毛の焦枯，脾では肌肉の消痩，肝では筋の緊張低下，腎では骨痿・精液の減少など。

津液に対する影響：津液を乾涸させ臓腑失調の病理状態を引き起こす。肺では乾咳，肝では目の乾燥や異物感，胃では口唇乾燥，腸では便秘，膀胱では尿量減少など。

（4）陽虚の病態

「陽」が虚した状態では，陰陽の平衡が失調して相対的に「陰」が盛んになって虚寒を呈する。虚寒の気・血・精・津液に対する影響はそれぞれ異なっている。

気に対する影響：気機の運行を凝滞させ，寒凝気滞の病理状態を引き起こす。心では心痛徹背，肺では喘満，肝では抑鬱，脾胃では脘腹脹，膀胱では尿不利や尿閉など。

血に対する影響：血流を低下させ，甚だしければ凝滞させて寒凝血瘀の病理状態を引き起こす。心では痺痛，肝では癥積（腹部の硬い腫瘤），胞宮（子宮のこと，女子胞ともいう）では月経痛など。

精に対する影響：精を冷やして凝滞させる病理状態を引き起こす。不育（男女の不妊）。先天の精に影響が及ぶと生命の火が衰えて終いには死亡に至るなど。

津液に対する影響：津液を凝滞して流れなくして，寒凝による痰飲発生の病理状態を引き起こす。肺では鼻水，脾では泄瀉，胃では吐水，および痰飲

（胃腸に水飲が貯留し脘腹脹満や振水音を呈す）・懸飲（水飲が胸膈部に停滞する胸膜炎のような病態で胸脇脹満や疼痛を呈す）・溢飲（四肢の浮腫）・支飲（水飲が肺に留滞して胸満・咳嗽・喀痰・呼吸困難などを呈す）など。
以上のように，さまざまな病理変化が発生する。

6．「陰陽」と先天の精の関係

　「陰陽」と先天の精は同じく基礎物質ではあるが，先天の精は生来備わっているのに対し，「陰陽」は後天の「特別な腎精」が先天の精気と合して生成される。先天の精は生命の根（生命の火）で，生命を維持するとともに寿命を決定し，「陰陽」は寒熱の本で，基礎物質が存在する環境（生理機能に必要な環境）を決定する。先天の精の存在環境あるいは生命の火（先天の精の生理機能）の状況は，「陰陽」が産生し維持する環境と密接で不可分の関係にある。「陰平らかに陽秘す」であれば，生命の火は衰えず妄燃せずに寿命を全うするが，「陰陽」の平衡が失調すると，生命の火は衰弱したり妄燃して天寿を全うすることはできない。逆に生命の火が消えなければ「陰陽」の化生は持続し，火が旺んであれば化生も旺盛になり，火が弱ければ化生は衰弱し，火が消滅すると化生も停止する。

　「陰陽」と先天の精の関係はロウソクに譬えることができる。ロウが「陰陽」で芯が先天の精であり，芯の燃焼が生命の火で，ロウは芯を燃焼させる環境である。同じ大きさのロウソクであっても，芯の燃焼を長く維持できるか否かはロウの質と量によって決まる。ロウの質がよく量が十分であれば芯は長く燃焼できるが，ロウの質が劣り量が少なければ芯は速く燃え尽きるか燃焼しにくい。「陰平らかに陽秘す」は良質のロウで，陰虚・陽虚は劣質のロウである。陰虚で熱が生じると生命の火を妄燃させて速く燃え尽きさせ，陽虚で寒が生じると生命の火が衰微して消え，いずれも天寿を全うできない。

　このように，先天の精（生命の火）は生命を維持し寿命を決定するが，天寿を全うできるか否かは「陰陽」の平衡状態が産出する生理的環境と密接に関係し，逆に「陰陽」の化生は先天の精の盛衰と密接な関連がある。

　以上に述べたように，中医理論の中核をなす哲学的な陰陽と生体の物質的基礎としての「陰陽」はいずれも中医学の体系の中で極めて重要な地位を占めている。この両者に対する認識上の誤りが存在する場合には，臨床的効果を低下させるだけでなく，陰陽理論や臨床の研究に欠陥を生じさせることになり，最

終的には中医学の完全性と発展を阻害することにつながる。

以上の論点を理解したうえで,陰陽について注意すべき点をいくつか補足する。
　概念の異なる陰陽としては,よく用いられる用語に「陰証・陽証」「陰・陽」「陰邪・陽邪」「陰病・陽病」の4つがあり,たいていの場合,これらをたんに陰陽と表現するので,注意しないと混乱を生じる。以下それぞれについて,一部繰り返しにもなるが説明を加える。

A. 陰証と陽証

　陰証・陽証（事物の属性にもとづいた病型の総括）は八綱弁証のうちの総括的な病型分類で,裏証・寒証・虚証を陰証で,表証・熱証・実証を陽証で統括する。一般には,興奮性・運動性・熱性の症候を陽証,逆に抑制性・静止性・寒性の症候を陰証として,当面の病変がどちらの範疇に入るかを詳細に弁別し,治療の参考にする。しかしながら,臨床上はごく典型的な状況ばかりでなく,陰証と陽証の両面に相当する症候が混在することが多いので,本質を見失わない注意が必要である。

　陰陽は相互に転化し,陽は陰に転化し,陰は陽に転化する。陰陽が互いに変化しながら動的に平衡を保つ状態が正常の生命活動である。この円滑な陰陽の転化,動的な平衡がくずれると病理産物を生じたり,機能不全を生じて病が発生する。鄭寿全（欽安）(1824-1911)によれば臨床の基本は,すべて陰・陽に立脚し,元陰・元陽すなわち真陰・真陽（父母から受け継いだ最も根源的な陰と陽）こそが,人身の立命の根であるとした。（彼が意図した陰陽はやはり基礎物質としての「陰陽」であると理解できる）その陰陽を綱領として病を判断し,「証の認識とはただ陰陽を見分けることである」「医師の実力はすべて陰陽を決めることにある」とした。

　さらに治療において鄭欽安は陽を最重要視し,扶陽に重点をおいた。陰陽を考えるとき,もっとも重視すべきは陽であると考え,陰陽は「陽が主導し,陰は従属する」関係ととらえている。陽（真陽・元陽・真火・先天の火・命門の火・竜火などともよばれる）こそが人の生命活動の根本であるととらえ,疾患の推移経過においても陽が鍵を握るとした。前述のごとく陰陽はつねに一体でどちらが欠けても生命体の存在はなく,陰または陽は単独では生命体内部の

どの部位でも存在しえないが，つねにその主体は陽であり，陰はあくまでも陽に従属する存在と考えた。陰を作り出すには陽が必要で，陰はその陽をバックアップする存在であるから，陽が回復すると陰は生成されるが，陰が正常でも陽が不足すると回復は難しいとしたが，こうした陰陽の理解は臨床では大いに参考になる。

B．陰と陽（人体の構成成分）

すでに述べたように人体の陰と陽は陰陽互根・陰陽制約によって相対的平衡を保ち陰陽消長の状態にあるのが正常で，この平衡状態の破壊が陰陽失調である。

陰あるいは陽の不足（偏衰）は「虚証」と呼ばれる。ただし，陰陽互根の関係から，陰虚・陽虚は次第にもう一方の不足を生じて，陰陽両虚に発展し，これを陰損及陽・陽損及陰という。

陰虚は熱によって陰が消耗するか，陽不足で陰の産生が円滑に行われないと生じる。この2種類の陰虚は治療法が違うので，区別して考えるべきである。

外感病においては，病の過程で外表から内に入った邪が熱邪に変化すると，熱のために陰が傷害されて陰虚を生じる。これに対しては苦寒・清涼・昇解のいずれかを選択して，陰虚がさらに進行して陽に損傷が及ぶのを回避せねばならない。ちなみに《傷寒論》では軽症のものには白虎加人参湯・小柴胡湯などで陰を保護し，より重症になると大承気湯・小承気湯の類を用いて至急邪熱を排除して救陰する。

これに対してわれわれが日常臨床で扱うことの多い内傷病における陰虚は，陽虚が慢性化して「陰」をつくれないために生じるもので，これは通常のさきの陰虚と区別する。陰虚証なので表面的には熱症状を呈するが，この段階ではすでに陽気に不足があるので絶対に苦寒薬をみだりに用いてはならない。甘温微寒で補陽しながら養陰して調え，さらにこれ以上陽気を傷らないようにする。

虚弱・偏衰・衰退・不足・虚・弱・損・衰・亡・脱などの「不足」をあらわす表現とともに用いられる陰陽は，すべて「陰」と「陽」のことを指すが，その本質は真陰・真陽にあることを忘れてはならない。

C．陰邪と陽邪（病邪の性質）

　人体に侵入した病邪のうち，陽証を発現するものを陽邪，陰証を発現するものを陰邪と呼ぶ。病邪の存在とこれに対する病理的反応状態を「邪実」あるいは「実証」といい，陰邪による実証を「陰盛（陰実）」，陽邪による実証を「陽盛（陽実）」という。なお，正気が強くて病邪に対する抵抗がはげしい場合には，あきらかな実証の病理的反応が発生する。

　陰邪は人体の陽を損傷し，陽邪は陰を消耗しやすいので，陰盛は陽虚を生じ，陽盛は陰虚をひきおこす。これをそれぞれ陰盛陽虚および陽盛陰虚という。外感病において，この間の推移を分析したものが《傷寒論》の六経弁証と「温病学」の衛気営血弁証である（第4章「Ⅴ．外感熱病弁証」参照）。

　偏勝・偏盛・有余・盛・実などの「有余」をあらわす表現とともに用いられる陰陽は，すべて陽邪・陰邪を指すので注意が必要である。

D．陰病と陽病（《傷寒論》における病態の区分）

　《傷寒論》では，主として寒邪による外感病の推移を分析し，病態を太陽病・少陽病・陽明病の三陽病と，太陰病・少陰病・厥陰病の三陰病に大別している。この三陽病を陽病といい，三陰病を陰病という。陽病では，邪正相争が主であって正気がまだ衰弱しておらず，一般に興奮性の症候を呈する。一方，陰病では，陰陽失調が主であり，一般に正気が衰弱したために沈静性の症候を呈する。大まかには以上のように考えてよい。

Ⅵ．五行について

　五行学説は中国古代の哲学であり，やはり《内経》に記されている。取類比象（似たものを集める）の方法によって，宇宙に存在するすべての事物・事象を「木・火・土・金・水」の五行に分類し，個々の性質や相互の関係を把握する。中医学の生理・病理・病態把握・治療法・薬物なども，歴史的な経緯から五行学説の影響を受けており，無視することはできない。ただし，五行学説ですべてを説明することには無理があり，機械的に運用すると誤りを犯す場合も多いと考えられる。非常に本質的な面をとらえ，臨床的にも有用な指摘もあ

り，教養としても知っておいて損はないので，ごく簡略に述べる。

A．五行学説の基本的内容

古代人の素朴な観点のもとに，物理・化学的特性として「木・火・土・金・水」の五行を抽象している。

1 五行の特性

木：樹木のように屈曲・伸長し，上・外方へ条達・舒暢する特性で，「木は曲直をいう」と説いている。昇長・生発・条達などの性質をもつ事物・事象を，木に帰属させる。

火：炎熱のように上方へ向かう特性で，「火は炎上をいう」と説かれる。温熱・昇騰の性質をもつ事物・事象を，火に帰属させる。

土：大地のように万物の母としての特性をもち，「土は万物を生じる」「土は四行を載せる」といわれ，春の種植（稼）と秋の収穫（穡）を行う場でもあり，「土は稼穡を援く」と説かれている。生化・承載・受納の性質をもつ事物・事象を，土に帰属させる。

金：金属のように重く沈み粛殺する特性をもち，「金は従革をいう」と説かれるように，変革・革除の意味も備えている。粛降・変革・収斂の性質をもつ事物・事象を，金に帰属させる。

水：水のように寒冷で下行・滋潤する特性をもち，「水は潤下をいう」と説かれている。滋潤・寒冷・下向の性質をもつ事物・事象を，水に帰属させる。
以上を自然界・人体にあてはめると，**表2-13**のようになる。

表2-13　五行の分類例

五行	五季	五気	五方	五化	五畜	五穀	五色	五味	五臓	六腑	五官	五体	五志
木	春	風	東	生	鶏	麦	青	酸	肝	胆	目	筋	怒
火	夏	暑	南	長	羊	黍	赤	苦	心	小腸	舌	脈	喜
土	長夏	湿	中	化	牛	稷	黄	甘	脾	胃	口	肉	思
金	秋	燥	西	収	馬	稲	白	辛	肺	大腸	鼻	皮毛	悲
水	冬	寒	北	蔵	猪（豚）	豆	黒	鹹	腎	膀胱	耳	骨	恐

五臓を例にすると，おのおのの属性を以下のように取類比象している。

肝は疏泄を主って条達・昇発し，草木が芽を出し根をはって発育をはじめる春に似ており，春は五行の木に属するので，肝を木に帰属させる。

心は血脈を主り気血を推動して全身を温め，炎熱で万物が成長する夏に似ており，夏は五行の火に属するので，心は火に帰属させる。

脾は水穀を運化し気血を生化する源であり，潮湿で万物が繁茂する長夏に似，また万物を育成する大地にも似ており，長夏は五行の土に属するので，脾を土に帰属させる。

肺は粛降を主り，清粛で万物が収斂する秋に似ており，秋は五行の金に属するので，肺を金に帰属させる。

腎は精を蔵し水を主り，水寒で氷結し万物が収蔵する冬に似ており，冬は五行の水に属するので，腎を水に帰属させる。

2 五行の相生・相克・相乗・相侮

五行の「相生（そうせい）」と「相克（そうこく）」は，正常な関係である。五行のある一行が別の一行に対して資生・促進・助長に働くことを「相生」といい，逆にある一行が別の一行に対し制約・抑制に働くことを「相克」といい，「相生」と「相克」によって平衡が保たれ正常な関係が維持される。相生の順序は，木生火・火生土・土生金・金生水・水生木であり，相克の順序は，木克土・土克水・水克火・火克金・金克木である。この関係を**図2-18**に示している。

なお，相生の関係は「母子」関係にたとえられており，木生火では木が母で火は子であり，火生土では火が母で土が子であり，他も同様である。

これを五臓の関係におきかえると，肝生心・心生脾・脾生肺・肺生腎・腎生肝となり，肝克脾・脾克腎・腎克心・心克肺・肺克肝ともなる。なお，相生の関係から，肝生心では肝が母で心は子，心生脾では心が母で脾が子であり，他も同様である。この関係を**図2-19**に示している。

五行の「相乗（そうじょう）」と「相侮（そうぶ）」は，「相克」における異常な関係であり，いず

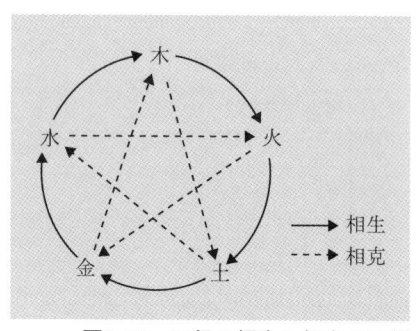

図2-18 五行の相生と相克の関係

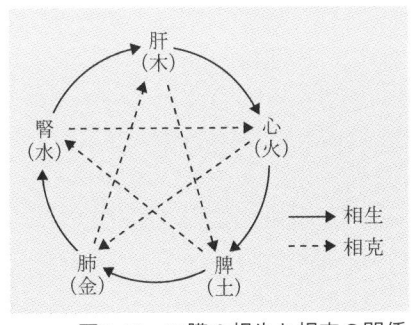

図2-19　五臓の相生と相克の関係 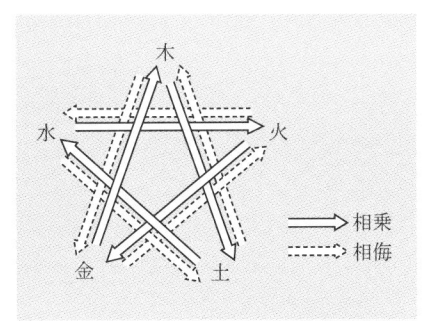　　図2-20　五行の相乗と相侮の関係

れにも2つの状況がある。

「相乗」は，勢に乗じて過度に抑制・制約を加えることであり，過度の「相克」に相当する。一つは，克する側の一行が強盛になりすぎて，克される側の一行を過度に抑制・制約する状況である。もう一つは，克される側にある一行が衰弱し，克する側の一行がその虚に乗じて過度に抑制し，克される側の一行の衰弱をより助長する状況である。

「相侮」は，「相克」とは逆向きの抑制・制約であり，「反克」「反侮」ともいわれる。一つは，克される側の一行が強盛になりすぎて，克する側の一行の抑制・制約を受けないだけでなく，逆に克する側の一行を侮って抑制・制約する状況である。もう一つは，克する側の一行が衰弱し，克される側の一行を抑制・制約できないだけでなく，逆に克される側の一行に侮られて抑制・制約を受ける状況である。

「相乗」「相侮」の関係を**図2-20**に示している。

ある一行が強盛になりすぎた場合は，相乗と相侮を同時にひきおこす可能性もある。

なお，歴史的には「相克」と「相乗」がよく混同されており，「相克」を異常な関係とみなす記述がよくみられるので，注意する必要がある。

B．中医学における五行学説

人体を五臓を中心にした統一体ととらえ，肝木・心火・脾土・肺金・腎水と名づけ，五行の関係において**表2-13**に示された事物・事象と密接な関連性を

VI．五行について　71

もったうえで，自然界の中で生命活動を営む存在であると考える。また，五臓相互の生理関係は「相生」「相克」にもとづき，病理関係は「相乗」「相侮」によるとする。このほか，季節・環境・食物・感情・薬物など，あらゆることを五行と五臓の関係で類推し決定する。このなかには，十分に納得できる面もあり，こじつけの面もある。

現在に至るまで臨床的によく使用されるいくつかの五行学説の例を下に示す。

「夫れ未病を治する者は，肝の病を見て，肝の脾に伝わるを知り，当に先ず脾を実すべし」：「未病を治す」という《金匱要略》の有名な文である。肝の病変で木が強盛になると，必ず「相乗」により土に病変が及ぶので，あらかじめ乗じられないように脾土を充実させ，脾が病変を受けないように予防する。

「虚すればその母を補う」：ある臓が虚した場合，その母の臓を補うと，「相生」の関係でその臓も補われる。益火生土・培土生金・滋水涵木などがこれに当たる。

「実すればその子を瀉す」：ある臓の邪実に対し，その子の臓を瀉すと，「相生」の関係で邪が無傷の子臓を通じて排出し，母臓が救われる。ただし，臨床でよく用いられるのは「臓実瀉腑」で，臓（母）と腑（子）の母子関係である。

「母病及子」：ある臓の病変が「相生」の関係でその子臓に波及することである。水不涵木などがこれに当たる。順伝で病状は軽い。

「子盗母気（子病犯母）」：ある臓の病変が長びいて衰えると，「相生」の関係で母臓からの補助をうけつづけ，ついて母臓も衰える。逆伝で病状は重い。

「木乗土（「木克土」と書かれることが多い）」：肝気犯胃・肝気犯脾。肝気の過剰による脾胃への「相乗」。

「土虚木乗」：脾虚肝乗。脾虚による肝気の「相乗」。

「木火刑金」：肝火犯肺。肝火の旺盛による肺への「相侮」。

「水不涵木」：腎陰が不足して肝陰を滋養できない肝腎陰虚。母病及子である。

「益火生土法」：腎陽（命門の火）を補うことにより脾陽を温煦する治法。この場合の火は「心」ではないが，火と土の「相生」をもとにしている。

「培土生金法」：健脾により気陰の産生をつよめて益肺する方法。土と金の「相生」。

「滋水涵木法」：腎陰を滋養することにより肝陰を補う方法。水と木の「相生」。

「扶土抑木法」：健脾して陰血の産生をつよめ，肝陰を滋潤して柔肝し，肝脾不和を治療する方法。「木乗土」にもとづいている。

「瀉南補北法」：心火（南）を瀉し腎水（北）を滋補する治法（滋陰降火法ともいう）。黄連阿膠湯の説明によく使われる。

五行が臨機応変に用いられていることがわかる。

C. 太極と陰陽五行説について

陰陽五行説の真髄は，周濂渓の太極図説にみることができる。そこに示された**図2-21**の最上部の円は無極にして太極（ともに円で表される混沌であるが，太極は陰陽分化に動く直前の相と解される）を表し，受精卵に譬えることができる。

無極にして太極が陰陽に分かれて円運動（円通）する形が図の2番目の円で，左半分は易の離火☲を，右半分は坎水☵を表す。ただ，原図では読み取れない動きを強調すると**図2-22**のような一般に太極図といわれる陰陽の勾玉が相対する図となる。卵全体として陰陽の円運動をしながら内部でも陰陽の分化である分割が幾重にも行われ，人でいえばやがて50兆ともいわれる細胞を有する成体に変容することになる。もちろんこれは人に限らず，基本的には万物万象に通じるものである。ちなみに円運動は実際は1/fの揺らぎをもつ回転コマ運動と考えられ，離☲坎☵は縦にするとそれぞれ，火と水の字にもなる。

図2-21の3番目の図は2番目の円とXでつながっているが，陰陽から五行が必然的に生じることを示す。無極を道とし，太極を一とすると，陰陽は二であり天地（乾☰坤☷）でもある。この天地陰陽が交合する形がXであらわされ，これが変じて五行の五の字になるとの説もある。まず水火木金土の順に先天の五行が生じ，それが後天では

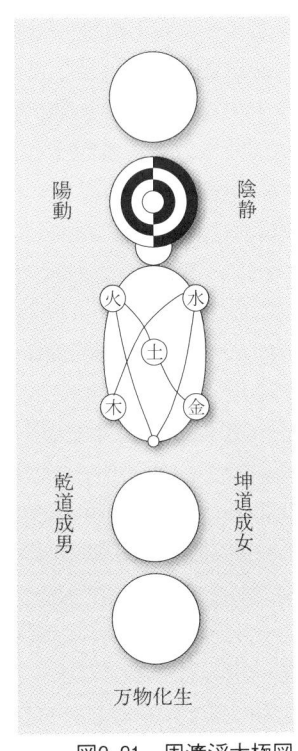

図2-21　周濂渓太極図

図2-22　太極図

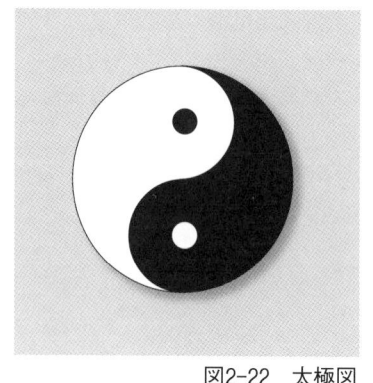

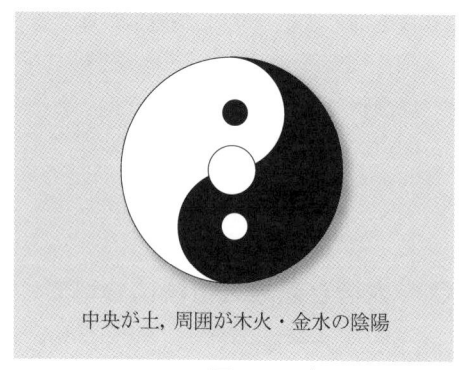

図2-23　陰陽五行太極図
中央が土，周囲が木火・金水の陰陽

　天地の交合すなわち天の陰陽の動きから生じる木火金水の四行とそれを受ける地の土の一行の交合で，木（生）・火（長）・土（化）・金（収）・水（蔵）の後天五行の回転が生じるのである。たとえば，天の春夏秋冬の四行たる四季は，地という土行との交合の中であらわれ，その中で万物が化生される。このことをふまえると，**図2-21** の3番目の図は，**図2-23** のような陰陽五行太極図ともいうべき図になるとも考えられる。**図2-21** の3番目の図の下部の小円は五行が円通（円運動）していることを示している。

　同じように，男女という陰陽の交合を経て無極にして太極（受精卵）から陰陽（分割）さらに五行つまり五臓を生じて成体となり，人があらわれることを示すのが**図2-21** の4番目の図であり，さらに広く天地陰陽の交合を経て五行から万物万象が生まれることを示すのが，**図2-21** の5番目の図である。4番目と5番目の図は，3番目下部の小円を別出して示したものでもある。このような陰陽五行の絶妙な自然の業は，「二五（二は陰陽，五は五行）の精，妙合して凝り」と太極図説に表現されている。

　太極図説において大切なのは，**図2-21** の太極図の5つの図は理解のため便宜的に上下に並べてあるが，実際は1つのものとして重ね合わせてみるべきことである。無極にして太極が陰陽から五行と分化して人類を含めた万物万象に展開するのであるが，あくまで万物万象は五行であり陰陽であり，太極にして無極に帰して円通しているのである。

　受精卵から発達した成体も，混沌たる原始地球から発展した万物が繁栄する地球も，ビッグバンからはじまった宇宙も，あくまでその源は五行であり，陰

74　第2章｜基礎理論

陽であり，太極にして無極である円であり，円通に帰するのである。

人を頭上からみると，陰陽回転たる旋毛（つむじ）から生じていることがわかり，地球も銀河系（**図2-24**）も大宇宙もある角度からみると，太極図の形の陰陽回転の中で万物が木火土金水すなわち生長化収蔵の生成発展運動をしていることが理解される。複雑多彩な現象も，すべては一陰陽そして円通に帰するのである。太極図はこのことを示し続けてきたのである。

実際の臨床においても，陰陽・五行・十二経絡等々と細部の弁証も大切であるが，総括的には陰陽，とくに離火☲たる心と坎水☵たる腎の心腎交通がどうなのか，そして円通しているかどうかの観点がつねに重要である。

また，**図2-22**の太極図は，宇宙大自然のミクロからマクロまでの万物万象・すべての生命の動きと形を表すもので，**図2-25**のようにも描ける。

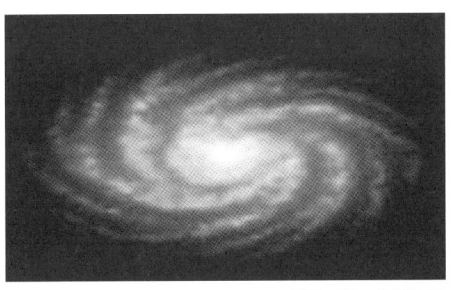

図2-24　銀河系

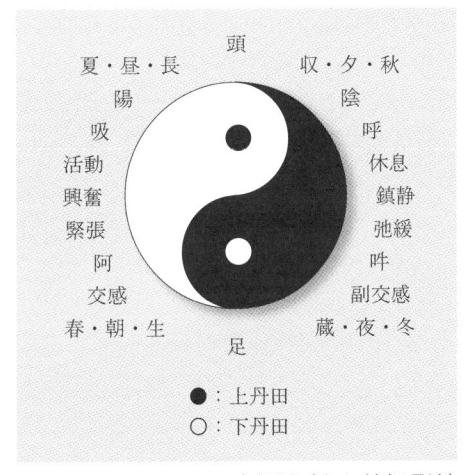

図2-25　太極図（人と外部環境）

人を例にとると，人はそもそも呼・吸，活動・休息，興奮・鎮静，緊張・弛緩，交感神経・副交感神経という陰・陽，阿・吽の円通運動の中で生きている。身体は気血の循環（Circulation）がベースになり，心はコロコロと転がり，魂は玉し霊（たましひ）であり，SpinするSpiritである。図の上部は頭，下部は足に相当し，●は上丹田，○は下丹田にあたる。また中央には実際は**図2-23**のように土があり，戊土（胃），己土（脾）で昇降が行われている。

人をとりまく外部環境も春夏・秋冬，朝昼・夕夜，と生長・収蔵（間に化あり）の陰陽の円通運動をしている。これら外部環境は，地球を土台として太陽と

Ⅵ．五行について　75

月が大きな部分を占めるが，さらに太陽系・銀河系・大宇宙とも連動する。

　そのなかで，外部環境と人はマクロコスモスとミクロコスモスとして相似象的一体関係にあり，ともに易の原理で運行し本来は陰陽バランスがとれて円通している。《黄帝内経》に説く天人相応の状態である。ただ，人の自我によって内外からめて陰陽バランスが崩れて円通せず，したがって天人相応しなくなると不健康となり病となる。中医学の土台となる《黄帝内経》はその原理と対処を説いており，中医学の眼目はこれに尽きる。

　その際，太極図は健康のモデルともなり，形が歪になると病のモデルともなる。西洋医学では病のモデルは多くあっても健康のモデルがないことを考えると，健康や病の本質を理解するうえで中医学における太極図の意義は大きい。

第3章 四　診

　四診は，望診・聞診・問診・切診の4つの診察法で，中医学の診断の基本である。四診によって収集したデータを基礎理論と結びつけて「弁証」し，弁証によって適切な「論治」を行う。正確な弁証を行うには，四診のすべてを総合した「四診合参」によって分析すべきであり，いずれかに偏ったりいずれかを欠いてはならない。

I. 望　診

　望診とは，視覚による診察法で，患者の全身・局所や排泄物などの状況から病状を大まかに知ることである。精神意識状態・色沢・形態などをみるほか，舌の診察がとくに重要な意味をもつ。

A. 精神・意識状態

　患者の顔色・表情・動作・姿勢・話し方などから，意識や精神の状態すなわち「神」を判断することで「望神」と呼ぶ。望神は病状の軽重・予後の判断に大きな意義がある。

　意識が清明で，目に力と輝きがあり，言語が明瞭で声に力があるものは，正気に衰えがなく病状が軽く予後のよいことを示し，病状が一見重くても回復しやすい。これを「得神」という。

　意識がぼんやりとし，顔色が悪く，無欲状で目に光がなく，声が低くかすかでとぎれがちであったり，応答がちぐはぐなものは，正気が衰弱して病状が重いことをあらわし，予後も不良である。たとえ危急の症候はなくても，注意が必要である。これを「失神」という。さらに進行すると，言語錯乱・意識障害・昏迷を生じる。

このほか，もともと口数が少なく音声が弱くとぎれがちであった患者が，突然とめどなく話すようになったり，顔色が悪かったものが突然両頬の紅潮をきたすように，全体の病状とは一致しない突然の変化が生じた場合は，病状が急変した悪い症候なので，注意を要する。これを「仮神」という。

B．形態と動態

形態とは患者の体つきのことで，動態とは姿勢や動作のことである。

1 形　態

発育良好で栄養状態がよく，皮膚にうるおいがあり血色がよいのは，体質が強壮なことをあらわす。発育が悪く身体が痩せ，皮膚につやがなく血色が悪いのは，身体虚弱である。

身体がふとり色白で，皮膚のきめが細かく筋肉がやわらかくて，元気がなく少し動くと息が切れて汗をかくものは，気虚・陽虚が多く，痰飲や湿盛をともなう場合が多い。

身体が痩せて皮膚の色が悪く，皮膚につやがなく乾燥しているものは，血虚・陰虚が多い。

2 動　態

ふつうに活動できるのは病状が軽く，自力で活動や体位変換ができないのは極度の衰弱である。

横になっても手足をあちこち動かして布団や衣服をはいでしまい，いらいらして言葉が多くじっとしていられない（煩躁）のは，熱証・実証が多い。

暗い方に向かって体をちぢめて寝て（蜷臥），口数が少なく身体の向きを変えにくく，衣服や布団をたくさん着るのは，寒証・虚証が多い。

意識がもうろうとして，衣服や布団の縁をなでたり（循衣摸床），手をあげてものをつかもうとしたり糸をよるように指をすり合わせる（撮空理線）のは，病変の末期にみられる危急の症候である。

舌や手指のふるえ・頭がゆれ動く・口唇や顔面あるいは四肢の筋肉がぴくぴく収縮する・四肢のけいれん・突然の麻痺などは，肝陽化風などの肝風内動に多い。高熱がありはげしくけいれんするのは，熱極生風である。軽微で力がな

いけいれんは，虚風内動（血虚生風）のことが多い。

無欲状で冷汗をかき顔面蒼白なものは，亡陽である。

横になったままで起きあがることができず，坐ってもめまいがするのは，虚証か痰濁上擾が多い。坐ったまま横になれず，横になると息ぎれするのは，実証か正虚邪実が多い。

このほか，種々の動態があるが省略する。これらはいずれも診断上の参考であって，他の症候をあわせてはじめて弁証できる。

C. 色　沢

色沢とは色とつやのことで，とくに顔面の色沢が重要である。このほか，全身の皮膚や結膜・強膜あるいは皮膚・指紋などの色沢も観察すべきである。

1 顔　色

健康人では，微黄でやや紅色を帯び，うるおいと光沢がある。

（1）白　色

虚証・寒証をあらわす。

顔面蒼白でむくんだようなのは，陽虚・気虚が多い。

顔色が白く痩せてつやがないのは，血虚が多い。

突然顔色が蒼白になり冷汗がでるのは亡陽のショックで，悪寒と頭痛や腹痛をともなうものは表寒や裏実寒である。

（2）青紫色

風寒・血瘀・疼痛・気閉をあらわす。

小児の熱性けいれんやてんかん発作では，顔色が青くどす黒くなる。風寒による頭痛や裏寒によるはげしい腹痛では，疼痛のために蒼白となる。

顔色が青く灰色がかり，口唇が青紫色のものは，血瘀が多い。

肺気の閉塞（窒息・肺性心など）では，青紫でどす黒く，口唇や爪のチアノーゼがみられる。

（3）紅　色

熱証をあらわすが，実熱だけでなく陰虚や陽虚の場合の虚熱や虚陽上浮もあるので注意が必要である。

顔面が紅く目が充血するのは，表熱・心火・肝火が多い。

顔面紅潮し，多汗・口渇・便秘をともなうものは，裏実熱である。

顔につやがなく午後になると両頰が紅潮するのは，陰虚火旺の虚熱である。

重症の患者で，顔色は蒼白であるのに両頰だけが紅く，四肢の冷え・寒がるなどの症候をともなうのは，「戴陽(たいよう)」あるいは「虚陽浮越」といい，陽虚の重篤な段階である。

（4）黄　色

湿証・虚証をあらわす。

強膜や全身の皮膚が黄染するのは黄疸で，鮮明な黄色は湿熱による「陽黄」，黒ずんだ黄色は寒湿による「陰黄」である。

皮膚がかすかに黄色味を帯び，かさかさかあるいはむくんだようで，口唇が蒼白で強膜に黄染がないのは，気血両虚や脾胃の損傷によるもので，「萎黄」と呼ばれる。

（5）黒　色

腎虚・血瘀をあらわす。

慢性病による腎虚あるいは陳旧性の血瘀では，顔色がどす黒くやつれたり紫黒色を呈することが多い。

2　皮　膚

皮膚面にあらわれる皮下出血（斑）・発疹（疹）・白痞(はくばい)・血管・肌膚甲錯などをみる。

斑疹が熱性疾患の経過にみられた場合は，熱邪が営分・血分に入ったことを示す（営分証・血分証）。皮下出血（斑）は，形態が大小さまざまで，皮膚面からもりあがらず圧しても消退しない。発疹は，粟状で皮膚面より隆起している。斑疹が出現するのは，一般に正気が病邪を体表部に駆出できていることを示す。ただし，非常に多数で密にでるのは病邪の勢いが強いことをあらわし，ほとんど出ないのは病邪が身体内部にこもっていることを意味し，いずれもよくない。また，斑があらわれるのは疹が生じるよりも熱邪の勢いが強いことをあらわし，十分な注意が必要である。

斑疹の色沢は紅潤なのがよく，どす黒いのは予後が悪い。絳(こう)色は熱盛を，紫黒色は熱盛が非常にはげしく病状が重いことを，どす黒いのは正気がひどく損傷したことをあらわす。ただし，全身的な症候と合わせて判断すべきである。

発熱性疾患以外でも斑疹が出現するが，多くは血熱である。反復して出現す

る紫紅色の皮下出血は，気不摂血（脾不統血）あるいは気虚血瘀が多い。

斑疹を圧しても色が消退しないものや，辺縁が明瞭なもの，組織の壊死をともなうものは重症で，境界不鮮明で圧すると消退するものは軽症である。

白㾦は湿温証でよくみられる。白㾦とは，白色を呈する小水疱で，よく汗とともに出現する。頸項部や胸部に発生することが多く，ときには上腕や腹部にひろがることもある。白㾦は湿熱によって生じ，これが発生するのは湿熱の邪を十分外部に駆出できたことを示す。ただし，湿邪は停滞性であるから一挙に駆出できず，くり返し何回もあらわれる。水晶のようにすきとおって飽満なもの（晶㾦）がよく，白色不透明で液がない（枯㾦）のは，津液が消耗したことをあらわし，予後は不良である。

一般に，斑・疹・白㾦は出現してから次第に消退するのがよく，十分にあらわれないうちに突然消失するのは，正気が虚衰して病邪が内陥したことをあらわし，危険な徴候である。

腹壁静脈の怒張・下肢の静脈瘤・糸状血管・くも状血管などは，血瘀が多い。
皮膚が乾燥して粗糙で光沢がないかあるいは魚鱗状を呈する（肌膚甲錯（きふこうさく））のは，陳旧性の血瘀で血虚をともなっていることが多い。

3 指　　紋

指紋の観察は3歳以下の小児にのみ用いられる方法で，第2指掌面の橈側にあらわれる血管（静脈）の形と色による弁証である。第2指を三関に分け，中手指間関節部の横紋を「風関」，近位指間関節部を「気関」，遠位指間関節部を「命関」と呼ぶ（**図3-1**）。

望診の方法は，小児の手を明るい場所に向け，第1指と第2指で小児の第2指末端をつかみ，第1指で末梢から手掌に向けて軽く数回こすり観察する。

正常の指紋は淡紫色で鮮明であり，一般に風関をこえることはない。

色がうすいのは虚証・寒証，紫紅は熱証，青色は風寒・疼痛・熱性けいれん，黒色は血瘀などをあらわす。

指紋が風関にみられるだけのものは

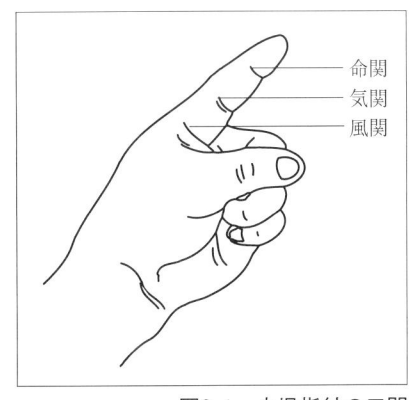

図3-1　小児指紋の三関

病状が軽く，気関まで伸びると重症で，命関までみられるときは危急である。

D. 舌　診

　舌診は中医診断学のなかでとくに重要なものの一つである。舌体および舌苔の色や潤燥は，陰と陽の状態・病邪の深浅・病状の進退・病変の寒熱の性質などをよく反映する。全身的な症候がまだ顕著でない時期に，舌象にははっきりと変化があらわれることが多く，弁証論治の大きなよりどころとなる。とくに外感病や脾胃の病変では，舌象に変化がはっきりみられることが多い。
　逆に，臨床的にあきらかに重篤な症候がみられるにもかかわらず舌象には大した所見がなかったり，正常人に異常な舌象を認めることもあるので，舌診も四診合算のうえで評価する必要がある。

1　舌診の方法

　舌診では舌質と舌苔を観察する。舌質については色沢・形態・運動を，舌苔については色沢と性状をみる（**表3-1**）。
　舌診を行ううえでは以下の点に注意すべきである。
（1）照　明
　照明の強弱によって舌質・舌苔の色調を誤認するおそれがあるので，十分明るい自然光のもとで観察することが望ましい。夜間は自然光に近い色の明るい照明で口内を直射するようにすべきである。光線が暗いと，白色と黄色の区別がむずかしく，白苔と灰白苔・紅舌と紫舌を誤認することもある。
（2）染　苔
　飲食物・嗜好品・色素添加物・薬物などは，舌苔を染めて本来の苔色を変えてしまうことがある。染色された苔色は苔の表面に浮いていることが多く，色調も不自然であるから，鑑別はあまりむずかしくない。問診して除外すべきである。
　たとえば，牛乳は白色に，コーヒー・オリーブ・茶・煙草・黒こげの食物などは黒褐色に，卵黄・みかん・びわ・黄連などは黄色に染めることが多い。
（3）舌の出し方
　舌を出すときには，舌の力をゆるめて扁平な形になるように伸ばさせる。力を入れたり円柱状にすると舌色は濃くなり，淡紅舌を紅舌と見誤りやすい。と

くに舌尖部の色調は変化しやすい。
（4）その他
　食後は食物による反復摩擦のために舌苔が薄くなったり舌色が濃くなる。水分をとったあとでは当然舌苔は湿潤する。歯がぬけている側の舌苔はやや厚くなる。鼻づまりがあって口で呼吸するものでは舌面が乾燥していることが多い。

2　舌質の観察

1）舌の形態
　胖　大
　舌体が大きくてはれぼったいもので，よく辺縁に歯痕（歯に当たることによりできる舌辺のくぼみ）がみられる。気虚・陽虚あるいは湿盛をあらわす。
　淡白色で舌苔が白く湿っているのは気虚・陽虚，淡紅色で舌苔が膩を呈するのは湿邪の存在を示す。紫色はよくアルコール嗜好のものにみられる。紅色で腫れ痛むのは胃熱・心熱である。
　瘦　薄
　舌体がうすく痩せたものをいう。津液不足・気陰両虚・陰陽両虚をあらわす。
　淡白色のものは気陰両虚・陰陽両虚が多く，紅〜絳色で乾燥しているのは熱盛による津液の消耗を示す。
　点　刺（芒刺）
　舌尖部や辺縁部にあらわれるとげ状の隆起や紅色の点のことである。熱盛をあらわす。
　熱性病の極期や発疹期によくみられ，不眠・便秘あるいは精神的緊張が続いたときにも発生する。
　裂　紋
　溝状舌・皺状舌ともいわれ，深浅の異なる溝がさまざまな方向に走る舌である。気虚で陰液を産生・輸布できず，舌面が栄養・滋潤されないために生じる。
　淡白舌は気血両虚を，淡紅〜紅で少苔〜無苔は気陰両虚をあらわす。乾燥し絳色を呈するものは，熱盛による気津両傷あるいは気陰両虚が多い。
　慢性消耗性疾患でよくみられる。ただし，先天性のものもかなりあって，この場合には異常所見にはならない。

Ⅰ．望　診

光　滑

　光舌・鏡面舌ともいう。舌苔がなく舌面が平滑で乾き光沢がある。陰液が高度に消耗していることをあらわす。

　絳色のものは熱盛傷津か肝腎陰虚で，淡紅色のものは気陰両虚である。

2）舌の運動

　強　硬

　舌強ともいい，舌の運動が敏捷性を失って，ろれつがまわらず，言葉が不明瞭になったり，続けて話すことができないものである。

　肝風内動・痰迷心竅・熱盛傷津などでみられる。中枢神経系の疾患で起こることが多い。

　痿　軟（い なん）

　舌痿ともいい，舌が弛緩して運動が遅鈍で無力なものである。気血の虚損・津液の消耗をあらわす。

　舌色が淡白なものは気血両虚，紅〜絳のものは熱盛傷津か陰虚火旺が多い。

　顫　動（せん どう）

　舌が振せんするものである。肝陽上亢・熱極生風・気虚などをあらわす。

　舌質が紅〜絳のものは肝陽上亢・熱極生風が多く，淡白なものは気虚が多い。

　歪　斜（わい しゃ）

　舌体を口外に伸出したときに右左いずれかに偏曲するものである。肝風内動・風痰などによる。片麻痺でよくみられる。

　短　縮

　舌体が短縮して口外に伸出できないものである。甚だしければ門歯までとどかないこともある。寒盛・亡陽・熱盛・亡陰などの重篤な状態をあらわす。

　舌色が淡白なものは寒盛か陽虚，絳色で乾燥したものは熱盛傷津・肝陽化風・熱極生風などである。

　寒冷による筋の収縮・舌筋の栄養障害・脱水・中枢神経障害による筋れん縮などが関連すると考えられる。なお，先天的に舌小帯が短いために生じることがあるが，これは正常である。

　弄　舌（ろう ぜつ）

　口腔内でたえず舌を動かしたり，口唇をくり返しなめまわすものである。心熱（心火・心陰虚）・胃熱（胃実熱・胃陰虚），あるいは熱極生風の前兆をあらわす。

表3-1（1） 舌診とその意義——舌質

舌象		特徴		臨床的意義
舌の形体	胖大（胖舌）	舌体が大きくはれぼったい	淡白色，舌苔は白く湿潤	気虚・陽虚
			淡紅色，舌苔は膩	湿盛
			紅色で腫れ痛む	胃熱・心熱
	痩薄	舌体がうすく痩せている	淡白色	気陰両虚・陰陽両虚
			紅色～絳色	熱盛傷津
	点刺	舌尖・舌辺にみられる紅色の点（紅点）あるいはとげ状の隆起		熱盛
	裂紋	さまざまな方向に走る溝	淡白舌	気血両虚
			淡紅～紅舌，少苔～無苔	気陰両虚
			乾燥し絳色	熱盛気津両虚 気陰両虚
	光滑（光舌・鏡面舌）	舌苔がなく舌面が平滑で乾燥し光沢がある	淡紅色	気陰両虚
			絳色	熱盛傷津・肝腎陰虚
舌の運動	強硬（舌強）	舌の運動が悪く，ろれつがまわらない	淡紅色，舌苔は膩	痰迷心竅
			絳色	肝風内動・熱盛傷津
	痿軟（舌痿）	舌が弛緩して運動無力	淡白色	気血両虚
			紅色～絳色	熱盛津傷・陰虚火旺
	顫動	舌が振せんする	紅色～絳色	肝陽上亢・熱極生風
			淡白色	気虚
	短縮	舌体が短縮して口外に出せない	淡白色で湿潤	寒盛・陽虚
			絳色で乾燥	熱盛傷津・肝陽化風・熱極生風
	弄舌	口腔内でたえず舌を動かしたり，口唇をくりかえしなめる		心熱・胃熱
舌の色沢	淡白色	胖大ではない		血虚
		胖大でやわらかい		陽虚・気虚
	紅色絳色	鮮紅色		熱盛
		暗紅色		陰虚
	紫色	紅紫色で乾燥	血瘀	熱盛
		青紫色で湿潤		陽虚・気虚・寒盛

Ⅰ．望　診

表3-1（2） 舌診とその意義──舌苔

舌象			特徴	臨床的意義
舌苔の質	有根		舌苔が舌体にしっかりと付着して一体になっている	実証・熱証
	無根		舌苔が厚く容易に剝離できる	虚証・寒証
	薄苔		舌苔が薄い	病邪の衰退
	厚苔		舌苔が厚い	病邪の盛・正気の強
	滑苔		舌苔の湿潤度がつよく，透明〜半透明の液でおおわれている	湿痰 / 寒湿
	乾苔・糙苔		舌苔が乾燥している。触れてざらざらするのは糙苔	熱盛
	類乾苔		乾燥してみえるが触れると湿潤している	湿熱・痰飲
	裂紋苔		舌苔のきれつがある	津液不足
	腐苔		豆腐のおから状で厚いもの	熱証（食積・湿熱・胃陰虚）
	膩苔		舌苔が厚く，粘稠な物質でおおわれ顆粒が消失している	湿・痰・食積
	剝苔		舌苔の一部が剝離して，あとが光滑で無苔となっている	陰虚・胃気虚
舌苔の色沢	白色（白苔）	薄苔	湿潤	表寒あるいは正常
			乾燥，舌質はやや紅	表熱
		滑苔	薄い	表寒・陽虚
			厚い	寒湿・寒痰・食積
		乾苔	薄い	寒邪化熱・外燥・表熱・津液不足
			厚い	湿邪の化燥
			積粉苔	湿鬱熱伏
		厚膩		痰湿
		糙苔・裂紋苔		津液不足
		半載		陰虚
	黄色（黄苔）	微黄で薄い		寒邪の化熱
		乾苔	薄い	熱邪傷津
			厚い	熱盛
		深黄（老黄）・黄黒（焦黄）で乾燥		裏実熱
		膩苔		湿熱
	黒色（黒苔）	灰黒で薄い滑苔		陽虚・寒湿
		灰黒〜墨の滑膩苔		寒湿
		乾燥してざらざら，舌質は紅〜絳		湿熱・熱盛傷津

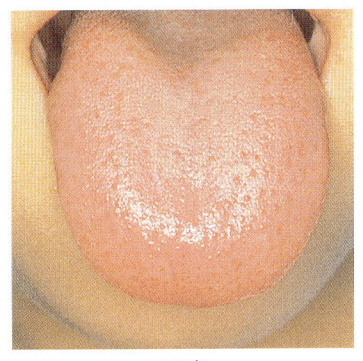

正常
（淡紅舌・薄白苔）

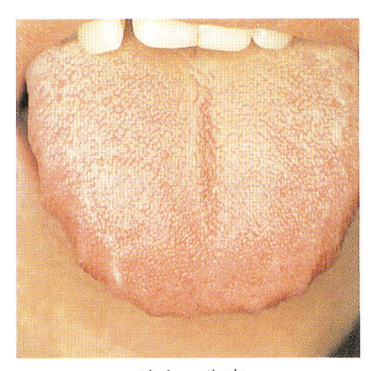

胖大・歯痕
（紅舌・薄黄膩苔）

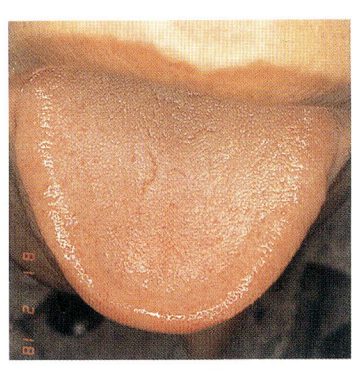

痩薄・小裂紋
（淡紅舌・薄白苔）

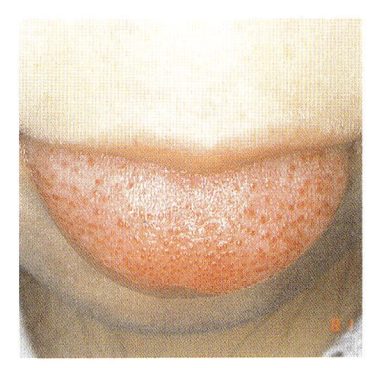

紅点

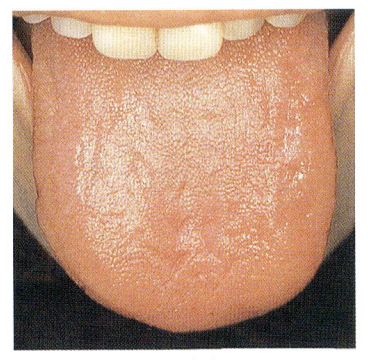

小裂紋
（淡紅舌・少苔）

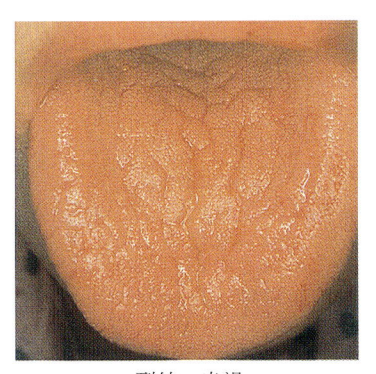

裂紋・光滑
（紅舌・無苔）

Ⅰ．望　診　87

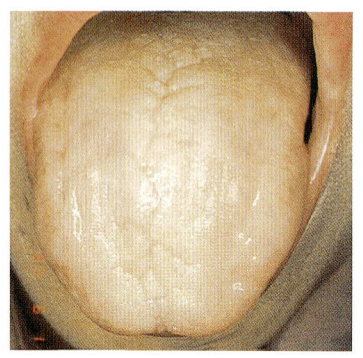

光滑
(淡白舌・無苔)

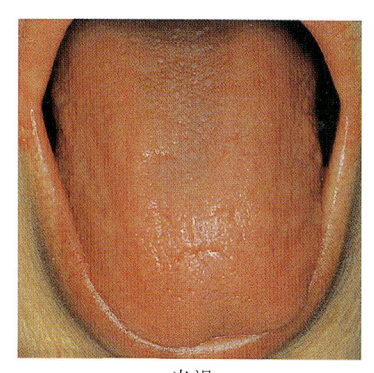

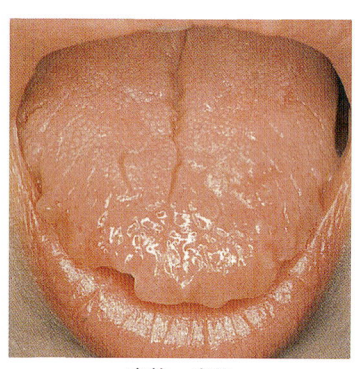

光滑
(絳帶暗舌・無苔)

痿軟・光滑
(淡舌・裂紋・齒痕・無苔)

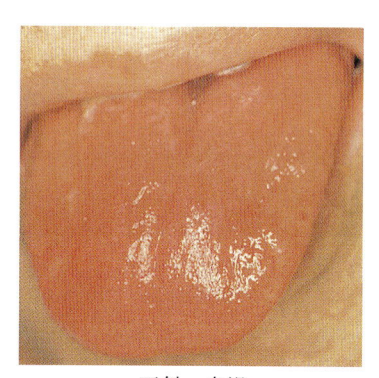

歪斜・光滑
(嫩紅舌・無苔)

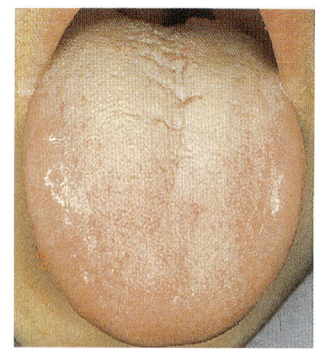

淡白舌
(薄微黄苔)

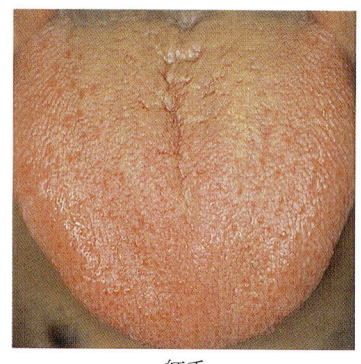

紅舌
(薄黄膩苔)

紫紅舌
(微黃膩苔)

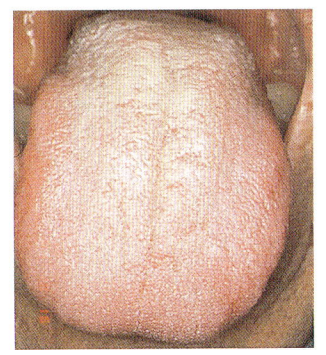

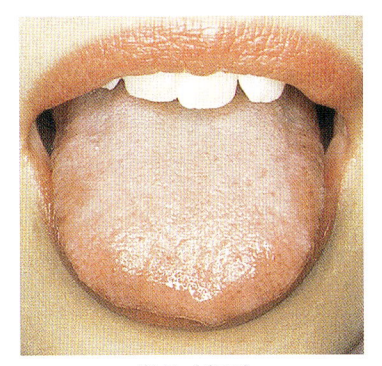

瘀点（尖辺）
(紅帯暗舌・薄白苔)

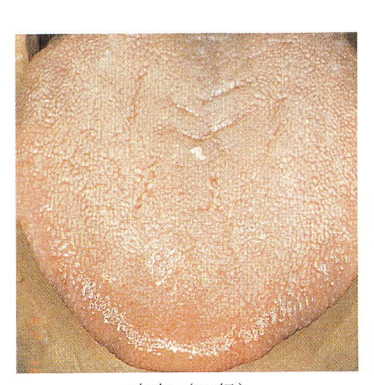

瘀斑（辺縁）
(淡紅帯暗舌・薄微黄苔)

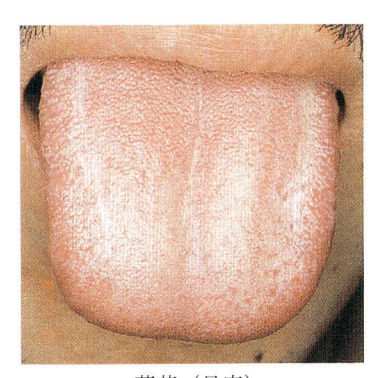

薄苔（見底）
(紅舌・薄白苔)

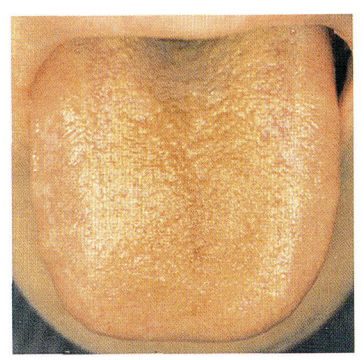

厚苔（不見底）
(淡紅舌・厚焦黄膩苔)

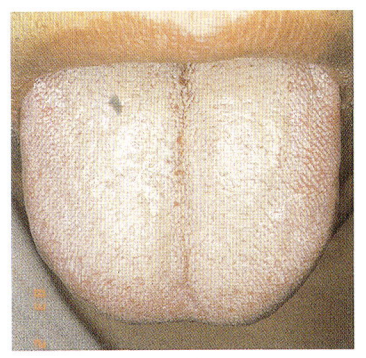

滑苔
(淡紫舌・厚白滑苔)

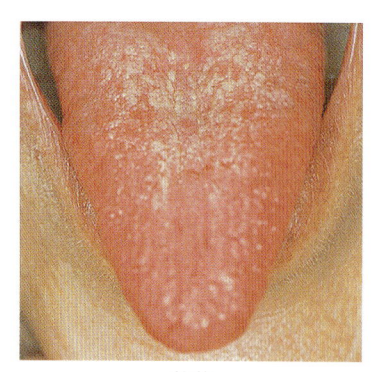

乾苔
(紅絳舌・乾黃少苔)

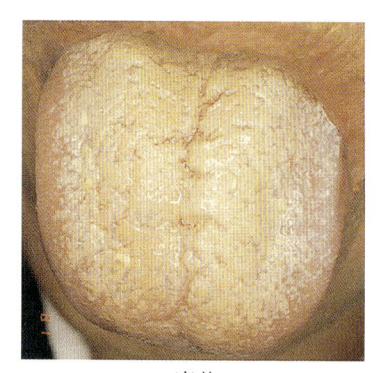

腐苔
(淡舌・厚微黃腐苔)

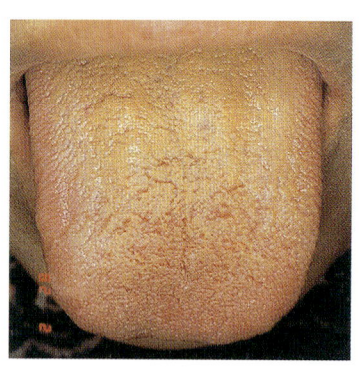

黃膩苔
(紅舌・厚苔・舌尖部剝)

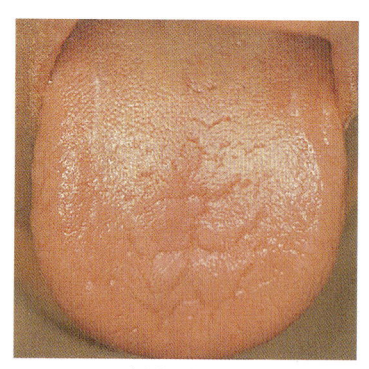

剝苔（前半）
(淡紅舌・薄微黃苔)

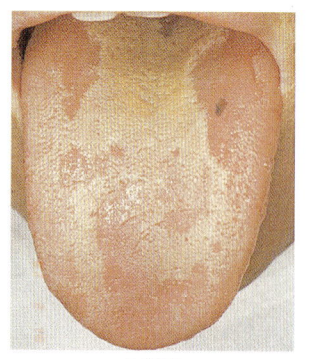

花剝苔
(淡舌・微黃苔)

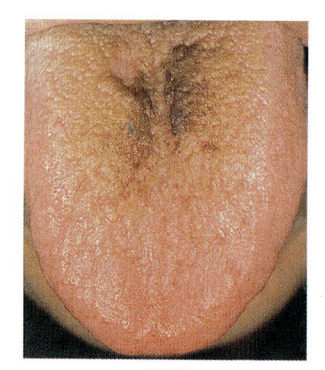

黑苔
(淡紅舌・帶膩苔)

口腔内や口唇が乾燥するのを緩和するため，あるいは舌筋の緊張が強いために生じる。小児では精神遅滞などでもみられる。

3）舌体の色沢

正常な舌色は淡紅色である。

舌の色沢は，血液の成分や濃度・循環状態・舌粘膜の上皮細胞の増殖や萎縮によって変化する。

淡白色

正常より色がうすい舌で，「淡白舌」「舌淡」「淡舌」ともいう。淡紅色よりややうすい舌から白色までさまざまな程度があり，白色に近いほど重症で，気血の不足をあらわす。気虚・血虚では胖大ではなく，陽虚では胖大でやわらかく湿潤していることが多い。

赤血球減少・低タンパク血症・組織の浮腫などにより生じる。

紅色および絳色

正常より濃い舌で，「舌紅」「紅舌」，「舌絳」「絳舌」ともいう。熱証をあらわし，絳色になるほど重症である。熱盛（実熱）と陰虚（虚熱）のいずれにもみられる。熱盛では鮮紅色，陰虚では暗色を帯びる。陰虚火旺や営分証・血分証では絳色を呈する。

紫　色

紫色を帯びる舌で，「紫舌」「舌紫」ともいう。舌全体が紫色を呈する場合と，部分的に斑状あるいは点状の紫色がみられることがある。斑状のものを「瘀斑」，点状のものを「瘀点」という。いずれも血瘀をあらわす。舌全体が紫色を呈するのは血瘀の程度が重いことをあらわし，瘀斑・瘀点は程度が軽いか部分的であることを示す。

紅紫色は熱証をあらわし，絳舌から転化したもので，熱邪によって陰液が損傷されたために流動性が悪くなって血瘀を生じたことを示す。一般に舌質は乾燥している。

青紫色は寒証をあらわし，淡白舌から転化したもので，陽虚・気虚あるいは寒盛によって血瘀を生じたことを示す。一般に舌質は湿潤している。

3　舌苔の観察

正常人では，舌苔は白く薄くほぼ均等に分布し，通常舌の中・根部がやや厚

く，適当に湿潤している。

1）舌苔の質

有根・無根
舌苔が舌体にしっかりと付着して一体になっているものを，「有根」という。舌苔が厚くて舌体との境界がはっきりしており，容易に剝離できてあとに苔が残らず平滑になるものを，「無根」という。有根苔は実証・熱証を，無根苔は虚証・寒証をあらわすことが多い。

厚苔・薄苔
舌苔を通して舌質がみえるものを薄苔，みえないものを厚苔という。

舌苔は，薄から厚へ，疏から密へ，舌根部から舌尖・舌辺へと進展し，消退時はこの逆をたどる。舌苔の厚薄は病邪の盛衰をあらわし，薄から厚へ変化するのは病邪が強盛になったことを，厚から薄への変化は病邪が衰退したことを示す。厚苔は，病邪が盛んなことと同時に正気も十分強いことをあらわしている。

糸状乳頭の増殖に関係し，糸状乳頭が短いと薄苔となり長いと厚苔になる。

滑苔・乾苔
舌苔の湿潤度をあらわすものである。

湿潤の度がすぎて過剰の水分を含み，透明～半透明の液でおおわれているものを，「滑苔」という。湿痰・寒湿をあらわす。脾気虚による湿盛では白膩苔，陽虚によるものでは舌質が胖大で白苔となる。

乾苔は，舌苔が乾燥しているものを指す。程度が進んで粗糙になり，指で触れるとざらつくものは「糙苔」という。さらに進めばきれつが生じる。熱証を示すが，気虚によることもある。紅舌のものは熱盛傷津か陰虚が多く，淡白舌は気虚のことが多い。

なお，乾苔のようにみえるが指で触れると湿潤しているものは，「類乾苔」といい，湿熱や痰飲でみられる。

舌苔の湿潤度は，唾液分泌の多少・唾液の粘稠度・蒸発の速さに関係する。脱水の程度を判断するのに最もよい指標である。

裂紋苔
さまざまなきれつがみられる舌苔である。津液の消耗の程度が強いことを示し，きれつが深く多いほど重症である。熱盛傷津・燥邪の化熱でみられるが，内傷病ではまれである。気虚でみられる裂紋苔は湿っている。

腐　苔

舌面に厚くつもった豆腐のおからのような舌苔で，剥離しやすい。一般に白苔は寒証をあらわすが，腐苔は熱証を示す。食積・湿熱あるいは胃陰虚などでみられる。

膩　苔

正常な舌苔は非常に薄く顆粒状を呈し，これを「舌浄」という。舌苔がかなり厚くて粘稠な物質でおおわれ，顆粒がなくなったものを，「膩苔」という。膩苔のうえにさらに混濁した粘液がおおい汚なくみえる苔を，「垢膩苔」「粘膩苔」「濁膩苔」と呼ぶ。

膩苔は湿・痰・食積を示す。垢膩苔は，これらの病邪が強勢であるだけでなく正気も虚していることをあらわすので，攻補兼施を考える必要がある。

主に糸状乳頭の数や分枝が増加し，多くの粘液・腐敗した食物残渣・脱落した上皮細胞などが付着して生じる。

剥　苔

舌苔の一部が剥離し，その部分が光滑で無苔になったものである。舌質が紅〜絳は陰虚，舌質が淡白は気虚をあらわす。舌苔が突然すべて剥落するのは，正気の亡脱をあらわし危篤である。

舌苔が各所で片状に剥落しているのを「花剥苔」といい，気虚・陰虚でよくみられる。このほか，地図状の剥落があって苔の辺縁が隆起し，時間経過とともに形や位置が変化するものを「地図舌」という。舌への気血の供給が不均等なことを示す。アレルギー体質の小児や気虚でよくみられる。

２）舌苔の色沢

白　苔

多くは表証・寒証をあらわす。

(1) 白薄苔：白色の薄い苔で，適当なうるおいと光沢があり，舌色が淡紅なものは正常である。外感病の初期にもこの舌苔がみられるが，正気の消耗がない表証を示す。表寒では湿潤し，表熱ではやや乾燥し舌質はやや紅色を呈する。

(2) 白滑苔：白色の滑苔で，寒証をあらわす。薄白滑苔は，表寒あるいは陽虚の裏寒でみられる。厚白滑苔は，寒湿・寒痰・食積を示す。

(3) 白乾苔：白色で乾燥しているものである。薄白乾苔は，寒邪の化熱か外

感燥邪をあらわし，完全に乾いているものは津液不足である。厚白乾苔は，湿邪が化燥したことを示す。舌上に粉が積ったように白く乾燥しているものは「白積粉苔（しゃくふん）」といい，湿邪による鬱火（湿鬱熱伏（しつうつねつぷく）・湿遏熱伏（しつあつねつぷく）ともいう）（第4章：Ⅵ. 病邪弁証：熱邪の病証」参照）で，舌質は紅色のことが多い。

(4) 白厚膩苔：白色で厚膩の苔で，痰湿をあらわす。
(5) 白糙苔（ぞう）・白裂紋苔：津液が急速に消耗したもので，化熱するよりも乾燥が早くあらわれたことを示す。外感燥邪でみられる。
(6) 半截白苔：舌の前半あるいは後半が光滑無苔で半分が白苔のもので，有苔と無苔の境がはっきりと一線を画している。前半無苔は胃陰虚，後半無苔は腎陰虚をあらわす。陰虚の程度が進むと全体が光滑舌となる。

白苔は非常によくみられ，薄白苔の組織は基本的に正常で，厚白苔では糸状乳頭の突起の増加が認められる。

　黄　苔

黄苔は熱証をあらわし，熱証が強いほど濃くなる。
(1) 微黄苔：薄白苔がやや黄色みを帯びたもので「黄白苔」ともいい，白苔が黄苔に転化する経過にみられる。寒邪の化熱，表証から裏証への転変過程を示す。
(2) 黄乾苔：黄色で乾燥したものである。薄黄乾苔は熱邪による津液の消耗を，厚黄乾苔は熱邪が強盛なことを示す。
(3) 深黄苔（老黄苔）・黄黒苔（焦黄苔）：きつね色〜褐色を呈するもので乾燥している。裏実熱をあらわす。
(4) 黄膩苔：黄色の膩苔で，湿熱を示す。黄色の程度と膩の厚薄や濃淡によって，湿邪と熱邪の強さを識別することができる。

黄苔は炎症でよくみられ，糸状乳頭の増殖・微生物による着色・炎症性滲出物などによって生じる。

　黒　苔

一般に重症のことが多いが，寒熱・虚実の違いがある。寒証・熱証が極まると黒変することが多い。
(1) 薄灰黒苔：ごくうすい煤（すす）を塗ったようにみえる灰黒色の苔で，陽虚か寒湿をあらわす。滑苔とともにみられることが多い。
(2) 黒滑膩苔：灰黒〜黒色の滑膩苔で，寒湿を示す。脾陽虚・腎陽虚などが

基本になっている。
(3) 黒乾糙苔：乾燥してざらざらした黒苔で，舌質は紅〜絳である。湿熱あるいは熱盛による津液の消耗を示す。

　黒苔は急性化膿性疾患にみられることが多く，重篤な慢性病でも発生する。高熱・脱水・かびの発生・出血による血球内鉄分の吸着などが関連するのではないかと考えられる。

4　舌苔・舌質の変化

　舌象の変化は，すべて淡紅舌・薄白苔からはじまる。

1）外感病における変化

(1) 寒邪：風寒による表証（表寒）では，舌苔・舌質に変化はない。進行するにつれて白苔は厚くなり，寒邪が化熱すると黄色に変化し，裏熱になると黄乾苔・紅舌となる。湿・痰・食積と合併すれば黄膩苔が生じ，さらに進行すると黒苔となり舌質も絳を呈する。

(2) 熱邪：風熱による表証（表熱）では，舌苔に変化はないが，舌尖・舌辺が紅色を呈し，比較的早期に紅〜絳舌に移行する。舌苔も熱邪が強まるとともに黄乾苔・黄黒苔・黄糙苔・黄裂紋苔に変化する。

(3) 燥邪：外感燥邪では，薄白乾苔があらわれる。燥邪は津液を消耗しやすいので，黄苔を生じるまえに白乾苔を発生することが多い。

(4) 湿邪：寒湿では厚白滑苔，湿熱では黄滑苔，食積をともなえば白膩苔・黄膩苔となる。湿熱の場合には，熱証があっても舌苔は湿潤していることが多いが，熱邪によって津液が消耗したときには類乾苔を呈する。

2）内傷病における変化

血虚・陰虚

　血虚では舌質は淡白である。陰虚の初期には少し紅舌を呈するだけであるが，津液が消耗して虚熱があきらかになるとともに紅舌から絳舌に変化する。陰虚が長期間続き程度が強くなるにつれて絳舌・光滑舌となり，はじめは部分的な光滑舌であるのが次第に全舌および鏡面舌を呈する。さらに進行すると痩薄舌になり，ひからびる。痰・湿・食積をともなうときは，舌の中央が紅色（絳色）無苔で周辺に白苔・舌根部は紅色（絳色）無苔で舌尖部に白苔・半載

白苔などの，病邪の性質と陰虚の部位に応じた舌象があらわれる。

参考までに，舌の部位と臓腑の関係を**図3-2**に示すが，この関係は絶対的なものではなく，あくまで補助的なものである。

気虚・陽虚

気虚・陽虚では淡白舌胖大で舌苔は薄白苔や淡黄乾苔であり，湿痰をともなえば滑苔となる。寒証が強まると淡白舌から青白舌に変わり，白苔から黒苔へと変化する。

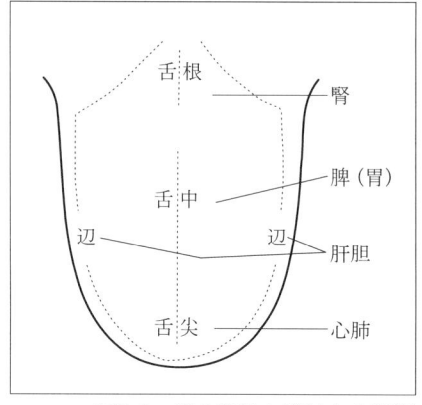

図3-2 舌の部位と臓腑との関係

E．顔面・頭部の形態と色沢

1 頭

小児の頭の形が大きすぎたり小さすぎるのは，腎精不足あるいは痰飲をともなう。

泉門が陥凹しているのは津虚・陰虚，高く隆起しているのは熱盛が多い。頭蓋縫合が閉じず首がすわらないのは腎精不足である。

2 頭髪

中年以降に頭髪がうすく白くなるのは正常な現象で，青年の白髪も一般には病態ではない。

頭髪がまばらでつやがないのは，腎虚あるいは気虚・血虚である。

3 眼

眼に光彩があり動きが正常なものは軽症か予後がよく，眼に光彩がなく動きが緩慢なものや瞼をとじて眼をあけたがらないものは重症のことが多い。

上方凝視・共同偏視・凝視などは，肝風内動が多い。瞳孔が散大するのは死が近いことを示す。

眼の結膜や強膜が充血し目やにがでるのは，風熱（表熱）あるいは心火・肝火である。結膜が淡白なのは気血両虚が多い。

角膜が腫脹し痛むのは肝火が多い。

強膜が黄染するのは黄疸で，湿熱が多く寒湿はまれである。

眼周辺がどすぐろいのは腎虚あるいは血瘀である。

眼窩が陥凹しているのは，津液が消耗したことを示す。

眼窩がかすかに腫れているのは水腫の初期である。老人になって腎気が衰えると下眼瞼に軽度の腫れが生じるが，正常の現象である。

眼球突出は，痰火鬱結が多い。バセドウ病などにみられる。

4 鼻

鼻翼呼吸は肺熱，鼻孔の乾燥は肺熱あるいは外燥，乾燥して黒いのは熱盛である。

小児の鼻根部に静脈がすけてみえるのは，体質虚弱・臓腑虚弱をあらわす。病変の経過にみられる場合は，熱性けいれんの前兆であることが多い。

麻疹で鼻翼の両側に発疹が少ないときは，熱邪を十分駆出できていないことを示すので，内陥しないよう注意すべきである。

5 唇・歯・咽喉

口唇が淡白なのは気血両虚，青紫色は血瘀か寒証，口唇が乾燥するのは津液・血の不足をあらわすことが多い。

睡眠中に口角からよだれがでるのは脾虚か胃熱である。顔面神経麻痺でも口角からよだれがでる。

牙関緊急するのは破傷風に多く，歯をくいしばり白い泡を出すのはてんかんに，顔面が麻痺し甚だしいときは歯をくいしばり喉で痰がごろごろいうのは中風に多い。

歯の乾燥は，熱盛による津液の消耗か腎陰虚である。

歯齦が発赤・腫脹・疼痛・びらんし出血するのは，胃熱が多い。歯齦が腫れて歯がぐらぐらするのは腎虚である。

睡眠中の歯ぎしりは，胃熱・肝気鬱結・寄生虫が多い。

咽喉部や扁桃に発赤・腫脹・熱感・疼痛があるのは，肺熱・胃熱で，膿が付着しているのは熱盛である。咽喉が発赤・疼痛し，乾燥してやや腫れるのは，

陰虚火旺に多い。咽痛・発赤を呈する場合には，陽虚による虚陽浮越もあるので注意する。咽痛があり，やや紅色で腫れ，灰白色の点状や片状の膜があって剥離しにくく出血するものは，ジフテリアで，肺胃の燥熱である。

6 耳

慢性病や重病で，耳輪や耳垂が痩せ細るのは，気血が衰弱したことを示す危候である。

耳介には全身の経絡が集中し，全身との関連が深いとされている。耳針の有効性からみても，耳と全身との関連性は研究に値すると考えられる。

7 頸部

甲状腺腫・リンパ節腫脹あるいはしこりなどは，痰気鬱結や気滞血瘀によるものが多い。

外頸動脈の拍動がはっきりとわかり，咳嗽・呼吸困難・浮腫がみられるものは，心肺気虚・心腎陽虚が多い。

F．分泌物・排泄物

1 喀痰

痰が白色透明でうすいのは寒証，黄色あるいは白色で粘稠なのは熱証である。痰が多くて喀出しやすいのは湿証，膿性で悪臭があるのは肺膿瘍で熱毒である。

痰に血が混じるか鮮血を喀出するのは，肺熱か陰虚火旺である。喀血の色が紫黒色なら血瘀をともなっているといえる。

2 鼻汁・涙

うすい鼻水がでて鼻閉するのは，肺気不宣で表寒に多い。うすい鼻汁が黄色粘稠になるのは，感冒が治癒しつつあることを示す。黄色粘稠の鼻汁は熱証をあらわす。

涙が多いのは，水湿・痰飲が多い。

小児の場合，泣いても涙がでないのは，津液の消耗が強いことをあらわし，病状は重篤である。

3 吐 物

　水様物の嘔吐は胃に痰飲のあることを示し，寒証・脾虚が多い。吐物に食物が混じるが酸臭のないものは，虚寒あるいは肝胃不和が多く，酸臭のあるものは，食積・胃熱・肝胆湿熱が多い。黄色でにがい吐物（胆汁）は肝胆湿熱のことが多い。

　吐血はたいてい紫黒色であるから，全身状態から弁証する必要がある。

4 糞 便

　黄色の下痢で悪臭のあるもの，頻回少量の軟便で血液や粘液が混じるものは，湿熱が多い。水様の不消化便あるいは泥状便は，寒湿あるいは脾虚である。

　便がかたくて出にくく兎糞状のものは，熱証あるいは津液不足である。

　便が細いあるいは切れ切れに出るのは，肝気鬱結・気滞のことが多い。

　血便が鮮紅色で量が多いものは下部消化管とくに直腸からの出血で，タール便は上部消化管からの出血が多い。いずれも全身状態から弁証する必要がある。

5 尿

　尿の色がうすく量が多いのは寒証，量が少なく色が濃いのは熱証である。

　尿が濃く，頻尿・尿意促迫・排尿痛・残尿感があるのは，湿熱が多い。

　尿が混濁していても放置しておくと澄んだり，排尿時は澄んでいて放置すると混濁するのは，たいていは正常である。排尿時も放置後も混濁しているものは「膏淋」といい，湿熱か腎虚が多い。

　血尿は原因がさまざまで，全身の症候から弁証する必要がある。

　このほか，帯下・膿汁なども観察する必要があるが，上述した症候に準じた弁証になるので省略する。くわしくは「中医婦科学」「中医外科学」に関する書籍を参照されたい。

II. 聞 診

　聴覚・嗅覚による診察である。

A．音　声

1　発　音

　声が弱くかすかでとぎれがちになり，甚だしければ聞き分けにくいのは，肺気虚あるいは全身の気虚である。
　声がかすれて粗いのは，外邪による肺気不宣である。
　嗄声は，肺燥あるいは陰虚が多いが，湿証によるものもある。
　うめき・叫びなどは，膨満感・苦悶・疼痛などを示すことが多い。

2　言　語

　言葉のつじつまが合わず，応答が錯乱しているのは，心の病変に属する。声が大きく力があるのは実証，小さくて力がないのは虚証が多い。
　発熱性疾患の経過にみられるうわごとで，声が大きく力があるものを「譫_{せん}語_ご」といい実証に多く，小さな声でぶつぶつ同じことをくり返しいうのを「鄭_{てい}声_{せい}」といい虚証が多い。

3　呼　吸

　呼吸が微弱で息ぎれするのは，肺気虚か全身の気虚である。呼吸が粗いのは病邪による肺の実証が多い。
　喘（呼吸困難）にも虚実の違いがあり，呼吸が長く粗く呼出すると楽になるのは実証，呼吸が短くてとぎれ吸気で楽になるのは虚証とされる。吸気性呼吸困難は腎不納気が多い。

4　咳　嗽

　咳嗽に痰がからみゴロゴロ音がするのは，肺の寒飲・痰飲である。
　から咳が出て痰が出ないのは，肺燥か肺陰虚である。
　咳嗽が無力で音が小さいのは，肺気虚が多い。
　百日咳では，突然咳嗽が生じて持続し，ついには鶏が鳴くような声となり，顔面紅潮や甚だしければ紫色となるが，多くは熱痰である。

5　吃逆（呃逆(あくぎゃく)）

吃逆(きつぎゃく)（しゃっくり）がたまに出るのは特別な意味はないが，慢性病や重病では注意が必要である。

吃逆は胃気上逆（胃失和降）によるもので，さまざまな原因がある。声が大きく強く短いのは実熱，小さく弱く長いのは虚寒が多い。

B. 臭　い

1　身体から発する臭い

口臭があるのは，胃熱・食積が多い。
噯気(あいき)（げっぷ）に腐臭や酸臭があるのは，食積である。
肝性昏睡では肝臭と呼ばれる異常な悪臭を発するが，熱毒内盛に属する。

2　分泌物・排泄物の臭い

喀痰・膿汁・大便・尿に強い悪臭があるのは，湿熱・熱盛が多い。なまぐさい臭いがあり強く臭わないのは，虚寒のことが多い。

III. 問　診

問診とは，患者に質問することによって，現在の病変の発生・経過ならびに治療による反応を知ることである。望診・聞診・切診は客観的な症候の把握であるのに対し，問診は主として患者の主観的な感覚をつかむことである。とくに自覚症状が重要であり，弁証のうちの大きな部分を占めている。問診では患者の訴えを十分に聞きとって暗示を与えないようにすべきであるが，弁証に必要な事項については深くつっこんで質問するべきである。

A. 家族歴

祖父母・両親・兄弟姉妹・親戚などについて病変の有無や死因を知り，遺伝的あるいは体質的な傾向を把握する。

B．既往歴

過去に経過した疾患などが現在の病変にどのように関わっているかを知る。

（1）出産時の状況
安産・難産・早産などの状況や母体妊娠時の異常の有無。

（2）過去の疾患
伝染病・熱性疾患・性病・外傷・アレルギーその他の疾患や，分娩異常・手術の有無など，必要なら当時の症状や経過を聴取する。

（3）婚姻の状況
既婚か未婚か，結婚年齢，子供の数など。

（4）生活状況・職業・嗜好
居住地の状況，飲食の習慣や嗜好・酒や煙草の摂取状況，労働条件など。

C．現病歴

現在の病変の発生と進行の状況を聴取する。

D．主　訴

患者が最も苦痛にしている症状。

E．自覚症（現症）

最も重視するものの一つで，弁証するうえでとくに重要である。全身にわたってくわしく問診する必要がある。

1　寒　熱

悪寒（おかん）と熱感あるいは発熱の有無を知ることである。陽が阻滞されて体表を温煦できないと，悪風・悪寒が生じる。一方，邪正相争により邪熱が産生されたり，陰虚で内熱を生じたり，陽気が体内に鬱阻されて化火すると，熱感や発熱があらわれる。

悪寒には軽重があり，軽度のものを悪風（おふう），比較的強いものを悪寒，悪寒にふ

るえをともなうものを悪寒戦慄（寒戦）という。

　病変の初期に，悪寒と発熱があらわれるのは，表証が多い。悪寒が強く体温上昇が軽度なのは表寒，かすかに悪寒するか熱感があり高熱が出るのは表熱が多い。悪寒と熱感が交互にあらわれ，熱感とともに体温がより上昇するのは，「往来寒熱」あるいは「寒熱往来」といい，半表半裏証によくみられる。

　高熱がつづき，悪熱するだけで悪寒がないのは，裏実熱である。熱が起伏しながら持続し，汗が出ると解熱するが，また熱がぶり返すのは，湿熱が裏に膠着していることをあらわす。

　毎日一定の時間になると熱感と発熱があらわれるのを「潮熱」という。発熱と熱感がつづき，夕方になると熱が上昇するものは，「日晡潮熱」といい，熱結腸胃（裏実・陽明腑証）にみられる。午後あるいは夕方になると，微熱あるいは頬部の紅潮・五心煩熱（てのひら・足のうら・胸中のほてり）があらわれ，夜半か早朝になると汗が出て熱感がなくなるのを，「骨蒸潮熱」といい，陰虚にみられる。日中に熱感があり，夜になると強くなるのは，一般に重症である。

　熱感はあるが微熱か体温正常のもの，あるいは微熱がつづいて盗汗（ねあせ）をかくものは，陰虚が多いが陽虚もある。微熱がでたりひいたり反復持続して倦怠無力のものは，気虚が多い。

　身体に強い熱感がありながら，体表部に触れても熱感を感じないのは，「身熱不揚」という。湿温（湿熱）の特徴であり，じっと触れていると熱感が次第に感じられ，体温計でも長時間かけると上昇がみられることが多い。湿邪が熱を内部に閉じこめているための現象（湿鬱熱伏・湿遏熱伏）である。

　悪寒するが発熱がみられないのは，陽虚あるいは裏実寒である。病変の経過に突然体温が低下し冷汗がでるのは，亡陽のショックである。

　熱感が強いものを悪熱という。

2　汗

　汗は津液が変化したもので，衛気によって分泌が調節される。

　日中よく汗をかき，少し動いただけで汗がでるのを「自汗」といい，衛気不足に固摂作用の低下の症候で，気虚・陽虚にみられる。

　日中はほとんど汗をかかず，夜間睡眠中に汗をかくのを「盗汗」「ねあせ」といい，陰虚によくみられ，衛気が不足する夜間に内熱を津液とともに外出さ

せる反応である。陰が盛んで陽が衰え，陽が外表に格（阻む）される証でも夜間に汗がでる。これに対しては扶陽が必要である。

発熱・悪寒して汗が出ないのは，病邪の侵襲によって衛気が阻滞され汗腺が閉塞したもので，表寒のうちの表実である。このほか，陰虚・血虚・津虚で汗の生成源が不足したために，汗腺の閉塞はないのに汗が出ないこともあるが，他の症候を参考にすれば鑑別は困難ではない。

発熱して発汗しながら，解熱しないことがある。一つは，発熱・悪風に自汗がみられるもので，表寒のうちの表虚である。営衛不和ともいわれ，衛気虚の感冒でみられる。もう一つは，高熱・悪熱・口渇に発汗をともなうもので，裏実熱にみられる。

大量に汗が出て，それにともなって解熱し身体が爽快になり脈も平静になるのは，正気が病邪を駆除して回復したことを示す。高熱が持続したのち悪寒戦慄して発汗し解熱するのを「戦汗」といい，正気が力をためて一挙に邪を外出させる反応で，回復したことをあらわすが，この状況はまれである。突然に脂のような汗がでて止まらないのは，亡陽によるショックである。

3 口渇と水分摂取

寒証と熱証の弁別にとくに重要である。

口が渇かない，あるいは口渇があっても熱い飲物を少量しか飲まないのは，津液の消耗がないことを示し，寒証である。

口が渇いて冷たい飲物を欲し，大量に飲むのは，邪熱により津液が消耗しているためで，熱証である。

口は渇くが飲みたくない，あるいは少量しか飲まないのは，津液は十分にあるが阻滞されていて口を潤せないことを示し，痰飲・湿熱・血瘀などが多い。飲むとすぐに吐くのは，痰飲である。

口が乾き，咽喉部や口唇が乾燥するのは，陰虚・傷津が多い。

大量に水を飲み，飲んでも渇きが止まず，尿量も多いのは，水分が有効な津液に変化せずに体外にすぐ出るためで，腎精が虚して蒸騰気化ができないことを示す。糖尿病などでみられる消渇証である。

4 摂食・味覚

摂食の状況は，病変の予後に関係する。慢性病や重症で食べることができる

のは「胃気がある」といわれ，予後は良好である。食べられないときは，予後が不良なことが多い。

食欲がなく，食事の量が少なく，食べると腹が脹るのは，脾胃気虚あるいは脾胃湿困である。よく食べるが吸収が悪く太れないものを「胃強脾弱」という。

食べてもすぐに腹がすき，食後に胸やけして不快なものは，胃熱である。

上腹部が痛み，食べると痛みが和らぐのは虚証，痛みが強くなるのは実証が多い。

味の濃いものや脂っこいものを偏食すると痰湿が生じやすい。異物を好んで食べるものは，鉄欠乏性貧血や寄生虫を疑うべきである。

病気でも味覚が変わらないのは「口中和」といい，熱証がないことを示す。口が苦いのは熱証をあらわし，胃熱・心火・肝火・肝胆湿熱に多い。口があまい・口がねばる・味がうすいなどの症候は，湿困脾胃あるいは脾虚生湿である。口のなかで酸味や腐った味がするのは，食積が多い。呑酸があるのは，肝胃不和・胃熱に多い。

5 睡 眠

夜間に眠るのは，太陽が地平に沈むように，陽気が陰に入るためである。陽気が何かに阻まれて入れないか，陰血が不足して陽気を十分に受け入れることができないと，不眠が生じる。

不眠あるいは眠りが浅く，夢をよくみて動悸をともなうのは，心血虚・肝血虚が多い。

寝つきが悪く，熱感があり，甚だしければ一晩中眠れないのは，陰虚火旺である。

重症の不眠で，腎虚の症状をともなうものは，心腎不交である。

就寝前に食物を摂取したり，脾胃気虚で消化不良の場合にも，不眠を生じることが多い。血瘀の場合にも，寝つきが悪く熟睡できないことが多い。いずれも阻滞が原因である。

陽気が十分に頭にめぐらないと，神明が鋭敏さを失い，日中でも眠くなる。

横になるとすぐに寝つき，食事をすると眠くなるのは，気虚・中気下陥・陽虚などが多い。陽虚では，つねに眠く，目を閉じるとすぐに眠るが呼ぶとすぐに目を覚ます。頭が重くぼんやりし，つねに眠く身体がだるいのは，湿邪により神明や肌肉が阻滞されているためで，湿困の特徴である。

熱盛で邪熱が心神を傷害したときにも嗜眠があらわれる。

6 大　便

便秘あるいはかたい便

実証・熱証が多い。

発熱性疾患で，便秘・腹痛・腹部膨満があるのは「熱秘」で，熱結腸胃・陽明腑実・熱結ともいわれ，腸管の昇降失調による症候である。昇降失調に至らなくても，発熱・発汗による津液不足で便がかたくなり便秘することもある。

強い寒冷刺激のために腸管が固縮し，腹痛・冷えとともに便秘が生じるのを，「寒秘」という。

血虚・陰虚で腸管の機能失調をきたすと，腹痛や膨満感がなく便が兎糞状になって排出しにくくなる。これを「腸燥便秘」といい，左下腹部に便塊を触れることが多い。

気虚で腸管の運動が低下すると，排便が困難で怒責してやっと出るような状況になり，これを「気秘」という。陽虚の場合も同様であるが，寒証をともなうので「寒秘」という。

腸燥便秘・気秘・陽虚の寒秘は，いずれも虚証なので，まとめて「虚秘」と呼ばれる。

下痢あるいは泥状・水様便

虚証・湿熱が多い。

急激で痛みをともなう下痢は実証が多く，慢性でくり返す下痢は虚証・虚実挟雑が多い。

頻回に下痢し，排便量が少なく，裏急後重や肛門部の灼熱感があるのは，大腸湿熱である。腹痛とともに下痢し，下痢したあとは痛みが軽減するのは，食積である。精神的緊張や情緒変動とともに腹痛・下痢し，下痢しても痛みが減らないのは，肝脾不和が多い。

泥状便・水様便で痛みをともなわないのは虚証が多い。

食事をすると軟便や水様便が出るのは，脾気虚である。水様便・大便の失禁あるいは脱肛をともなうのは「腸虚滑脱」といい，中気下陥・陽虚でみられる。毎日，夜明け前や早朝に下痢するのは「五更瀉」といわれ，脾腎陽虚の特徴である。

7　尿

　尿量が多いのは寒証，尿量が少なく濃いのは熱証のことが多い。

　尿量過多は，水液が津液に化さずに下注するためであり，腎虚が多い。日中に少なく夜間多尿を呈するのは，腎陽虚が多い。

　尿量が少なくて濃く，甚だしければ無尿のものは，津虚・陰虚で尿の生成源の不足によることが多い。腎陽虚で蒸騰気化が減弱しても乏尿を生じるが，同時に浮腫があらわれる。

　尿が膀胱に貯留しているが排尿しがたいのは尿閉で，多くは気滞による（膀胱気閉ともいう）。

　尿線に勢いがなく排尿後にもポタポタ出るものは，中気下陥・腎陽虚に多い。頻尿は，肝の疏泄失調が多い。

　頻尿で尿の混濁・尿量が少ない・排尿痛・残尿感などは，膀胱湿熱である。

　夜尿・尿失禁は，腎虚・中気下陥・虚寒が多い。

8　頭部・顔面

　頭痛については，急性か慢性か・痛みの程度・性質・部位を知る必要がある。急に生じる頭痛は外感によるものが，慢性的にくり返すものは内傷が多い。はげしい頭痛は実証，鈍痛は虚証のことが多い。

　頭痛が急に生じ，持続性で，悪寒・身体痛などをともなうときは，外感による表証である。風にあたったり寒いと増悪するのは表寒である。頭痛に頭が重い・しめつけられるような感じ・身体がだるいなどの症状をともなうのは，風湿による表証が多い。

　われるような頭痛に顔面紅潮・目の充血などをともなうものは，肝陽上亢である。温熱の環境で増悪することが多い。

　頭痛にめまい・頭のふらつき・耳鳴・腰や膝のだるさをともなうものは，腎虚のことが多い。軽度の頭痛がくり返しつづき，時間的に増減し，動悸や疲労感をともなうのは，気血両虚が多い。固定性の頑固な頭痛は，血瘀によることが多い。

　痛みの部位については，前額部は陽明頭痛，両こめかみは少陽頭痛，項部は太陽頭痛，頭頂部は厥陰頭痛といわれ，臓腑経絡と関係が深いので，参考にするとよい。

めまい・ふらつきにも区別がある。めまいがして舟の中に坐っているようで歩行にさしつかえるのは，多くは肝陽上亢である。回転性のめまいで，悪心・嘔吐をともなうものは，痰濁上擾が多い。めまい・ふらつきに，目のかすみ・顔色が淡白・疲れやすいあるいは立ちくらみなどがあるのは，気虚・血虚が多い。とくに首を動かすとめまいがする場合は，血虚を考えるべきである。

目がくらむ・目の充血・いらいら・のぼせなどは，肝陽上亢・肝腎陰虚によくみられる。目がかすむ・目がしょぼつく・目の乾燥感などは，血虚・陰虚が多い。

聴力減退・耳鳴は，気虚・腎虚によくみられる。加齢とともに聴力減退や耳鳴が生じるのは，腎虚である。突然に耳鳴・難聴が生じるのは肝鬱・肝火が多い。

9　胸部・腹部

胸部がつかえて脹り，あるいは痛むものは，心・肺に関連することが多い。胸苦しい・胸痛・咳嗽・発熱などは肺の実熱である。痰が黄色く粘稠・舌苔黄膩などをともなうのは，熱痰である。胸苦しく咳嗽・多痰・胸痛があるのは，寒痰のことが多い。胸苦しく息ぎれ・無力な咳嗽をともなうのは，肺気虚が多い。胸内苦悶・胸痛・冷汗などは，胸痺である。

胸脇部が脹って苦しく，ときに痛みをともなうのは，肝気鬱結・肝胆湿熱が多い。

腹部が痛み，おさえると楽になるのは虚証，圧痛が強く触れられたがらないのは実証が多い。温めると軽減するのは寒証，冷やすと楽になるのは熱証が多い。

腹痛が時間的に変化し，痛む場所も遊走性のものは，気滞によることが多い。固定性の刺痛あるいは切りさくような痛みは，血瘀あるいは腸癰（虫垂炎など）である。

腹部膨満感があり排ガスや噯気で軽減し，食欲がないのは，気滞・食積が多い。腹部膨満が持続し便秘するのは実証，脹ったり軽減したりして便が軟らかいのは虚証が多い。

10　四肢・腰部その他

痛み・しびれ・腫瘤などを問診する。

悪寒・発熱とともに全身の関節が痛むのは，表証が多い。関節がしびれ痛むのは，痺証が多い。固定性の激痛は，たいてい血瘀である。

四肢がだるく身体が重いのは，湿証が多い。
手足がしびれ軽度の痛みをともなうのは，血虚が多い。
腰や下肢に力が入らず，だるく痛むのは，腎虚が多い。

11 月経・妊娠・分娩

月経については，周期と月経血の量・色・性質などを聴取する。
正常の月経周期は30日前後である。
周期が短く（7～9日以上短いもので，「月経先期」という），量が多く色が紅いのは血熱，量が多く色が淡紅でさらさらしているのは気虚が多い。
周期が長く（7～9日以上長いもので，「月経後期」という），量が少なくて暗紅色のものは寒証，量が少なく色が淡紅なのは血虚が多い。
月経周期が不定（「月経先後不定期」という）で，月経痛をともなうものは肝気鬱結，月経血量が少なくて淡紅なのは腎虚が多い。
月経過多で，色がうすいのは気虚，粘稠で紅いのは血熱が多い。月経過少はたいてい血虚である。
月経血に凝血塊が混じり青紫色を呈すものは血瘀が多く，月経時に痛みをともなうのは気滞が多い。
分娩回数が多いものは，気虚・血虚・血瘀を生じやすく，早産・流産・難産をしたことのあるものは，気血の不足や肝腎の虚を考慮する必要がある。また，妊娠時は使用してはならない薬物があるので，必ず妊娠の有無を聞くべきである。
このほか，さまざまな症状を聴取すべきであるが省略する。各弁証に述べられている内容を参考にしていただきたい。

IV. 切 診

切診とは，触覚による診察法で，患者に触れることにより病状を知る。切診のうちではとくに脈診が重視される。

A. 脈 診

脈診は「切脈」「候脈」とも呼ばれる。

血管は血液が循環する通路で，気血が循行し心が主る。

血管の拍動状態は，心臓の駆血力・血管壁の性状・血液の流量と性状・血管運動神経の機能状態・精神状態・外界の環境・その他の要因によって微妙に変化する。

中医学では，血管の拍動状態をくわしく分析することにより，人体の正気の状態・病邪の性質・病変の予後などを判断する。以下に，脈診の方法，主な脈象の性状・形態およびその臨床的意義について述べる。

1 脈診の方法

1) 時 間

外界の影響を受けることが最も少ない早朝がよいが，通常はできるだけ平静な環境のもとで行う。注意力を集中し，少なくとも1〜2分かけてより正確な脈象を得るようにする。

2) 部 位

現在一般に用いられる脈診の部位は，両側の橈骨動脈の腕関節付近（寸口部という）である。橈骨動脈の拍動部を寸・関・尺の3部に分け，橈骨茎状突起の部位を「関」，その末梢側を「寸」，中枢側を「尺」とする（**図3-3**）。

古代文献の記載によると，寸では横隔膜より上部の病変を，関は横隔膜から臍部までの病変を，尺は臍以下の病変を，それぞれ判定し，また右寸は肺・左寸は心，右関は脾胃・左関は肝胆，両尺は腎・膀胱の状態をそれぞれ判定するとされている。ただし大腸・小腸・三焦については各医家により意見が異なっている。

臨床上参考になることも多いが，傍証の一つとすべきもので，弁証は必ず四診合算によって行わなければならない。

3) 体 位

患者を坐らせるか仰臥させ，腕を心臓と同じ高さにして手掌を上に向

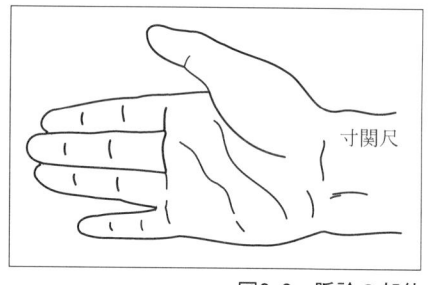

図3-3 脈診の部位

け，腕関節背面に柔らかい敷物をあてて支える。体位が不正確であれば正確な脈象が得られないことが多いので注意すべきである。

4）平　息

脈診する場合，自分の呼吸を平静にととのえて，自分の1呼吸ごとに触れる患者の脈拍の至数が正確に数えられるようにする。時計によって測定するのもよい。

5）指　法

第2指で寸部を，第3指で関部を，第4指で尺部を脈診する。以下の点に注意する必要がある。
(1) 指をあてる間隔は患者の身長に応じて決め，体が大きいときは指の間隔をひろげ，小さいときはつめる。乳幼児の場合には1指のみで脈診する。
(2) 3本の指は高さをそろえ，指先が均等に脈拍に触れるようにする。
(3) 脈診の指の力の入れかたによって脈象がどのように変化するかを観察する。軽く触れて脈象をみることを「挙」「浮取」，力を入れてみることを「按」「沈取」，両者の中間を「中取」という。また，指をわずかに移動させたり，おさえる力をさまざまに変えて仔細に脈象をみることを「尋」という。
(4) 総按と単診。3本の指で同時に脈診することを「総按」，別々に寸・関・尺を脈診して各部での脈象の違いを比較することを「単診」という。

2　脈　象

脈診したときに感じられる脈拍の形象を脈象という。脈象には，至数・拍動する力の強弱・形の大小・リズム・血流の状況・拍動の長短などが含まれる。

1）正常脈

平脈ともいう。一息に4〜5至，毎分65〜80ぐらいで，ゆったりとして規則正しい。平脈には以下の3つの特徴があるとされている。
　有　神：ゆったりして十分力があることを示す。
　有　胃：「胃気がある」ともいわれ，浮・沈・数・遅のいずれでもなく，一つひとつの脈拍が柔和で規則的なリズムを示す。
　有　根：沈取しても一定の力があること，また尺脈が十分有力であることを

示す。

このほか，年齢・性別・肥痩・体質の強弱などによってやや変化がみられる。小児では軟で速く，女性は男性より軟でやや速く，肥えた人はやや細で沈，痩せた人はやや大，スポーツマンは緩，妊婦は滑でやや数などが多いが，いずれも正常範囲の変動である。また，橈骨動脈が先天的に狭小であったり，前腕背側を走行している（反関脈・斜飛脈という）こともあるが，これには特別の意義はない。

2）病　脈

脈位の深浅・脈拍の遅速・拍動の強弱・脈の大小長短・脈拍の形状・リズムなどにもとづいて，脈象を28種に分類している（**表3-2**）。

―――――――――――――― **脈位の深浅** ――――――――――――――

（1）浮　脈
軽く触れて得られる脈象。浮取で最も力があり，中取・沈取で減弱する。
〔臨床的意義〕
表証をあらわす。邪正相争が表で起こっていることを意味し，浮で緊張し有力なものは表実，浮で軟らかいものは表虚である。ただし，虚弱体質・肥満者・浮腫のあるものなどでは，表証があっても浮脈があらわれないことが多い。
慢性疾患や出血のあとなどで浮脈を呈する場合があり，浮取するとやや力があるが沈取するとほとんど無力である。気血不足を示す。

（2）沈　脈
浮取・中取ではあまり触れず，沈取で最もよく触れる脈象である。
〔臨床的意義〕
裏証をあらわす。裏で邪正相争したり，気血が鬱阻された場合は，沈で有力である。脈気が不足して脈を昇挙できない場合は，沈で無力である。

（3）伏　脈
沈脈よりもっと深く，骨につくほど重按してはじめて触れる脈象である。
〔臨床的意義〕
激痛・病邪極盛による心包閉塞の意識障害・寒邪直中など，脈気が閉塞されたときにみられる。亡陽で脈を昇挙できないときにも生じ，脈が非常に弱い。

脈拍の遅速

(4) 遅　脈
正常の脈拍にくらべて遅い脈象で，一息に4至以下，1分間60未満の脈である。

〔臨床的意義〕

多くは寒証・陽虚をあらわす。寒邪直中・痰飲・血瘀では，遅で有力。陽虚の虚寒では遅で無力。妊婦で遅脈があらわれたときは，子宮の循環不良による流産の前兆であることもある。なお，熱性病の最盛期の実熱の場合にも遅で有力な脈があらわれることがあり，重篤な徴候である。

(5) 緩　脈
脈が一息4至，1分間65回ぐらい。

〔臨床的意義〕

浮でも沈でもないのは平脈。湿証・脾胃虚弱では，脈の推動が弱くなりやや遅くやや無力になる。

(6) 数(さく)脈
正常の脈拍にくらべて速い脈象で，一息に5至以上，1分間90以上の脈である。1分間85～90ぐらいを「やや数」「帯数」という。

〔臨床的意義〕

熱証をあらわす。数で有力は実熱，数で無力は虚熱（陰虚）。陰虚では陽を収斂できないので，浮脈を呈することが多い。沈数は裏熱が多い。浮大無力は陽虚で虚陽が浮いている「仮熱」である。

脈拍の強弱

(7) 虚　脈
無力な脈象の総称である。

〔臨床的意義〕

虚証をあらわす。陰虚では収斂が弱くなるために浮で中空の感じがし沈取すると無力で，陽虚では昇挙が弱いために沈で浮取では触れない。これを「浮をもって陽を候い，沈をもって陰を候う」（《脈経》）といっている。

(8) 実　脈
浮取・中取・沈取および寸関尺すべてが有力で充実した脈象である。

表3-2 (1)脈象の区別と意義

	脈象の名称	至　数	力の強さ	形　態	臨床的意義	備　考
1	浮脈		浮取で力があり，中取，沈取すると弱くなる		表証 陰血不足 浮陽	陰血不足と浮陽では無力
2	沈脈		浮取，中取ではあまり触れず，沈取ではっきりと触れる		裏証	有力は裏実 無力は陽気不足
3	伏脈			沈脈よりさらに沈	激痛・邪盛・亡陽	
4	遅脈	一息に4至以下，1分間60未満			寒証 (実寒・陽虚)	裏実熱でもみられ，重篤
5	緩脈	一息に4至1分間65	やや無力		湿証 脾胃虚弱	一般に平脈をあらわす
6	数脈	一息に5至以上，1分間90以上			熱証 (実熱・虚熱)	気虚でもみられることがある
7	虚脈		無力である		虚証 (気血両虚)	各種の無力な脈の総称
8	実脈		有力である 浮・中・沈取すべて充実		実証	各種の有力な脈の総称
9	大脈			脈形がゆったりと大きい	大で有力は邪盛，大で無力は虚証	
10	洪脈			大脈と似て来盛去衰	裏実熱	
11	細脈 (小脈)			脈形が細い	気血不足 陰陽両虚	陰血不足では偏浮，陽気不足では偏沈
12	長脈			脈形が長い	熱証 実証	長脈だけのときは正常
13	短脈			脈形が短い	陽気不足・痰・気滞	
14	滑脈			血流がなめらかで盆に珠をころがすように円滑に触れる	痰飲・食積・実熱・血瘀	妊娠時にもみられる

表3-2 (2)脈象の区別と意義

	脈象の名称	至 数	力の強さ	形 態	臨床的意義	備 考
15	渋脈			血流がなめらかでなく，小刀で竹をけずるように触れる	血虚・血瘀	
16	弦脈		やや有力のことが多い	脈形が長くまっすぐで，琴の弦をおさえるように触れる	肝胆の病変・疼痛・痰飲	弦硬は胃気不足
17	緊脈		有力	弦・有力で，脈が左右にゆれる感じがする	寒証・疼痛	
18	促脈	一息5至以上，1分間90以上		脈拍が不規則に欠落する	実熱に気滞・血瘀・痰飲をともなう	
19	結脈	一息4至以下，1分間60以下		脈拍が不規則に欠落する	裏寒・陽虚に気滞・血瘀・痰飲をともなう	
20	代脈	遅い		脈拍が規則的に欠落する	気血虚損	
21	濡脈		やや弱い	浮・軟・細のもの	脾虚の精血不足・湿証	
22	弱脈		無力	沈・軟・細のもの	気血不足	
23	牢脈		沈取で有力	浮・中取で触れず，沈取で弦・大・長のもの	頑固な病変	沈弦・沈実という
24	動脈	一息5至以上，1分間90以上	有力	滑・数・短のもので，豆のような形	疼痛・高熱・妊娠など	
25	微脈		非常に弱い	非常に細く，あるかないかはっきりしない	陽虚・気虚陰陽虚衰	
26	散脈		弱い	浮大で，中取・沈取ともに空虚	心腎陽虚・亡陽	
27	芤脈		弱い	浮大で，中取で空虚，沈取でやや触れる，葱の管をおさえるような感じ	急性の失血	次第に革脈へと移行する
28	革脈		外強中空	浮取で弦硬・沈取すると中空	慢性の精血不足	芤脈とほぼ同じ

Ⅳ．切 診

〔臨床的意義〕

病邪の勢いが強く正気も充実していて，邪正相争がはげしいことをあらわす。病邪に対する全身的な抵抗反応によると考えられる。

脈拍の大小

（9） 大　脈

ゆったりと大きく，触れた指にあふれるような脈象である。

〔臨床的意義〕

大で有力なものは，邪熱の勢いが強く病状が進行していることを示し，「洪脈」と同義である。大で無力なものは，陰虚で脈を収斂できないことを示し，慢性消耗性疾患や出血性疾患でみられる。

（10） 洪　脈

脈形がゆったりして大きく，浮・中・沈ともに有力なもので，浮取で最も強く触れる。「来盛去衰」といわれ，脈がくるときの方が去るときより力強い。波が岸に滔々とわきあがっておしよせ，おだやかにひいてゆくのにたとえられる。

〔臨床的意義〕

裏実熱をあらわす（陽明腑証・気分大熱）。多くの場合右脈の方が左脈より顕著にあらわれる。陰虚陽亢でも洪脈がみられるが，浮取のみ明らかに触れ，中取・沈取では正常の脈力より弱く，慢性消耗性疾患や大出血後などにあらわれる。

（11） 細　脈（小脈）

正常脈よりかなり細く，糸のように触れる脈である。

〔臨床的意義〕

気血不足・陰陽両虚をあらわす。陰血の不足では浮に偏し，陽気の不足では沈無力に偏する。

脈の長短

（12） 長　脈

脈形が長く，寸と尺の部位を超えた拍動を触れるものである。

〔臨床的意義〕

長脈のみの場合は正常脈である。長で浮は邪盛，長実は熱邪によるもので，長で洪大は裏実熱（陽明経証・気分大熱）である。長軟は健常の脈で，長緩は

病変が治癒に向かっていることを示す。
(13) 短　脈
　脈拍が関部だけで触れ，寸尺にはとどかないものである。
　〔臨床的意義〕
　気血の不足あるいは運行が停滞したことを示す。短で有力は痰・食積による気滞，短で無力は陽気不足である。

血流の変化

(14) 滑　脈
　血管壁を通して触れる血流がなめらかで，盆に珠をころがすように円滑に触れるものである。一般に去来が速い。
　〔臨床的意義〕
　痰飲・食積・実熱などの邪盛をあらわす。妊娠時にもよくみられ，初妊婦でとくに顕著である。体力の充実した健康人にもみられる。
(15) 渋　脈
　血流がなめらかでなく，小刀で竹をけずるときの手ごたえにたとえられる脈である。一般に，細で遅い。
　〔臨床的意義〕
　渋で無力は血虚・津虚，渋でやや有力は血瘀である。

血管の緊張度の変化

(16) 弦　脈
　長くまっすぐで，琴の弦を触れるような脈である。
　〔臨床的意義〕
　肝気鬱結・肝火旺・肝陽上亢・肝風内動などの肝胆の病変をあらわす。疼痛や痰飲でもみられる。一般に，弦脈は正常よりやや有力のことが多い。弦で無力なものを虚弦といい，陰虚陽亢でみられる。弦で硬い脈は，緩和にさせる胃気の欠如を示し，よくない徴候である。
(17) 緊　脈
　弦数で有力なもの。張りつめた縄(なわ)をなでるようで，脈が左右にゆれて一定しない。

Ⅳ．切　診　117

〔臨床的意義〕
寒証・疼痛をあらわす。浮緊は表寒，沈緊は裏寒である。

脈拍のリズムの異常

(18) 促　脈

脈拍が速くて（90回／分以上）不規則に欠落するもので，脈力はほぼ正常である。
〔臨床的意義〕
実熱に気滞・血瘀・痰飲をともなうことをあらわす。数は熱証を，脈の欠落は気滞・血瘀・痰飲による心気の障害を示す。
心電図上では心房粗細動などに相当する。

(19) 結　脈

遅緩の脈（60回／分以下）で，不規則に欠落するものである。
〔臨床的意義〕
裏寒・陽虚に気滞・血瘀・痰飲などをともなうことをあらわす。

(20) 代　脈

脈拍が遅く規則的に欠落するものである。
〔臨床的意義〕
気血の虚損をあらわす。各種の心臓疾患でみられ，心臓の機能衰弱や失調によって生じる。疼痛・外傷でみられることもある。慢性疾患や老人に発生したときは重篤である。

複合の脈象

上記の脈象が組み合わさった脈象である。

(21) 濡（なん）脈

浮軟細小の脈である。
〔臨床的意義〕
脾虚による精血不足をあらわす。暑湿・湿困脾胃でもみられる。

(22) 弱　脈

沈軟細小の脈である。
〔臨床的意義〕
気血不足をあらわす。湿盛の場合にも，浮腫のために外から触れにくくなっ

て生じる。
(23) 牢(ろう)脈
　浮取・中取では触れず，沈取で弦大・長のものである。沈弦・沈実と表現することが多い。
〔臨床的意義〕
　頑固な病変をあらわす。肝風内動・腹腔内腫瘤や癒着でよくみられる。虚証であらわれることは少ないが，出血や脱水でみられるときはショックの前兆である。
(24) 動　脈
　滑・短・数のもので，豆のような形といわれ，関部であきらかに触れる。
〔臨床的意義〕
　急激な疼痛・高熱・妊娠・恐怖・驚きあるいは気滞でみられる。
(25) 微　脈
　きわめて細く，あるかないかわからないような絶えそうに軟弱な脈である。
〔臨床的意義〕
　陽虚・陰陽虚衰をあらわす。
　血流量の減少と拍動無力の状態である。
〔附〕
　微脈と細脈・弱脈・濡脈は，いずれも細小で軟という点で似ているが，その違いについて，「細脈の小は微より大，常にただ細なるのみ，濡脈は極めて軟にして浮細，弱脈は極めて軟にして沈細，これを按じて指下に絶えんとす」（《脈経》），「細甚だしく無力を微となす」（何夢揺），「微脈は有るがごとく無きがごとく，絶えんとして絶えるにあらず，しかもこれを按じてやや模糊の状あり，弱脈の弱小にして分明なるに似ず，細脈はこれ繊細にして有力」（張璐）などと述べられている。
(26) 散　脈
　浮大で，中取・沈取ともに全く空虚なもので，浮取でも非常に弱くリズムが不整である。
〔臨床的意義〕
　陰血の損耗による陽気の離散をあらわす。ショック状態でみられる。
(27) 芤(こう)脈
　浮大で中取すると空虚なもの。葱の管をおさえるのにたとえられるように，脈力は浮取で正常，中取であきらかに空虚，沈取でやや回復する。

〔臨床的意義〕

失血・津液消耗をあらわす。大出血や産後によくみられる。陰血が不足し陽気が外散するために生じる。時間の経過とともに革脈へ移行する。

(28) 革　脈

浮取で弦硬，按じると中空のものである。

〔臨床的意義〕

精血の不足をあらわす。芤脈とほぼ同じ意義であるが，慢性的な状況で生じる。血管壁が硬く，血管を充足する血流量の不足を示す。

3　脈診と症候

　脈診は重要な診断方法の一つであるが，絶対的なものではない。病変の状態によっては，脈象にはそのまま反映されなかったり仮象があらわれることがあり，逆に症候にははっきりあらわれないか仮象が生じ，脈象には明瞭に病態の本質が反映されることもある。このような場合には，四診を合算して脈象に従う（捨症従脈）か症候に従う（捨脈従症）かを決定する。

　脈象と症候が合致しない状況は，次の2通りがある。

(1) 一方が真象でもう一方が仮象の場合。

(2) 両方とも真象で，病変が虚実挾雑である場合。

　上記 (1) の状況について例をあげて説明する。たとえば，腹痛・圧痛が強い・便秘・舌苔は黄厚で乾燥という熱結腸胃の症候がみられるのに，脈は遅細で一見虚寒にみえる場合がある。この場合の脈象は，炎症性疼痛による迷走神経緊張や表在血管の反射性収縮によるもので，実際の病態とは逆にみえる「仮象」すなわち「仮寒」である。この場合には，「捨脈従症」して急いで熱結を瀉下によって除くべきである。また，同様に熱結腸胃で，脈は沈数で裏熱をあらわし，症状には表在血管の反射性収縮による四肢の冷えなどの「仮寒」の徴候がみられる場合は，「捨症従脈」すべきである。

　(2) の状況についていえば，たとえば腹水という邪実の症状があり，脈は微弱無力で虚証をあらわすときは，正気の虚によって生じた邪実という虚実挾雑で，どちらも真象を示している。この場合には，四診合算して邪実と正虚の軽重を判断し，「捨脈従症」によって先攻後補するか，「捨症従脈」によって先補後攻するかを決める。ただし，一般的には攻補兼施の方法がとられる。

　このように，脈象と症候が合致しないときには，注意深く診察して本質をつ

かむようにしなければならない。虚実挾雑の状況は比較的弁別しやすいが，一方が仮象の場合には惑わされやすいのでとくに注意すべきである。たとえば，前例の熱結腸胃であるのに脈象が遅細のような「仮寒」の状況を呈するときは，脈を仔細に按じると必ず有力であり，虚寒の遅細で無力の脈象とは異なることがわかる。また，熱結で生じる「仮寒」の四肢の冷えの場合でも，脈象以外に必ず熱証の症候が認められるものである。

B．触　診

　触診では，体表各部の寒・温・湿・燥・腫脹・疼痛ならびに筋緊張や圧したときの反応などを調べる。触診時には手を温かくしておく必要がある。

1　皮　膚

　皮膚の寒温は体温の高低を，潤燥は汗の多少を反映するが，両者をあわせて観察することが大切である。

　病変の初期に，皮膚が熱く乾いているのは表実，湿潤しているのは表虚あるいは表熱が多い。

　皮膚がしっとりと湿って冷たいのは，気虚の自汗，あるいは発熱がひいて治癒しかけているものである。皮膚が冷たく冷汗が多いのは，亡陽によるショックに注意すべきである。

　皮膚が乾燥してしわがよっているのは，津虚あるいは気陰両虚が多い。乾燥して粃糠状の粉がふいたようなものは，血虚・陰虚が多い。慢性病で皮膚が非常に乾燥して触れるとざらざらするようなものは，肌膚甲錯といい，陳旧性の血瘀で血虚をともなう場合にみられる。

　皮膚をおさえると陥凹しすぐもとにもどらないのは，水腫である。

2　四　肢

　四肢が冷たいのは，陽虚のことが多い。
　手のひら・足のうらに熱があるものは，陰虚のことが多い。
　このほか，運動麻痺や奇形にも注意すべきである。

3 胸　部

　胸部ではとくに心尖拍動を注意する。肥満したものでは弱く，痩せたものではやや強いが，これは正常の現象である。
　拍動が非常に弱いかあきらかに強いものは，心気虚のことが多い。

4 腹　部

　腹部では部位・筋緊張・圧痛・腫瘤などに注意し，西洋医学的な判断も含めて診察する。
　腹筋緊張が強いのは肝気鬱結・気滞あるいは腹腔内の炎症などの実証が多く，弱いのは虚証が多い。
　腹痛や腹部膨満感があり圧痛が強いのは熱証・実証が多く，圧すると痛みが楽になり膨満感も軽減するのは寒証・虚証あるいは気滞である。
　腹部が膨満し，叩くと鼓をうつような音がするのは気滞，ボチャボチャと水の音がするのは「水振音」といい胃内の溜飲（痰飲）が多い。叩いても音がせず，かたく脹っているのは腹水が多い。
　腹部に腫瘤があり，かたく触れるものは充実性腫瘤で，「癥（ちょう）」「積（しゃく）」ともいい，血瘀・痰などが関連する。腫瘤がみえるが触れると消失するものは「瘕（か）」「聚（じゅ）」といい，多くは腸内のガス貯留によるもので，気滞をあらわす。ときに上腹部に盆のようなかたい腫瘤を触れることがあるが，痰飲によるものである。
　このほか，種々の所見がみられるが，解剖学や西医診断をもとにして参考資料とすべきである。また，中医学的には経絡の走行を考えて，弁証の参考にするのがよい。

5 経　穴（ツボ）

　臓腑の病変は相応した経絡や経穴に圧痛・過敏・陥凹あるいは知覚低下・隆起などとしてあらわれるので，補助的に用いるとよい。詳細は針灸学の成書にゆずる。

第4章 弁証論治

　弁証論治は，中医学における診断と治療の全過程である。四診で得たデータから当面の病変の原因・経過・予後ならびに現在の状態を判定することが「弁証」で，弁証にもとづいて現在の状態をよりよくする最適な治療をみつけることが「論治」である。弁証を明確に行うためには基本理論をはっきりと把握する必要があり，的確な論治を行うためには治療原則（治則・治法）を十分知っておくべきである。

　弁証論治の最も基本となるものが八綱弁証で，他のあらゆる弁証の基礎である。人体側の機能面・物質面に重点をおいた弁別法が気血弁証・臓腑弁証であり，外来の病邪あるいは病理的産物に対する弁別が病邪弁証である。このほか，急性の発熱性疾患に対してとくに設けられた弁証論治が外感熱病弁証で，これには八綱・気血・臓腑・病邪のすべての弁証が含まれる。

Ⅰ．八綱弁証

　八綱とは，陰・陽・表・裏・寒・熱・虚・実のことで，中医学の最も基本になる概念である。一般的にいうと，表裏は病変部位と病邪の深浅を，寒熱は病変の性質を，虚実は病邪と正気の盛衰をあらわし，陰陽はこれらすべてを概括する。

　八綱がもつ内容は非常に広く，すべての弁証の基本になるので，臨床的にはまず八綱弁証を行う必要がある。ただし八綱弁証では，まず陰陽を明確にすることが最も重要で，八綱弁証の要は陰陽の弁別にあるといえる。したがって《素問・陰陽応象大論》には「よく診るものは，色を察し脈を按じ，先ず陰陽を別かつ」の記載がある。表裏については，外感病に対して病邪の深浅を決めて治療を行ううえでの意義が大きいが，慢性疾患では裏証が大部分をしめる。寒熱は，病変の性質の判断で，治療において寒証には温熱薬を，熱証には寒涼

薬を用いるための根拠となる。虚実は，病邪の勢いと正気の強さを弁別するもので，扶正法と祛邪法の選択の基準となる。

なお，八綱の各区分は互いに独立した固定的なものではなく，以下に述べるように相互に密接な関連がある。また，各区分のあいだには「相兼」「転化」「挟雑」という状況もよくみられる。

「相兼」とは，八綱のうちの二綱以上の症候が同時にみられることである。たとえば，外感病の初期にみられる表証には寒証か熱証をともなうことが多く，それぞれ「表寒」「表熱」といわれる。また，慢性疾患にみられる虚証にも寒証や熱証をともなうことが多く，それぞれ「虚寒」「虚熱」と呼ばれる。ただし，これらの場合には寒証・熱証は従属的なもので，主体になるのは虚証である。なお，表証と裏証が同時にみられることもあり，これを表裏相兼あるいは表裏同病というが，いずれが主体であるかは具体的な状況によって異なる。

「転化」とは，八綱のうちの表証と裏証・寒証と熱証・実証と虚証・陰証と陽証という対立する一綱の症候の，もう一方の綱の症候への変化をいう。たとえば，外感病の初期には表証があらわれるが，病邪の勢いが強い・正気が弱い・不適当な治療などの条件では裏証に変化する。また寒証から熱証，実証から虚証への転化もよくみられる。転化は一定の条件がととのうとおきるので，病理機序を十分に把握し，治癒にむかう方向へ転化するように適切な処置を行う必要がある。

「挟雑」とは，性質の相反する症候が同時にみられることで，「寒熱挟雑」「虚実挟雑」がこれにあたる。ただし場合によっては，見かけ上の症候が病変本来の性質とは逆の「仮象」であることもあり，「真熱仮寒」「真寒仮熱」「真実仮虚」「真虚仮実」などと表現される。

以上のことをふまえたうえで，以下に陰陽・寒熱・表裏・虚実の順に述べる。

A．陰　陽

陰陽についてはすでに各所で述べた如く，事物・事象の対立する性格を概括した抽象的哲学的な概念である陰証と陽証，および基礎物質としての「陰陽」の不足を論じた陰虚・陽虚・亡陰・亡陽がある。（第2章「V．陰陽について」参照）。繰り返しになるが，陰証・陽証と陰虚・陽虚・亡陰・亡陽の概略を述べる。

1 陰証・陽証

　八綱の総綱で，臨床症候をおおまかに分類して診断上の参考とする。ここで陰証・陽証は陰陽という哲学的概念上の属性による区分である。表証・熱証・実証の多くは陽証に，裏証・寒証・虚証の多くは陰証に含まれる。一般には，興奮性・運動性・熱性をあらわす症候を陽証とし，鎮静性・静止性・寒性をあらわす症候を陰証とする。ただし，ときには実証や熱証を陽証といったり，虚証や寒証を陰証と呼ぶこともある。現在では，典型的な陽証としては実熱を，陰証としては虚寒を考える（**表4-1**）。これ以外の症候では，含まれる症状が複雑に錯綜するので，陰証・陽証の判断には詳細な考察を要する。

　臨床的には，陰証・陽証を詳細に弁別したうえで，虚実・寒熱・表裏を用いて正確な弁証を行うべきである。

2 陰虚・陽虚・亡陰・亡陽

　具体的な基礎物質としての「陰陽」の不足によって生じる症候である。（「陰陽」については第2章の「Ⅴ．陰陽について」を参照されたい）

1）陰　虚

　「陰陽」の陰不足の症候をともなう病態である。陰虚のために陽が盛んになり熱証があらわれるので，これを「虚熱」という。

〔主症状〕
　顔面紅潮・のぼせ・胸があつ苦しい・熱感・いらいら・不眠・よく目がさめる・手のひらや足のうらのほてり・口の乾き・咽の乾き・唇のひびわれ・ねあ

表4-1　典型的な陰証・陽証の対比

症状 分類	精神	顔色	寒熱	大小便	呼吸	口渇	舌	脈
陽証 （実熱）	狂躁	紅潮	悪寒なし 悪熱	便秘 濃い尿	息があらい 声が大きい	口渇 冷たいもの を欲する	舌質は紅絳 舌苔は黄	滑実 洪数
陰証 （虚寒）	萎縮	蒼白	悪寒 四肢の冷え	下痢 うすい尿	息ぎれ 声が小さい	口渇なし 熱いものを 欲する	舌質は淡 舌苔は白	軟細 微弱

Ⅰ．八綱弁証

せ・舌質が絳・舌の乾燥・舌の裂紋・舌苔が少ない・剝苔・鏡面舌・脈は細数あるいは浮数で無力など、熱証と燥証がみられる。とくに熱証が強いものを，陰虚陽亢・陰虚火旺という。

臨床上よくみられるのは，肺胃陰虚・心腎陰虚（心腎不交になる）・肝腎陰虚であるが，詳細は「III. 臓腑弁証」にゆずる。

〔論治〕

治法は補陰（養陰・滋陰・育陰・涵陰）である。滋潤・栄養・鎮静などの作用をもつ補陰薬と補血薬を用いる。肺・胃の陰虚には沙参（わが国では生薬・浜防風）・麦門冬・石斛・百合などを，肝・腎の陰虚には玄参・生地黄・天門冬・女貞子・亀板・鼈甲などを用いる。熱証が強い場合は，青蒿・白薇・銀柴胡・地骨皮・牡丹皮などの清虚熱薬や，山梔子・黄連・知母・黄柏などの清熱薬を配合する。

●代表方剤……養胃湯・益胃湯・沙参麦冬湯・六味丸・左帰丸・左帰飲など。

2）陽　虚

「陰陽」の陽が不足し，寒証が生じたものである。陽虚陰盛・陽虚寒盛による寒証であり，これを虚寒という。

〔主症状〕

寒がる・四肢の冷え・寒冷をきらい温暖を好む・舌質は淡白で胖大・脈は沈遅で無力などの寒証を呈する。甚だしければチアノーゼ・水様便・嗜眠傾向があらわれる。中心になるのは腎陽虚で，脾腎陽虚・心腎陽虚などとしてあらわれることが多い（「III. 臓腑弁証」参照）。

〔論治〕

治法は補陽（温陽・壮陽・助陽）である。附子・肉桂・鹿茸・肉蓯蓉・巴戟天・菟絲子・補骨脂・蛤蚧・冬虫夏草など強心・強壮などの作用をもつ補陽薬を用いる。寒証がつよければ，さらに乾姜・呉茱萸・蜀椒・高良姜などの散寒薬を加えるが，附子・肉桂は補陽と散寒の効能をもつので増量するのもよい。

●代表方剤……理中湯・附子理中湯・四逆湯・八味地黄丸・右帰丸・右帰飲など。

3）陰陽両虚

陰虚と陽虚の症候が同時にみられる場合で，治法は陰陽双補である。陰陽

両虚で陽虚に偏する場合は右帰丸，陰虚に偏る場合は左帰丸を用いる。いずれも補陰と補陽の両方を配慮しながら，いずれかに重点をおいている。陽亢（火旺）が顕著な場合には，滋陰瀉火と補陽をかねた二仙湯などを用いる。

4）亡陽と亡陰

〔弁証〕

亡陽：陽の甚大な消耗によるショック状態で，無欲状（ときに煩躁がある）・冷汗・チアノーゼ・四肢が冷たい・口渇はないが熱い飲物を欲する・舌質は淡白・脈は沈細で微弱・甚だしければ意識喪失をともなう。

亡陰：陰を大量に喪失したための危急状態で，発汗・体表や四肢があつい・口渇・冷たい飲物を欲する・呼吸促迫・息ぎれ・やや興奮状態・舌質は紅で乾燥・脈は浮数で無力，甚だしい場合は意識障害をきたす。

いずれも，高熱・発汗過多・急激な嘔吐や下痢・大出血などで，陰・陽をはげしく消耗した場合に発生する。陰と陽は陰陽互根の関係にあるので，亡陰と亡陽は互いに影響しあい転化する。一般に，亡陰は経過が長く，亡陽は急速に発生する。亡陰・亡陽は，いずれが顕著かで決まるが，実際には両面の配慮が必要である。

〔論治〕

治法は扶正固脱である。

亡陽には回陽益気・固脱で，人参・附子を大量に用い，大量の山茱萸・竜骨・牡蛎で止汗する。地黄・白芍・阿膠などで陰を保護する必要もある。

●代表方剤……参附湯・独参湯・参附竜牡湯など。

亡陰には益気斂陰で，麦門冬・五味子などの滋陰薬に人参を配合する。ただし，補気の目的で辛温の薬物を用いてはならない。

●代表方剤……生脈散など。

B．虚　実

虚とは「正気の虚」で，実とは「病邪の実」である。つまり，人体にとって必要な物質や機能の不足が「虚」で，不必要有害なものの存在とその病理的反応が「実」と考えてよい。機能面にかぎると，虚は機能の低下を，実は正常な機能における邪正相争のあらわれを意味する。

一般的にいうと，虚実は人体の抵抗力と病邪の強弱を弁別するもので，これによって治療に補法を用いるか攻法を用いるかを決める。つまり，必要なものは補い，不必要有害なものはとり除くということである。同一個体内では，虚の面と実の面がともにみられることが多いので，両面を考慮して本質をつかみ，適切な処理を行う。

1　虚　証

　虚証とは，陰・陽・気・血・精・津液の不足で，大きく分けると陰虚・陽虚・気虚・血虚がある。

　虚証が発生する原因としては，次のものが考えられる。
(1) 先天的な体質虚弱（先天不足）。
(2) 慢性疾患にともなう体力消耗。
(3) 過度の疲労・飢餓・性生活の不節制。
(4) 出血・はげしい発汗・急激な嘔吐や下痢にともなう消耗。
(5) 精神的なストレスによる体力消耗。
(6) 病邪の侵入による病理的反応で生じた機能的・物質的な消耗。

〔弁証〕（表4-2，図4-1）

　気虚は，機能低下・抵抗力の衰弱・元気の不足が特徴である。一般的な症状は，元気がない・気力が出ない・無力感・疲労感・息ぎれ・食欲不振などである。

　陽虚の場合には寒がる・四肢の冷え・寒冷をきらい温暖を好むなどの寒証を生じる。陽虚では陽が虚して陰を制御できないので陽虚陰盛となり，このときの寒証を「虚寒」という。

　血虚では，血・津液による栄養・滋潤作用の低下が特徴である。一般的な症状は，痩せる・顔色が悪い・皮膚につやがない・目がかすむ・動悸などで，血虚ではさらに爪がもろい・四肢のしびれ・筋肉のけいれんなどである。

　陰虚の場合にはのぼせ・いらいら・不眠・盗汗・手のひらや足のうらのほてり・口や咽のかわきなどの熱証が加わる。陰虚では陰が不足して陽を制御できないので陰虚陽亢（陰虚火旺）となり，このときの熱証を「虚熱」という。

　このように陰と陽は陰陽互根で密接な関連性があるから，いずれか一方の不足は他方におよび，両者の不足の症候が同時にあらわれる状況を生む。気血両虚・気陰両虚・陰陽両虚などがこれにあたる。

　なお，適切な治療を行うためには，どの臓腑の虚証かを弁別する必要があ

表4-2 虚証の鑑別表

分類	共通症状	異なる症状	治法
気虚	顔面が白い 消化不良	息ぎれ・無力感などが顕著・疲れやすい・無力感・気力がない・自汗 弛緩性便秘あるいは泥状便 脈は沈で無力・舌質は淡・胖大	補気 (益気)
陽虚		寒がる・寒冷をきらい温暖をこのむ・四肢の冷え・顔面が蒼白・チアノーゼ・尿は薄くて量が多い・泥状〜水様便・脈は沈で無力・舌質は淡・胖大	補陽 (温陽・壮陽・助陽)
血虚	皮膚につやがない 痩せる 目がかすむ	顔色がさえない・爪がもろい・手足のしびれ・筋肉のけいれん・月経不順・舌質は淡白・脈は細	補血 (養血・益血)
陰虚	不眠 動悸 脈が細 舌苔が少ない	顔面紅潮・のぼせ・ねあせ・手のひらや足のうらのほてり・口渇・咽のかわき・舌質は絳・剝苔・鏡面舌・脈は細あるいは浮で数	補陰 (滋陰・養陰・涵陰・育陰)

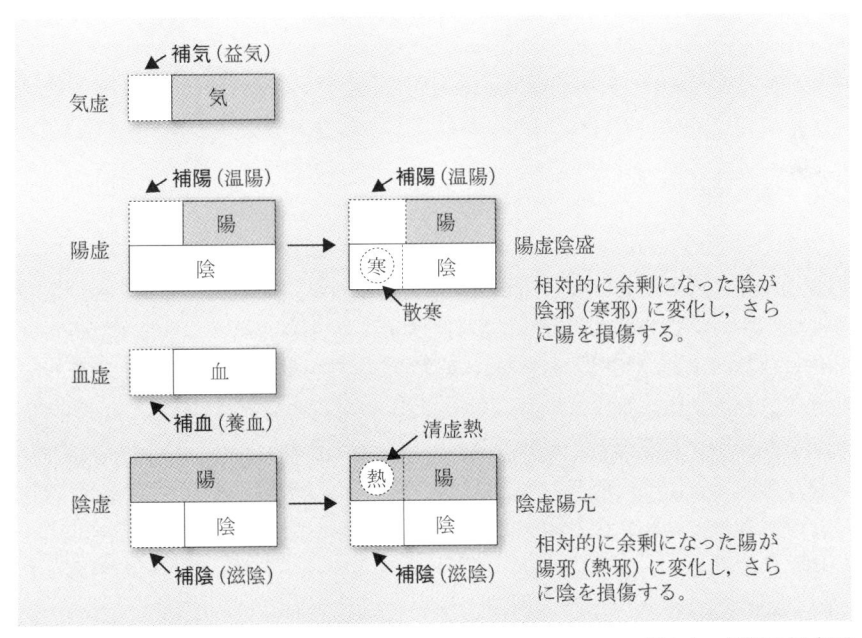

図4-1 虚証の概念図

I. 八綱弁証

るが，本節では虚証についての基本的な概念を示すにとどめ，詳細については「II. 気血弁証」「III. 臓腑弁証」にゆずる。

〔論治〕

虚証の治療原則は「補法」である。気虚には補気（益気），陽虚には補陽（温陽・壮陽・助陽・扶陽・救陽），血虚には補血（養血・益血），陰虚には補陰（滋陰・養陰・涵陰・育陰・扶陰・救陰）を行う。なお，陽虚の虚寒には温陽を主にして散寒を補助とし，陰虚の虚熱には滋陰を主にして清虚熱を補助的に用いることもある。

主な薬物は，補気には党参・人参・黄耆・炙甘草など，補陽には附子・乾姜・肉桂・菟絲子・杜仲・鹿茸など，補血には当帰・熟地黄・白芍・枸杞子・何首烏など，補陰には生地黄・石斛・玄参・麦門冬・天門冬・鼈甲・亀板などである。また，代表方剤をあげると，補気には四君子湯・補中益気湯など，補陽には四逆湯・人参湯・右帰丸など，補血には四物湯・補肝湯など，補陰には沙参麦冬湯・六味丸・左帰丸などがある。なお，陰陽互根の観点から，治療上にも，補陽薬に補陰薬を少量加えたり，補気には大量の補気薬に少量の補血薬を加え，補血には大量の補血薬に少量の補気薬を加えるというように，互いに陰と陽を補う薬物を補助的に加えることが多く，このほうが効果を得やすいとされる。

いずれも詳細については「II. 気血弁証」「III. 臓腑弁証」を参照されたい。

2 実証

実証とは「病邪の実」のことで，病邪の存在とこれにともなう病理的反応状態を指す。体の抵抗力すなわち正気が十分に強ければ，病邪に対して強い反応を示すので，あきらかな実証を呈する。ただし，もう一面で，正気が衰退して体内に痰飲・水腫・気滞・血瘀などの病理的産物が生じて，あらたな実証を発生することもある。

実証が発生する原因としては，次のものが考えられる。

(1) 細菌・ウイルスなどの病原微生物の感染や，寒冷・暑熱・乾燥などの物理的環境の変化による障害（外感六淫）。
(2) 暴飲暴食・美食のしすぎ・刺激物の摂りすぎ・不潔な飲食物の摂取など（飲食不節）。
(3) 寄生虫・外傷など。

(4) 精神的ストレスや感情の抑うつ（肝気鬱結・肝鬱化火）。
(5) 体内の機能失調や機能低下によって生じた病理的産物（痰飲・水腫・瘀血など）。

〔弁証〕

実証は上述した原因の違いによってさまざまな症候を呈し，季節・地域・個体差によってより複雑になる。具体的な症候と弁証論治については「IV．病邪弁証」（六淫・食積・寄生虫・外傷・痰飲・水腫）・「II．気血弁証」（気滞・血瘀）あるいは「V．外感熱病弁証」「III．臓腑弁証」にゆずる。

一般に，病邪に対する正気の抵抗がはげしい場合には，脈が洪数・弦滑・実大・有力となり，あらわれる症候も興奮性・運動性・熱性を呈することが多い。

〔論治〕

実証の治療原則は「攻法」「瀉法」である。さまざまな実証に対応して，祛風・祛湿・散寒・清熱・解毒・瀉火・攻下・利水・逐水・祛痰・駆虫・理気・活血化瘀・消導などの適切な攻法を採用するが，詳細については関係各章節を参照されたい。

3 虚実挾雑

虚証と実証の両面がみられるもので，補法だけでは病邪を除去できず，攻法だけでは効果がないばかりか正気を損傷する場合である。薬物は正気の働きを通じて効果をあらわすので，正気を補うことによって祛邪の効果を強め，虚証と実証の両面に対応する。一般には，虚実挾雑の状況はよくみられる。

虚実挾雑の発生する原因には，次のものがある。

(1) 病邪の勢いが強いか病邪が長期間にわたって存在したために，正気が消耗する：急性熱性疾患の中期〜後期，あるいは慢性疾患にみられる。この状況は，実証が原因で虚証をひきおこしている。
(2) 体の虚弱なものが病邪を感受する。
(3) 体の機能や代謝の低下あるいは物質的な不足（正虚）が原因で，体内に病理的産物としての病邪が発生する：慢性疾患などで浮腫・胸水・腹水・循環障害（血瘀）などが生じた場合がこれにあたる。この状況は，虚証が原因で実証が生じている。

以上を概念的に示すと，**図4-2** のようになる（第2章「V．陰陽について」も参照のこと）。

I．八綱弁証　131

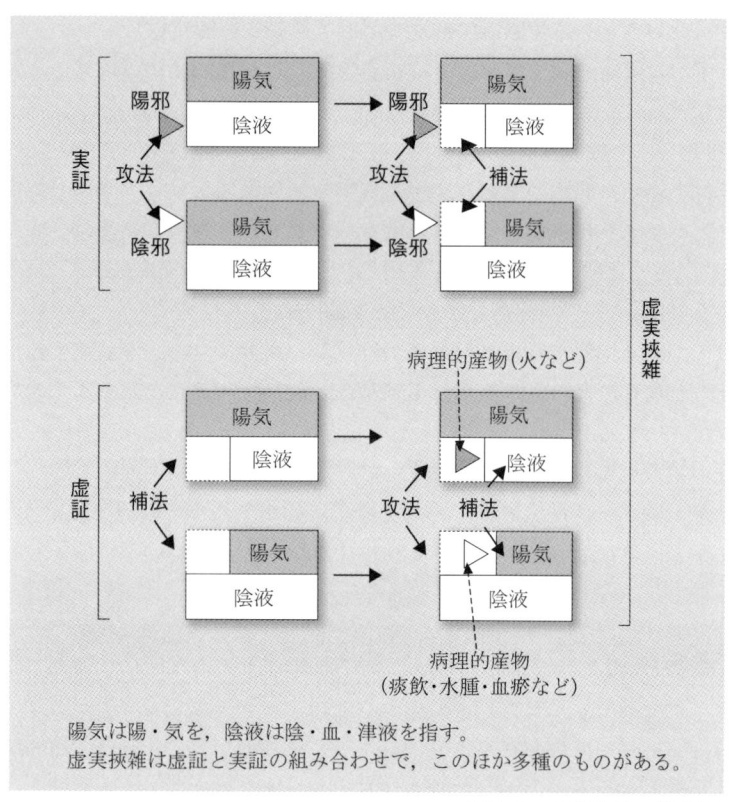

図4-2 虚実挾雑の概念図

治療原則は攻法と補法の両方を用いるが，正気と病邪の力関係にもとづき以下のような方法がとられる。

1）先攻後補

正虚はあきらかであるが，病邪の勢いがはげしいため，急いで攻法によってまず病邪を除く方法で，攻法を用いたのちに補法を用いる。ただし，正虚の程度が比較的軽度で，攻法にたえられる状況でなければならない。とくに，邪実が原因で正虚が生じている場合に適している。

たとえば，高熱・腹痛・腹部膨満・便秘・多汗・うわごとなどの熱結腸胃の症候（陽明腑実ともいう）があり，同時に口渇・舌の乾燥などの脱水症状（陰虚・

津虚）がみられる場合に，まず清熱攻下の大承気湯を用いて熱邪を除去する。これは，熱邪の勢いが強いために陰の消耗が生じているので，まず熱邪を除いて陰のさらなる消耗を防ぐ。これを，急下存陰（急いで瀉下することにより陰液を保護する）と呼ぶ。熱邪が消失したのちに，滋陰という補法を行って正気を回復させるのである。このほか，虚証が原因で胸水・腹水などの病理産物が生じた場合で，正虚の程度が強くないときに，十棗湯・舟車丸・控涎丹などを用いて貯留液を除去し，そののちに補法を用いるのも，この方法の一つである。

2）先補後攻

病邪の勢いが強いが，正虚の程度も強いので，攻法に耐えられない場合の方法で，まず補法によって正気を回復させたのちに攻法を用いる。

たとえば，感染症のショックに対し，まず独参湯や参附湯を用いてショックから回復させる状況がこれにあたる。

3）攻補兼施

一般的な虚実挟雑に対応する方法で，攻法と補法を同時に用いる。臨床的にはこの状況が多いので，大多数の処方はこの組み合せである。

たとえば，急下存陰のために大承気湯を用いる例をあげた（「先攻後補」を参照）が，熱邪による脱水の程度が甚だしくて脈が無力の場合には，たんなる瀉下法を用いると脱水ショックを起こすおそれがある。この状況では，瀉下法に滋陰法を組み合せた増液承気湯などを用いる。

4 仮実・仮虚

みかけ上の症候が本質とは異なる場合で，虚証なのに一見実証にみえるのが「仮実」，逆に実証なのに虚証にみえるのが「仮虚」である。詳細に観察すれば惑わされないが，診断を誤ると「虚を虚し，実を実する」結果となるので，注意が必要である。とくに，重篤な疾患にみられることが多いので，十分な認識をもつ必要がある。

1）仮 実（真虚仮実）

正気が虚した場合にかえって邪実（実証）に似た症候が生じることで，これを「至虚に盛候あり」といっている。

たとえば，強い貧血の場合に，高熱・脈洪大などの実熱に似た症候がみられることがある。ただし，詳細に観察すると，脈は洪大であるが葱の茎をおさえるような中空の感じがし（芤脈），舌質は淡白でやわらかく，舌苔も乾燥した黄苔ではないというように，邪実による症候ではなくて正虚であることがわかる。この状況には補法を用いる。

2）仮　虚（真実仮虚）

病邪の勢いがはげしいときにかえって虚証に似た症候を呈することで，これを「大実に羸状あり」といっている。

たとえば，熱結腸胃の場合に，四肢の冷え・脈が沈伏などの正虚に似た症状がみられることがある。ただし，脈は強くおさえると有力で，舌質は絳・舌苔は乾いて黄色・高熱・声に力のあるうわごとなどのように，邪実による症候であることがわかる。この状況に対しては攻法のみでよい。

5　虚実の転化

正虚と邪実は一定の条件のもとで相互に転化する。一般に，発病の初期には邪実（実証）があらわれるだけであるが，病邪によって正気が消耗すると正虚が発生する。病邪と正虚が同時に存在すれば虚実挟雑となり，病邪が除かれると正虚（虚証）が残る。また，正虚が一定程度になると，機能・代謝に影響がおよんで病理産物としての痰飲・水腫・血瘀・気滞などのあらたな病邪が生じ，虚実挟雑の局面があらわれる。

治療上は，このような正虚と邪実の両面を把握して，攻法と補法をうまく組み合せて対処する必要がある。（**図4-2**）

C. 寒　熱

寒熱は，病変があらわす症候の性質を示すもので，自然界の寒冷現象に類似する症候を「寒証」，温熱現象に似た症候を「熱証」と呼ぶ。身体の陰陽の偏盛偏衰が症候となってあらわれたもので，寒証に対しては温熱薬を，熱証に対しては寒涼薬を用いて，寒・熱に偏った状態を正常にひきもどすための重要な弁別法である。

寒証と熱証には，原因の違いによって実証と虚証の別があり，寒証と熱証が

同時にみられる寒熱挟雑や仮熱・仮寒の状況もある。以下にそれぞれについて述べる。

1 寒　証

　寒がる・悪寒・四肢の冷え・温熱を好み寒冷をきらうなどの，寒涼性の症候である。身体の陽不足あるいは寒邪を受けたための症候である。
　原因によって，実寒と虚寒に分かれ，実寒は症候と治療法の違いによって表寒と裏寒を区別する必要がある。

1）実　寒（寒盛）

　寒邪（あるいはひろく陰邪）の侵襲によって生じた寒証で，実証に相当する。「陰勝れば則ち寒ゆ」といわれる。病原微生物・寒冷の環境・生冷物の飲食などの外因によって発生した感冒・疼痛・胃腸疾患などがこれにあたる。
　表　寒
　風寒の邪が表を侵襲したことによる寒証である。
　〔弁証〕
　悪寒・頭痛・関節痛・発熱・咳嗽・鼻水など，感冒や感染症の初期にみられる症候である。詳細については「表裏」の項で述べる。
　〔論治〕
　治法は辛温解表で，発汗させることによって治療する（「表裏」参照）。
　裏　寒（裏実寒）
　寒邪が体内を犯すことによる寒証である。
　〔弁証〕
　急激に発生する腹痛・腹部の冷え・膨満感・嘔吐・よだれが多い・下痢あるいは便秘・顔面蒼白・寒け・脈は沈緊・舌質は青紫・舌苔は白滑などの症候で，甚だしい場合はチアノーゼ・四肢の冷えなどがあらわれる。急性胃腸炎などにみられ，冷えや寒冷物の摂取などによって発生する。「寒邪の直中（じきちゅう）」という。
　また，寒冷時に発生する下腹痛・下肢内側のひきつりと疼痛・陰のうが収縮して痛むなどの「寒疝」と呼ばれる症候も，これに相当する。
　〔論治〕
　治法は温裏散寒で，附子・肉桂・呉茱萸・高良姜・乾姜・蜀椒などを主に用いる。

Ⅰ．八綱弁証　135

●代表方剤……良附丸・五積散・当帰四逆湯など。

ただし，裏実寒が発生するのは，元来が胃腸や身体が虚弱なものが多く，素体の虚寒（陽虚）が基礎にあって実寒を呈していることが少なくない。この場合には，補気・補血の薬物に散寒薬を配合して対処すべきである。

●代表方剤……理中湯（人参湯）・附子理中湯・大建中湯・呉茱萸湯など。

2）虚　寒（陽虚）

陽虚による寒証で，やはり裏寒の範疇に入る（裏虚寒）。陽が衰弱し温煦作用が衰えたために生じる寒証で，「陽虚すれば則ち外寒ゆ」である。慢性疾患・老衰・先天的な虚弱などにみられる。

〔弁証〕

四肢の冷え・寒がる・顔色があおい・寒冷をきらい温暖を好む・口渇がない・尿が薄くて量が多い・泥状〜水様便・疲れやすく横臥したがる・元気がない・動きたがらない・口数が少ない・食欲がない・消化不良・舌は胖大で淡・舌苔は白滑・脈は沈遅で無力などの症候で，寒証と虚証の症候が同時にみられるのが特徴である。

チアノーゼ・冷や汗・無欲状態・四肢が氷のように冷たい・脈が沈微などのショック状態を呈する場合は，「亡陽」という。

〔論治〕

治法は温陽益気で，人参・党参・白朮・黄耆などの補気薬と，滋補強壮作用のある鹿茸・蛤蚧・巴戟天・肉蓯蓉などの補陽薬，あるいは附子・肉桂・乾姜などの補陽散寒薬を配合する。寒症状が強い場合は，適宜補陽散寒薬を増量あるいは追加する。

●代表方剤……理中湯・附子理中湯・四逆湯・四逆加人参湯・八味地黄丸・右帰丸など。

亡陽には，附子・人参・乾姜を主とし陽気を強力に補い，ショック状態を改善する。

●代表方剤……参附湯・四逆湯・独参湯など。

以上のように寒証には実寒と虚寒の別がある。概念図を**図4-3**に示す。陽虚（虚寒）のものは抵抗力が弱く機能の低下があるので寒邪を感受しやすく，逆に，寒邪は機能を障害して陽気を損傷しやすい。このため，臨床上は虚寒と実

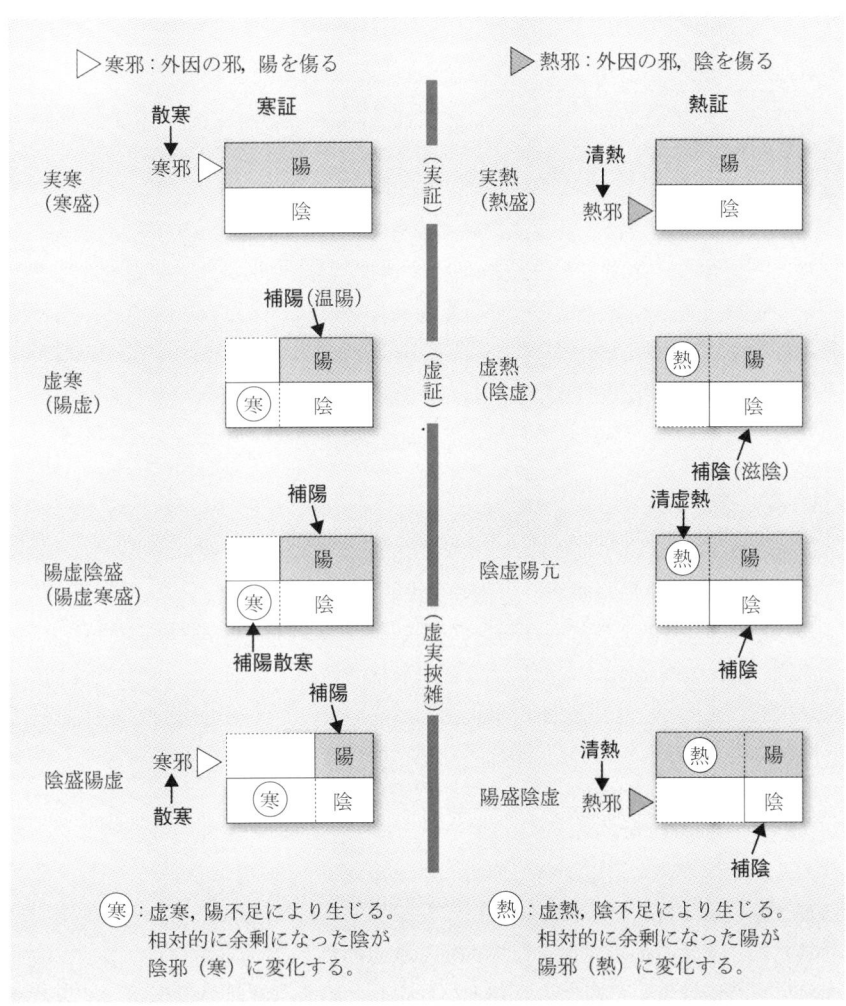

図4-3 寒証・熱証の概念図

寒が混交した虚実挾雑の状況がよくみられる。具体的な処方においても，補陽と散寒の薬物を組み合せたものが多く，附子・肉桂などは補陽と散寒の効能を兼ね備えているので，いずれの状況に用いてもよい。

I．八綱弁証　137

2 熱証

顔面紅潮・あつがる・温熱をきらい寒冷を好む・口渇・多飲（冷たい飲物を好む）・尿が濃い・便がかたい・舌質が紅・舌苔が黄色い・脈が速いなどの，温熱性の症候である。

発熱（体温上昇）は，熱証において顕著であるが，一般に邪正相争や陽気の内鬱などで生じ，必ずしも熱証とは限らない。熱証の判断は，治療上寒涼薬を用いる根拠であり，発熱に必ず寒涼薬を使用するわけではないので，発熱と熱証は区別する。

原因によって，実熱と虚熱に分かれ，実熱は症候と治療法の違いから表熱と裏熱に区別される。

1）実 熱（熱盛）

熱邪（あるいはひろく陽邪）の侵襲あるいは気鬱化火・飲食積滞化熱によって生じた実証である。「陽勝れば則ち熱す」である。

表 熱

風熱の邪が肺衛を犯すことによる熱証である。

〔弁証〕

軽度の悪寒あるいは熱感・頭痛・咽痛・目の充血・発熱などの症候で，感染症の初期にみられる。詳細は「表裏」の項を参照されたい。

〔論治〕

治法は辛涼解表で，邪を軽く発散して治療する（「表裏」参照）。

裏 熱（裏実熱）

裏熱が発生する原因には，以下のようなものがある。

(1) 表寒が進行して裏に入り熱邪に変化した場合（寒邪の化熱）で，経過は比較的遅い。《傷寒論》の陽明病に相当する。
(2) 表熱が進行して裏に入った場合で，経過は速い。「温病学」の気分証に相当する。
(3) 精神的ストレスによる気鬱からの化熱。

一般には，(1)，(2)を裏熱と呼ぶ。

〔弁証〕

熱感あるいは悪熱・発汗・口渇多飲・冷たい飲物を欲しがる・顔面紅潮・口

臭・尿が濃い・かたい便あるいは便秘・舌質が紅・舌苔は黄色〜褐色で乾燥・脈は数で有力あるいは洪大，甚だしい場合は出血・意識障害がみられる。

〔論治〕

治法は清熱・瀉火・解毒で，石膏・知母・黄連・黄芩・竜胆草・山梔子・連翹・金銀花・板藍根・大青葉など，消炎・解毒・抗菌・鎮静などの効果をもつ清熱薬を用いる。便秘をともなう場合には，大黄・芒硝などの瀉下薬と枳実・厚朴などの理気薬を配合し，蠕動を強めて瀉下し内部の熱を外泄する。

●代表方剤……白虎湯・三黄瀉心湯・黄連解毒湯・承気湯類・竜胆瀉肝湯など。

2）虚　熱（陰虚・陰虚内熱）

陰虚にともない相対的に陽が有余するために生じる熱証で，やはり裏熱の範疇に入る（裏虚熱）。「陰虚すれば則ち内熱す」である。慢性消耗性疾患・脱水などにみられる。特徴は陰不足による乾燥症状を呈することで，虚証と熱証の症候が同時にみられる。

〔弁証〕

体の熱感（とくに午後）・手のひらや足のうらのほてり・のぼせ・いらいら・不眠・ねあせ・口渇・水分はあまり欲しがらない・咽や唇の乾燥・皮膚につやがない・汗があまり出ない・痩せる・舌質が絳・舌苔が少ない・味蕾が消失した光ったような舌（鏡面舌）・舌面の乾燥・脈は細数あるいは浮数で無力など。とくに熱証が強いものを，陰虚陽亢・陰虚火旺と呼ぶ。

〔論治〕

治法は滋陰清熱で，地黄・天門冬・麦門冬・亀板・鼈甲・沙参（わが国では生薬・浜防風）・石斛・玉竹など栄養・滋潤・鎮静などの作用をもつ滋陰薬を主とし，青蒿・白薇・銀柴胡・知母・黄柏・地骨皮・牡丹皮などの鎮静・解熱の効果がある清虚熱の薬物を配合する。

●代表方剤……青蒿鼈甲湯・清骨散・知柏地黄丸・大補陰丸・六味地黄湯など。

以上のように，熱証も実熱と虚熱を区別すべきである。概念図を**図4-3**に示す。一般に，慢性病にみられる熱証は虚熱が多く，急性病の発熱をともなう熱証は実熱が多い。ただし，実熱は炎症を主とするので，高熱・発汗などで急速に陰を消耗する。それゆえ，実熱の場合も，症状の進行にともなって陰虚が生

表4-3 寒証と熱証の虚実鑑別表

分類		原因	症状	治法
寒証	実寒	寒邪	悪寒・冷えて痛む・顔面蒼白・便秘または下痢。舌苔は白・脈は沈伏あるいは弦緊	散寒
	虚寒	陽虚	寒がる・元気がない・四肢の冷え・不消化物の下痢・尿量過多。舌質は胖大で淡白・舌苔は白滑・脈は沈遅で無力	温陽益気
熱証	実熱	熱邪	あつがる・口渇多飲・顔面紅潮・咽痛・腹痛・便秘あるいはかたい便・尿が濃い。舌質は紅・舌苔は黄色で乾燥・脈は洪数あるいは滑実	清熱瀉火解毒
	虚熱	陰虚	のぼせ・いらいら・体の熱感（とくに午後）・手のひらや足のうらのほてり・咽や口の渇き・ねあせ。舌質は絳・舌苔は少ない・鏡面舌・脈は細数あるいは浮数で無力	滋陰清虚熱

じ，実熱と虚熱が同時に発生してより顕著な熱証があらわれる。熱証の場合には，進行が早く陰を消耗しやすいので，迅速な対応が必要である。

なお，参考のために，寒証と熱証の虚実の鑑別表を**表4-3**に掲げる。

3 寒熱挟雑

人体の異なる部位に寒証と熱証が同時にみられる場合で，臨床上しばしば遭遇する。たとえば，下記がその例であるが，このほかにもさまざまな寒熱挟雑がみられる。部位と虚実を弁明して，適切な寒薬と熱薬を組み合せる。

1）上熱下寒

上部の熱証と下部の寒証がみられるもの。胸やけ・嘔気・呑酸などの上部の熱証と，腹痛・腹の冷え・温めたりさすると軽減する・腹鳴・不消化下痢などの下部の寒証がみられ，清熱薬と温裏散寒薬を組み合せて対処する。

●代表方剤……黄連湯。

2）表寒裏熱

表寒と裏熱が同時にみられるもの。たとえば，裏熱のあるものが風邪をひいた状況で，悪寒・無汗・関節痛・頭痛などの表寒の症候と，口渇・煩躁などの

裏熱の症候がみられる場合で，辛温解表薬と清熱薬を組み合せて用いる。
　●代表方剤……大青竜湯。

4　仮寒・仮熱

　表面的にみられる症候が，実際の病理と異なる場合で，重篤な状況であらわれることが多い。これを，「寒極まれば熱に似る，熱極まれば寒に似る」といっている。

1）仮　寒（真熱仮寒）……実熱による寒証である。

　実際には熱証であるが，一見すると寒証と誤るものである。たとえば，胆のう炎などでははげしい疼痛，四肢の冷え・悪寒・ふるえなどの寒証に似た症状がみられるが，詳細にみると，炎症にともなう口渇・尿が濃い・便秘・舌質が紅・舌苔が黄色い・脈が速く有力などの熱証が本体であることがわかる。この場合には，仮寒に惑わされず熱証と診断して清熱薬を投与する。

2）仮　熱（真寒仮熱）……虚寒による熱証である。

　実際には寒証であるが，一見すると熱証と誤るものである。たとえば，ショックなどの亡陽の場合に，四肢が冷たい・冷汗・脈微細・無欲状を呈するにかかわらず，虚陽上浮のために両顴の紅潮・口渇・体の熱感などを訴えて，熱証と誤ることがある。この場合は，仮熱に惑わされず温熱薬による回陽救逆で救急する必要がある。
　一般に，仮寒・仮熱の鑑別のポイントは，舌診・脈診・口渇の有無・温かいものと冷たいもののいずれを欲するかにある。

5　寒熱の転化

　感染症の場合，初期に悪寒・頭痛・関節痛などの表寒の症候を呈するものが，治療を誤ったり時期を失すると，次第に悪熱・煩躁・口渇多飲・発汗などの裏熱に転化する。逆に，炎症による高熱・発汗・口渇などの実熱の症候を呈していたものが，過度の脱水にともなって陽気も消耗し，四肢の冷え・顔面蒼白・脈微細などのショック状態になり，亡陽の寒証に転化することもある。
　このように寒証と熱証は互いに転化するが，これには病邪と正気の力関係が関与する。寒証から熱証への転化は，正気が十分強く病邪に対する抵抗がはげ

I．八綱弁証

しいことを示す。逆に，熱証から寒証への転化は，邪正相争の過程で病邪によって正気が消耗したことをあらわす。

D. 表　裏

　身体の浅表部を「表」，深部や内臓を「裏」と大まかに区分して部位を分け，病変の所在を示す。また，この区分にもとづいて，外感病の初期で病邪が浅表部にある状態を「表証」，やや進行して病邪が深部や臓腑機能を障害した状態を「裏証」と呼ぶ。実際には，病変の初期で障害が軽度なものを表証，障害が重いものを裏証と考えると無理がない。

　とくに，表証に対しては邪を発散する方法（解表法）が有効なので，表証を区別する必要がある。また，発散して病変が治癒すれば，浅表にある病邪は外部に除去されたと考える。

　なお，一般に病邪は進行すると表から裏へと次第に侵入するので，表証・半表半裏証・裏証を区別してそれぞれ異なった治法で対処する。ただし，表証があらわれるのは外感病の初期にかぎられ，内傷雑病と呼ばれる一般の病変のほとんどは裏からはじまり，裏証に属するので，外感病以外で表証・裏証を区別する意義は少ない。

　体表部の病変である皮膚疾患も，明らかな外因による急性のもの以外は，ほとんどすべてが陰陽失調にもとづく裏証なので，皮膚疾患を表証と誤認してはならない。

1　表　証

　六淫の邪を感受することにより，病変の初期にあらわれる悪寒・発熱・頭痛・関節痛・脈浮などの症候である。

　病邪が表にあって衛気の宣散を阻害するために悪寒・悪風が生じ，病邪と正気の相争により発熱し，正気が表に向かうために浮脈となり，経絡の循行が障害されて頭痛・関節痛が発生する。なお，病邪が表にあり臓腑機能は障害されていないので，肺の宣散が阻害されたための鼻閉・鼻水・咳嗽を生じるにとどまり，舌象も正常に近い薄白苔を呈する。

　表証は，病邪の性質や体の抵抗力の違いによって，表寒・表熱・表実・表虚に区別され，治療法もそれぞれ異なる。

1）表　寒（風寒表証）

風寒の邪が体表部から侵入し衛気と相争する病態である。

〔弁証〕

悪寒あるいは悪風・頭痛・関節痛・無汗あるいは自汗・発熱・鼻閉・うすい痰・鼻水・口渇がない・舌苔は白潤・脈は浮緊あるいは浮緩などの症候で，寒証が明らかなことが特徴である。

表寒は風邪と寒邪の強弱，及び身体の抵抗力の強弱によって，表実と表虚を区別する。

表　実

表寒のうちで，無汗・脈浮緊を呈し，悪寒が強い状態。

陰邪で凝結の性質をもつ寒邪の力が勝り，衛気を強く阻滞して温煦を妨げるとともに汗孔を閉塞している病態である。

表　虚（営衛不和）

表寒のうちで，自汗・脈浮緩を呈し，悪寒は強くなく悪風する状態。

寒邪の力があまり強くなく陽邪で発泄の性質をもつ風邪の力が勝る。もともと衛気の失調があって汗孔が開きやすいので営中から津液が漏れやすい。調和すべき衛と営が協調していないので，「営衛不和」とも呼ばれる。

〔論治〕

治法は辛温解表である。麻黄・桂枝・紫蘇葉・荊芥・防風・白芷・細辛・生姜など体表血管拡張・発汗の作用をもつ辛温解表薬に，杏仁・前胡・桔梗・浙貝母などの宣散止咳薬を配合する。

表実には散寒を強め発汗する必要があり，麻黄と桂枝の組み合せが好んで用いられる。

●**代表方剤**……麻黄湯・荊防敗毒散・川芎茶調散など。

表虚では，すでに正気の虚があって自汗があるので，解表薬は少量にし，津液を保護する薬物を加え，軽度の発散によって表にある病邪を除きつつ津液喪失を防止する。これを「調和営衛」という。軽度に発散する桂枝・生姜・紫蘇葉・防風などに斂陰（陰液の保護）の白芍を加えて用いる。

●**代表方剤**……桂枝湯。

表4-4 表証の寒熱・虚実の鑑別表

分類		症状		治法	
表寒	表実	悪寒あるいは悪風・頭痛・関節痛・舌苔は薄白で潤	無汗・脈は浮緊	辛温解表	発汗
	表虚		有汗・脈は浮緩		調和営衛
表熱		熱感あるいはかすかな寒け・咽の発赤疼痛・口渇・舌質は紅・舌苔はやや乾燥・脈は浮数		辛涼解表	

2）表　熱（風熱犯衛・風熱表証）

風熱の邪が口鼻を通じて肺に侵入し，衛気と相争する病態で，熱症状が主体である。

〔弁証〕

熱感あるいはかすかな寒け・微汗・頭痛・口乾・目の充血・咽痛・咽喉部の発赤・高熱・舌質は紅・舌苔はやや乾燥・脈は浮数などの症候。咳嗽・白色の粘痰あるいは黄痰をともなうこともある。

〔論治〕

治法は辛涼解表である。薄荷・牛蒡子・淡豆豉・桑葉・菊花・葛根など軽度の発散作用と解熱・消炎の効果をもつ辛涼解表薬を用い，金銀花・連翹・大青葉・板藍根・蒲公英などの消炎作用の強い清熱解毒薬を加える。

●代表方剤……桑菊飲・銀翹散など。

参考のために，表寒・表熱・表実・表虚の鑑別表を**表4-4**に掲げる。表寒と表熱は，寒証と熱証によって区別し，体温の高低で決めるわけではない。表熱では高熱が出やすく，表寒では体温上昇が強くないことが多いが，一概には論じられない。小児・体力のあるものあるいは暑い季節には，表寒が化熱して表熱になることもある。一般的に，表寒の状態が長期間持続することは少なく，裏熱に転化することが多い。

2　裏　証

臓腑の機能障害をあらわす概念である。内傷雑病と呼ばれる一般の病変のほとんどは裏証で，外感病でも表証・半表半裏証以外はすべて裏証である。裏証に属する範囲は非常に広い。原因には以下の2つがある。

(1) 外感病によるもの。六淫の邪が表から裏へと侵入した場合，直接病邪が裏を障害した場合（「直中」という）。
(2) 精神的ストレス・疲労・性生活の不節制・飲食の不節制などによる「内傷病」。

ここでは，表証に対する裏証，すなわち外感病による裏証について述べる。これ以外の裏証については，「II. 気血弁証」「III. 臓腑弁証」にゆずる。

裏証にも寒熱・虚実の別がある。ただし，すでに「寒熱」の項で述べた内容と重複するので概略を記すにとどめる。

1）裏 熱

裏証の多くは裏熱を呈する。寒邪（表寒）が化熱した場合と，熱邪（表熱）が裏に入る場合があり，前者は経過がおそく後者ははやい。熱邪の勢いが強く正気があまり衰弱していないときには裏実熱を呈するが，陰が消耗すると実熱と虚熱の両面が発生する。

2）裏 寒

寒邪の直中による「裏実寒」と陽虚による「虚寒」があり，一般には両者が同時に存在することが多い。

3）裏 実

一般には，裏実熱の症候で便秘・腹部膨満・腹痛・脈が沈実・舌苔が黄色で乾燥などの熱結腸胃の症候（便秘・腹部膨満・腹痛）をともなう状態を指す。ただし概念上は，寒邪の直中による「裏実寒」もこの範疇に入るべきである。

4）裏 虚

寒邪あるいは熱邪によって正気が消耗した結果，ひきおこされた陽虚・陰虚である。

以上の鑑別表を**表4-5**に示す。また，参考のために外感病にみられる表裏の推移の概念図を**図4-4**に掲げる。

3　半表半裏証

外感病の経過にあらわれる表証でも裏証でもない特有の症候で，邪が表と裏

表4-5 裏証の寒熱・虚実の鑑別表

分 類	症 状	治 法
裏 熱	顔面紅潮・悪熱・煩躁・口渇・冷飲を欲する・尿が濃い・便秘あるいは悪臭の下痢・舌苔は黄色・舌質は紅・脈は数で有力	清熱法
裏 寒	顔面蒼白・寒がる・四肢の冷え・口は渇かない・熱飲を欲する・腹部が冷えて痛む・尿量が多い・水様〜泥状便・舌質は淡白・脈は沈で有力	温裏法
裏 実	便秘・腹部膨満・腹痛・脈沈実など	攻法
裏 虚	虚寒（陽虚）：元気がない・無力感・声に力がない・食欲不振・下痢・脈が微小など 虚熱（陰虚）：熱感・不眠・いらいら・口渇・ねあせ・舌質は絳・脈が細数あるいは浮数で無力など	補法

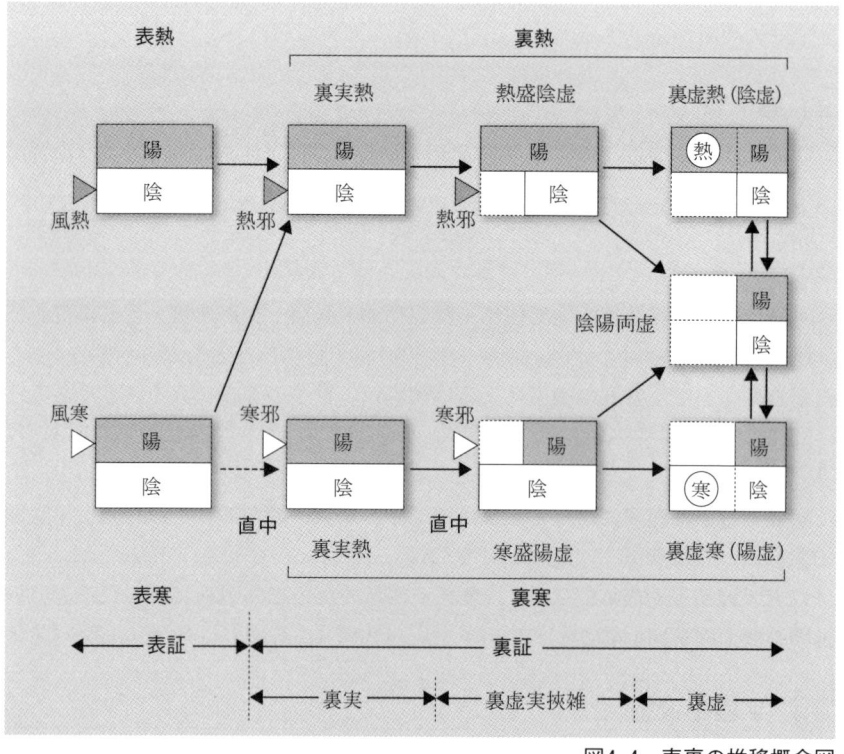

図4-4 表裏の推移概念図

の中間に存在する「半表半裏」に侵入したために発生する。半表半裏は三焦・胆・膜原・心下などの部位に相当し，「少陽」とも呼ばれる。膜原は裏との境界に，心下は胃との境界にあると考えられている。三焦は全身を網羅する最大の腑で，陰陽・衛気と津液の通道であり，邪による阻滞を受けると陰陽・衛気・津液の通行が悪くなり，気滞・水湿などの停滞症状ならびに邪正相争による邪熱の鬱滞など，全身的なさまざまな症候をひきおこす。これが「半表半裏証」である。最も特徴的な症状は「往来寒熱」であり，熱感・発熱と悪寒を交互に繰り返す症状で外邪が完全に裏に入れず，正気も外邪を完全に表に駆逐できずに攻防を三焦で繰り返すための症状とされる。

半表半裏証は，《傷寒論》にみられる風寒侵入三焦の「少陽病」，および「温病学」にみられる温熱の「邪在膜原」が代表的である。

〔弁証〕

少陽病：風寒の邪が少陽（三焦・胆）に侵入して生じる，往来寒熱・胸脇苦満（胸脇部の脹った痛み）・口が苦い・咽が乾く・胸やけ・悪心・腹痛・食欲不振・動悸・咳・尿量減少・脈は弦などの症候。

邪在膜原：湿熱の邪が膜原に侵入して起こる，不定期の往来寒熱・胸内苦悶・悪心・口が苦い・口渇・煩躁・頭痛・尿量減少・脈は弦数・舌苔は厚膩などの症候。

いずれも，往来寒熱が主徴で，口が苦い・咽の乾き・胸やけ・煩躁などの熱証があり，悪心・食欲不振・胸脇苦満・腹痛などの胃気不和や気滞の症候および尿量減少・動悸・咳などの水湿停滞の症候がみられる。

〔論治〕

治法は和解である。和解とは，祛邪と扶正・寒熱の調和・胃気和降などを含めた治法である。表証ではないので解表法を用いると津液を消耗して邪の化熱を助長し，裏証ではないので攻下法を用いると正気が消耗する。

三焦を疎通して邪を外部に透発する柴胡・青蒿・常山などと，邪熱を清泄する黄芩・知母などの清熱薬，和胃止嘔・理気の半夏・生姜・草果・厚朴などの芳香性の温薬，扶正により邪の疎散を助ける人参・党参・炙甘草・白芍などの補益薬を配合し，和解の目的を達する。

●代表方剤……小柴胡湯・蒿芩清胆湯・達原飲など。

4　表裏の転化

外感病の経過は正気と病邪の力関係によって決まり，病邪の勢いが強いか治療法を誤って正気を消耗すると，表証から裏証へと転化する。表証は悪寒・発熱，半表半裏証は往来寒熱，裏証は悪寒・高熱が特徴であるが，表証から裏証へは直接移行する場合と半表半裏証を経過する場合がある。裏証が半表半裏証をひきおこすことも多い（**図4-5**）。

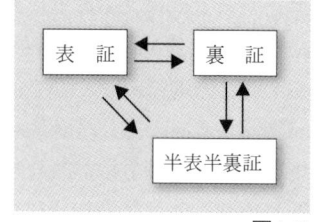

図4-5

このほか，裏証を呈していたものが，治療によって正気が回復するにともなって発汗や発疹を呈して軽快することがあり，これを「裏から表へ出る」と表現する。ただし，この場合の「表」は部位を指すもので，「表証」を意味しない。

5　表裏同病

表証と裏証が同時にみられる場合で，2通りの状況がある。

(1) 表裏が同時に病邪におかされた場合。たとえば，寒邪が侵襲し，悪寒・発熱・頭痛・関節痛などの表寒の症候と，腹痛・腹部膨満・下痢あるいは便秘などの裏実寒の症候が同時にみられるような状況である。合病ともいう。

(2) 表証から次第に裏証に転変し，裏証を生じたがなお表証が残っている場合。たとえば，表寒として発病し，次第に口渇・煩躁・舌苔が黄色いなどの裏熱の症候を呈し，なお悪寒・頭痛などの表証が残る状況である。併病ともいう。

このほか，慢性的に裏証を呈するものが新たに六淫の邪を感受して表証が発生することがあり，「新感」「双感」「両感」と呼ばれる。また，表証があるときに暴飲暴食による裏実が生じた場合には，「挟食」といわれる。

II．気血津液弁証

気血津液弁証とは，人体を構成する気・血・津液の病理的状態を判断するもので，八綱弁証と同様に弁証の基本である。ただし，気血津液弁証の含む範囲は，全身すべてにわたるので，具体的な病変に対処するには臓腑弁証による詳

細な分析を必要とする。また，気・血・津液とそれぞれの臓腑との関連を明確に把握するためには，基礎理論を十分に知る必要がある。

主として機能すなわち気に関連する病理状態を「気分」の病変と呼び，主に物質面すなわち血に関連する病理状態を「血分」の病変ということもある。一般に，病変は気分からはじまって次第に血分におよぶが，長期間気分のみにとどまって血分に波及しない場合や，発病の初期から血分の症候を呈するものもある。血（営）は営血と営気が一体となっており陰陽互根で互いに密接に関連し，実際には同じものを別の角度でみているので，気分と血分の病変は相互に影響をおよぼしやすい。それゆえ，必ず両面に対する分析が必要である。

気血津液弁証はすべての病変に適用すべきであるが，外感熱病における気血弁証（衛気営血弁証）は「V．外感熱病弁証」にゆずり，本節では一般的な病変について述べる。

A．気の病証

気の推動・防御・気化・固摂などの作用の異常を呈する病態である。大きく分けて気虚と気滞の2つにまとめることができる。

1 気　虚

気の作用の不足による症候で，臓腑の機能低下・抵抗力の減退などがあらわれる。先天性虚弱症・老化・栄養不良・疲労・性生活の不節制・慢性疾患などの多くの原因によって発生する。

〔主症状〕

元気がない・気力がない・疲れやすい・無力感・声に力がない・口数が少ない・動きたがらない・息ぎれ・汗かき・かぜをひきやすく治りにくい・食欲不振などの全身的な虚弱の症候である。舌質は淡・脈は沈で無力。

以上が一般的な症候であるが，弁証ではなお各臓腑の機能の特徴にもとづいて臓腑の気虚を弁別し，適切な薬物を選択する。詳細は「III．臓腑弁証」にゆずるが，参考のために概略を述べる。

肺気虚（肺の「気を主る」機能の低下）：呼吸が浅い・息ぎれ・汗をかきやすい・咳嗽・喀痰などの，主として呼吸器系の症候。

心気虚（心の「血脈を主る」「神を主る」機能の低下）：動悸・胸苦しい・息

表4-6 気滞の鑑別表

分　類	主な症候
気虚一般	元気がない・気力がない・疲れやすい・言葉に力がない・口数が少ない・動きたがらない・汗をかきやすい・息ぎれ・舌質は淡・脈は沈で無力
肺気虚	呼吸が浅い・息ぎれ・声に力がない・汗かきなどの症状が顕著で，咳嗽・喀痰などがある
心気虚	動悸・息ぎれ・胸が苦しい・不安・脈は結代あるいは数
脾胃気虚	疲れやすい・四肢がだるい・食欲不振・消化不良・腹が脹る・便秘あるいは泥状便など。中気下陥では，内臓下垂・脱肛・子宮脱など
腎気虚	頭がふらつく・知力減退・目まい・耳鳴・聴力減退・腰や膝に力がない・尿の余瀝あるいは失禁・夜尿・排尿困難あるいは多尿（とくに夜間）・性機能減退など

ぎれ・不安感・脈が結代あるいは遅または数などの，主として循環系や精神面の症候。

脾胃気虚（脾胃の「運化を主る」機能の低下）：食欲不振・味がない・消化が悪いなどの，主として消化器系の症候。

腎気虚（腎の「精を蔵す」「髄を生ず」「水液を主る」機能の低下）：頭がふらつく・耳鳴・腰や膝に力が入らない・尿の余瀝（排尿後に尿が少し漏れる）や失禁・性機能の減退などの，主として泌尿生殖器系や神経系の症候。

ただし，気の生成に関しては脾胃の関与するところが最も大きいので，気虚の中心は脾胃気虚である。また，脾胃気虚の症候とともに，内臓下垂・脱肛・子宮脱などがみられるものを，とくに「中気下陥」と呼ぶ。これは，臓器をその位置にとどめる気の「固摂」作用の低下による病変で，「気陥」ともいう。鑑別表を**表4-6**に示す。

〔論治〕

治法は補気（益気）である。人参・党参・黄耆・炙甘草などの補気薬と，白朮・茯苓・山薬・黄精などの補脾薬を配合する。気陥の場合には昇挙法も加え，柴胡・升麻・葛根などの昇提薬を配合する。

●代表方剤……四君子湯・参苓白朮散・補中益気湯など。

2　気　滞（気実）

気機の停滞のことである。精神的ストレス（内傷七情）・病邪の感染（外感

六淫)・外傷・飲食の不節制(暴飲暴食など)などによって生じる。また,気虚の推動無力のために気滞の症候が発生することもあり,「虚気」とも表現される。

〔主症状〕

胸部や腹部の苦悶感・膨満感・脹った痛みなどの症状が主で,噯気・排ガスなどにより一時的に軽減する。また,時間的に強さが増減する疝痛あるいは遊走性の疼痛もあらわれ,精神的な要因で増強する。ときには,腹部に腫塊を生じるが,圧すると消失し所在が確定できない。

気滞には,障害の発生部位によって以下の特徴がある。

胸部気滞:胸苦しい・胸がつかえる・呼吸が速くあらい・胸痛・咳嗽などの症候。

胃気滞(胃気逆):上腹部の膨満感や痛み・食欲不振・噯気・呑酸・吃逆・悪心・嘔吐などの症候。

腸気滞:腹部膨満感・腹痛・腹鳴・排ガス・排便困難・裏急後重などの症候。

肝気鬱結(肝気鬱滞・肝鬱気滞・肝鬱・気鬱):気滞のうちで,とくに精神的な素因に関連するものをいう。ゆううつ感・怒りやすい・胸脇部の脹った痛み・脈が弦などに,上記の種々の症状をともなう。女性では,月経痛・月経周期が一定しない・乳房が脹るなどの症状がみられることが多い。また,肝気鬱結が続くと,頭痛・のぼせ・いらいら・怒りっぽい・顔面紅潮・目やに・口乾・口が苦い・胸やけ・耳鳴・不眠などの熱証が生じ,この過程を「肝鬱化火」という。なお,肝気鬱結から消化器症状をひきおこすことを「肝気横逆」といい,胃に障害がおよぶものを「肝胃不和」,脾に障害がおよんだものを「肝脾不和」という。

なお,気滞では循環が障害され,逆に循環が障害されると機能停滞をきたすので,よく「気滞血瘀」の状況が発生する。

このほか,気滞のうちでとくに「下降すべき気機が上逆する」ことがあり,これを「気逆」と呼ぶ。たとえば,肺の粛降が障害されて咳嗽・呼吸困難・胸苦しいなどの症候があらわれるのを「肺気逆」,胃の和降が妨げられて噯気・呑酸・悪心・嘔吐・吃逆がみられるのを「胃気逆(胃気上逆・胃失和降)」という。

〔論治〕

治法は理気・行気である。香附子・枳殻・枳実・陳皮・青皮・鬱金・川楝

子・木香など鎮痛・鎮静・止嘔などの作用をもつ理気薬を用いる。

胸部気滞には，薤白・枳殻・栝楼仁・鬱金・沈香・檀香などの理気寛胸の薬物を主とする。

胃気滞には，香附子・木香・半夏・陳皮・枳殻・柿蒂・旋覆花などの和胃理気薬や，藿香・縮砂・白豆蔲などの芳香化湿薬を配合する。

腸気滞には，木香・香附子・大腹皮・厚朴・檳榔子などの整腸作用のある理気通便の薬物を用いる。

肝気鬱結には，青皮・鬱金・川楝子・柴胡などの疏肝理気解鬱の薬物を主とし，症状に応じて他の理気薬を配合する。なお，肝血を補って肝気を柔軟にする「柔肝」の白芍・熟地・当帰などを配合すると，より有効である。化火した場合には，竜胆草・山梔子・黄連・黄芩・決明子などの清熱瀉火薬を配合する。

気虚による気滞には補気薬を主として少量の理気薬を加え，気滞血瘀には理気薬に活血化瘀薬を配合する。

いずれも「Ⅲ. 臓腑弁証」にくわしいので参照されたい。

●代表方剤……栝楼薤白半夏湯・蘇子降気湯・五磨飲子・小半夏湯・丁香柿蒂湯・旋覆花代赭石湯・木香檳榔丸・四逆散・柴胡疏肝散など。

B．血の病証

中医学でいう血には，血の濡養作用・血液循環・血液という3つの意味があり，それぞれの病態として血虚・血瘀・出血がみられる。

1 血　虚

血虚とは，血のもつ濡養（栄養・滋潤）作用の低下で，血液の不足に相当する。原因としては，脾胃の運化作用の低下にともなう血の生成源の不足，出血や血液耗損にともなう血の量不足，血瘀による血の供給不足が考えられる。

〔主症状〕

顔色が悪い・皮膚につやがない・口唇があれる・爪がもろい・目がかすむ・目が乾く・目がくらむ・頭がぼーっとする・ふらつく・動悸・四肢のしびれ感・筋肉がぴくぴくひきつる・筋のけいれん・舌質は淡白・脈は細など。

上記の一般的な症候のほか，関連する臓腑の病態を弁別する必要がある。

心血虚（心の「神を主る」「血脈を主る」機能の異常）：不眠・夢をよくみる・

表4-7 血虚の鑑別表

分　類	主な症候
血虚一般	顔色がわるい・皮膚につやがない・頭がふらつく・目がかすむ・爪の色がわるい・舌質は淡白・脈は細
心血虚	動悸・不安感・不眠・夢をよくみる・健忘
肝血虚	めまい・目がかすむ・目の乾燥感・目がつかれる・手足のしびれ・筋のけいれん・月経のおくれ・月経血の過小・無月経

動悸・不安感・健忘などが特徴である。

肝血虚（肝の「血を蔵す」「目に開竅する」「筋を主る」機能の異常）：めまい・目がかすむ・目の乾燥感・筋のけいれん・手足のしびれ・爪が乾燥してもろい・脈は弦細，女性では月経のおくれ・月経血の過少・無月経などがみられることが特徴である。

詳細については「Ⅲ．臓腑弁証」を参照されたい。

なお，血虚の中心は肝血虚であるが，心血虚と脾気虚が合併した心脾両虚も比較的よくみられる。血虚の鑑別表を**表4-7**に示す。

〔論治〕

治法は補血（養血・益血）である。一般に，当帰・熟地黄・白芍・何首烏・阿膠・旱蓮草を用い，心血虚には丹参・酸棗仁・柏子仁・遠志・竜眼肉などの養心安神薬を，肝血虚には枸杞子・桑椹・鶏血藤などの補血養肝薬を加える。補血薬は，味がこくしつこいのでもたれやすく，長期間服用する場合は健脾開胃薬を配合するのがよい。

●**代表方剤**……帰脾湯・四物湯・補肝湯など。

2　血　瘀

血瘀とは，基本的には何らかの原因で血液の運行が妨げられて経脈や器官に鬱滞したり，脈管外に溢出した血液（離経の血）が瘀血となり，この瘀血によって引き起こされる病証である。

血瘀を発生する原因も多種多様であり，外傷（打撲・ねんざ・切創・手術などによる内出血・血腫・癒着・瘢痕），寒凝（寒冷による血管の収縮・血液凝固・血栓），熱盛，血熱妄行，湿滞・痰飲・水腫（外面からの圧迫による血行阻害），気滞（気の推動作用不全による血流停滞），気虚・陽虚（推動無力による

血流停滞),気不摂血(脈管から血が漏出した内出血),血虚・陰虚(陰血不足による血流停滞),離経の血(内出血・出産・月経・流早産)などが関与する。

以上からわかるように,瘀血は何らかの原因にもとづいて発生する「病理的産物」であり,外傷などの直接的・単純な原因を除くと,必ず原因になる他の病態をともなう。また,産生された病理的産物としての瘀血が二次的にさまざまな病態をひきおこす。それゆえ,血瘀だけを独立した病態と考えたり,血瘀のみを治療すると,大きな誤りにつながる。

血瘀に関しては,原因となる病態・病理的産物としての瘀血・二次的変化という3つの面を把握すべきである。

現在では,心臓・脳・肺・眼底・四肢などの多くの血管の疾患,血液疾患,自己免疫疾患などの多くの疾患が血瘀と関連するとされ,血瘀に対する治療を応用して満足すべき成果をあげることも多い。

〔主症状〕

顔色がどす黒い・皮膚につやがなくかさかさしている(肌膚甲錯)・色素沈着・小血管の拡張・くも状血管腫・腹壁静脈の怒張・静脈瘤・口唇や舌が紫色を呈する・舌に瘀斑や瘀点がある・舌下静脈の拡張や紫暗色・脈は滑あるいは沈細あるいは渋などの循環障害の症候のほか,頭痛・肩こり・健忘・寝つきや寝おきが悪い・口は渇くが水分は欲しない・冷えのぼせ・便秘あるいは便の回数が多い・便が黒いなどの症状,女性では月経痛・月経のおくれ・月経血が暗黒色で凝塊がまじる・無月経などがよくあらわれる。特徴とされるのは,次のようである。

(1) 疼痛:頑固な固定性の疼痛で,刺すようなひきつるような深部痛のことが多い。圧痛・触痛があり,腫瘤を触れることもある。持続時間が長く,夜間に増悪することが多い。

(2) 出血:身体各所にあらわれる出血で,皮下出血・紫斑・鼻出血・歯齦出血・血便・タール便・血尿・不正性器出血などとしてみられ,慢性的に反復することが多い。

(3) 腫瘤:外傷などによる血腫,血腫や炎症性滲出物が器質化されたのう腫や腫瘤,あるいは肝腫・脾腫・子宮筋腫・卵巣のう腫その他の腹腔内腫瘤。

このほか,脳血管障害や代謝異常にもとづく精神神経症状も含まれる。

なお,瘀血のために血の濡養作用が低下すると血虚をともない,機能障害をひきおこすと気滞が発生し,気滞により血管運動の失調がおこると血瘀があら

われる。このように，気滞血瘀・血虚血瘀の状況がみられることが多い。
〔論治〕
　治法は活血化瘀である。桃仁・紅花・川芎・丹参・赤芍・益母草・沢蘭などや，鎮痛効果もそなえた乳香・没薬・延胡索・鬱金・五霊脂・牛膝・蘇木などの活血化瘀薬を用いる。血腫や陳旧性の血瘀で腫瘤の認められるときには，三棱・莪朮・穿山甲・䗪虫・水蛭などの破血薬を用いる。出血に対しては，三七・蒲黄・小薊・茜草根などの活血化瘀と止血の効能をそなえた薬物を使用する。便秘をともなう場合や効果を強めるときには，大黄・芒硝を加えて瀉下する。
　また，気滞血瘀の状況が多いので，活血化瘀薬によく理気薬を加える。このほか，気虚・血虚・寒盛・熱盛などがあれば，それぞれ補気・補血・祛寒・清熱の薬物を加えねばならない。
● 代表方剤……桃紅四物湯・血府逐瘀湯・補陽還五湯・桃核承気湯・通導散・芎帰調血飲第一加減・桂枝茯苓丸・温経湯・大黄䗪虫丸・抵当丸など。

3 出　血

　出血には，大きく分けて血熱・血瘀・気虚によるものがある。

1）血　熱（血熱妄行）

　熱証とともに出現する出血で，実熱と虚熱があり，出血のうちで最もよくみられる。「血分の熱が脈絡を灼傷して血液が溢出する」と考えて，「血熱妄行」と呼んでいる。

実　熱
　熱邪の侵襲による実証で，主に炎症性の出血にみられる。
〔主症状〕
　顔面紅潮・目の充血・口唇や結膜が紅い・熱感・口や咽のかわき・舌質は紅・舌苔は黄色・脈は数で有力などの熱証があり，ときに発疹が生じる。出血は突然で多量のことが多く，止血は比較的容易である。出血の色は鮮紅色で，充血によると考えられる。また，上半身からの鼻出血・喀血・吐血などが多い（血便・血尿などもある）。
〔論治〕
　治法は清熱涼血・止血である。生地黄・犀角・牡丹皮・赤芍・玄参・紫根・茅根などの清熱涼血薬に，黄芩・黄連・山梔子・知母・黄柏などの清熱解毒薬

を配合して効果を強め，側柏葉・大薊・小薊・地楡・茜草根などの寒涼性の止血薬を加える。止血薬をとくに加えなくても効果がある場合が多い。
- ●代表方剤……犀角地黄湯・十灰散・小薊飲子・四生丸などを主とし，三黄瀉心湯・黄連解毒湯・竜胆瀉肝湯・導赤散などの清熱瀉火解毒の方剤を配合する。

虚　熱
陰虚の症候とともにみられる出血である。
〔主症状〕
慢性的に反復する少量の出血で，出血の色は鮮紅色である。
〔論治〕
治法は滋陰清熱・止血である。地黄・天門冬・麦門冬・亀板・阿膠などの滋陰薬に，知母・黄柏・地骨皮などの清虚熱薬を配合し，これに寒涼性の止血薬あるいは白芨・藕節・棕櫚・乱髪霜などの収渋止血薬を加える。
- ●代表方剤……生地黄散・茜根散などを主とし，滋陰清熱の薬物を加える。

2）血　瘀
血瘀の症候とともに出現する出血であるが，すでに「血瘀」の項で述べたので省略する。凝血能の亢進や血流停滞によるうっ血性・凝固性の出血と考えられる。

3）気　虚（気不摂血・脾不統血）
気の固摂作用の低下による出血で，気不摂血といわれる。また，気虚の基本は脾気虚であるところから脾不統血とも呼ばれる。
〔主症状〕
気虚あるいは陽虚の症候とともにみられる出血で，慢性的に持続性にあらわれる少量の出血のことが多く，出血の色は淡紅である。突然大量に出血することもある。
〔論治〕
治法は補気（あるいは補陽）止血である。補気薬（補陽薬）に，灶心黄土・艾葉などの温性止血薬あるいは収渋止血薬を配合する。
- ●代表方剤……帰脾湯・補中益気湯・黄土湯・柏葉湯などに止血薬を配合する。

C．気血同病

　気と血は，生成・機能・運行に関し非常に密接な関係があり（「第2章　基礎理論」参照），病理的にも互いに影響しあうことが多いので，気血が同時に病理的変化を呈することが多い。

1　気滞血瘀

　気滞では，各所の機能停滞あるいは失調が生じ，循環障害から血瘀が発生する。血瘀の状況では，血流の停滞によって当該部の機能が障害され，気滞がひきおこされる。このように，気滞と血瘀は併発することが多い。

　無月経・月経困難症・外傷・慢性肝炎・消化管潰瘍などでよくみられる。治療法は理気活血で，活血化瘀薬と理気薬を配合して用いる。多くの活血化瘀の方剤には理気薬が配合されており，理気の方剤にも活血薬が配合されているのは，この理由による。

2　気血両虚

　気は血による濡養を受けて機能し，血は気の気化作用によって生成され推動作用によって循行する。それゆえ，気虚は血虚を生じ，血虚は気虚を発生して，気血両虚の状況がよくあらわれる。

　たとえば，貧血では，顔色が悪い・爪がもろい・頭がふらつく・動悸などの血虚の症候と，無力感・元気がない・息ぎれなどの気虚の症候が同時にみられることが多い。

　治法は気血双補で，補気薬と補血薬を組み合せて用いる。ただし，補気薬は血液の運行を推進し血の生成を促進するので，補気に重点をおく。

　●代表方剤……当帰補血湯・八珍湯・十全大補湯・帰脾湯など。

　このほか，気血の相互関係にもとづいて，補気の方剤には少量の補血薬が，補血の方剤には少量の補気薬が，それぞれ配合されることが一般的であり，このほうが効果がすぐれる。

3　気随血脱

　大出血のときに，顔面蒼白・冷汗・意識障害・脈が無力などのショック症状があらわれるが，これは血液とともに気が亡失するためで，気随血脱（気は血

に随い脱す）と呼ぶ。

この状態では，止血よりも元気の虚脱（ショック）による生命の危機が問題なので，まず第一に益気する。益気によってショック状態を改善したのち，止血・造血を行う。

治法は大補元気あるいは回陽救逆で，独参湯・参附湯などを頻回大量に投与する。

D．津液の病証

津液は人体の正常な液性成分を指し，その病証は非常に多いが，一般に津液の不足と停滞の2つに分ける。

1 津液不足（津虚）

津液による滋潤作用の不足で，乾燥の症候がみられる。組織液の不足に相当する。外界の燥邪を感受して急性の脱水症状を呈するものが外燥で，燥邪犯肺ともいう（「Ⅲ．臓腑弁証」の「肺失宣粛」の項参照）。熱邪による消耗・はげしい下痢や嘔吐・出血過多・利尿薬による尿量過多・慢性病の消耗など，身体内部から発生する津液不足が内燥である。やや軽度のものを「傷津」，程度の重いものを「傷陰」あるいは「脱液」という。傷津・脱液ともに熱性病にみられることが最も多い。陰虚の場合には，傷津・脱液を必ずともなう。

発熱性疾患・慢性病などにみられる。

〔主症状〕

傷津では，口渇・多飲・咽のかわき・尿量減少・便がかたい・舌質は紅で乾燥・脈は数。傷陰では，咽のかわき・口唇のひびわれ・皮膚の乾燥・口渇があるがあまり水分を欲しない・尿量減少・便秘などがみられ，舌質は暗色を帯びた絳あるいは乾燥して痩せ細る・舌苔は消失・脈は細数を呈し，甚だしければ意識喪失・けいれんが生じる。

〔論治〕

治法は傷津には生津，傷陰には滋陰生津である。鮮地黄・鮮沙参（わが国では生薬・浜防風）・鮮石斛・鮮芦根などの生津薬，阿膠・鶏子黄・玄参・麦門冬・亀板・鼈甲などの滋陰薬を用いる。熱邪による傷津（熱盛傷津）には，石膏・知母などの清熱瀉火の薬物を加える。

●代表方剤……傷津には増液湯など，傷陰には加減復脈湯・三甲復脈湯など，熱盛傷津には白虎加人参湯などを用いる。

附）血　燥

慢性の経過をとって生じる津液不足と血虚の症候で，とくに熱証をともなわない。慢性の栄養不良に相当する。

老化にともなう精・血の不足，長期にわたる栄養障害，陳旧性の血瘀による血の濡養作用の不足などによって発生する。

〔主症状〕

筋肉が痩せおちる・皮膚が乾燥してざらざらする（肌膚甲錯）・爪がもろい・頭髪が乾いてつやがない・便がかたいあるいは慢性の便秘など。舌質は暗紅で乾燥・無苔・脈は細あるいは芤。ときに皮膚のかゆみ・落屑などがみられるが，これを血燥生風という。

〔論治〕

治法は養血潤燥である。滋潤性と栄養作用のある地黄・何首烏・当帰・丹参・白芍・枸杞子・柏子仁・胡麻仁などを用いる。

●代表方剤……滋燥養営湯・当帰飲子など。

2　湿・痰飲・水腫

津液の輸布と排泄に障害が発生すると，津液が停滞して異常な水液となり，新たな病邪に転化する。軽度なものを湿あるいは水湿，程度が進んで所在が確定できるようになったものを痰飲・水腫という。ただし，湿・痰飲・水腫の間に明確な区別がなされているとはいえない。

湿・痰飲・水腫についてはかなり複雑であり，「Ⅳ．病邪弁証」でくわしく述べるので，ここでは省略する。

Ⅲ．臓腑弁証

臓腑弁証は，臓腑（機能系）の生理的・病理的特徴にもとづいて，どの臓腑の病変であるのかを弁別する。「八綱弁証」「気血弁証」を行ったうえでより精密に病態を判断するもので，的確な治療を行ううえで欠かすことのできない弁証である。

臓腑には互いに機能上の密接な関係があり，臓腑と組織・器官にも相互に関連があるので，弁証では必ず統一体としての生体全体があらわす症候を基礎にし，単一の臓や腑の病気を考えるだけでなく，相互の影響も把握すべきである。それによってはじめて，病変の発生・進行・変化を十分把握でき，正確な治療を行いうる。

A．心と小腸の病証

　心には「血脈を主る」「神を主る」機能があるので，心の病変では血脈運行の障害や意識や精神の異常がみられる。小腸は「清濁の分別を主る」で，主に水分の吸収に関与しており，心と表裏をなすほどの強い関連性はないが，心火が小腸へ下注したり，心の火熱を小腸経由で下泄するという関係がある（**表4-8**）。

1　心気虚・心陽虚

　心の陽・気が不足した病態で，一般的な気虚・陽虚の症候と同時に，循環障害・心拍動の異常・意識や精神の状態などに異常がみられる症候があらわれる。

　慢性病による消耗・先天的な虚弱・老化，あるいは精神的素因や感染症などに続発することが多い。また，循環障害にともなって血瘀・痰飲などが生じたり，逆に血瘀・痰飲によって循環障害をきたすこともある。

　全身的な衰弱・神経衰弱・心臓神経症・不整脈・冠不全・狭心症・心筋梗塞・心臓弁膜症などでみられる。

〔主症状〕

　心気虚：動悸・息ぎれ・胸苦しい・倦怠無力感があり，動くと増強する。顔色は淡あるいは蒼白・不安感・めまい感・冷汗・舌質は淡白・脈は沈で細弱あるいは結代あるいは数，甚だしい場合は胸内苦悶・狭心痛が生じる。

　心陽虚：四肢の冷え・寒け・顔面蒼白・口唇や爪のチアノーゼ・舌質は胖大あるいは青紫・脈は沈遅で細弱あるいは結代。多くの場合，同時に胸内苦悶・狭心痛が発生する。

　血瘀をともなう場合には，口唇・爪・舌の青紫色が顕著で，はげしい狭心痛・胸内苦悶が生じ，脈は結代する。痰をともなう場合には，舌苔は白潤あるいは白膩である。

　また，重篤な場合には，無欲状顔貌あるいは意識喪失・大量の冷汗・顔面や

表4-8 心と小腸の病証

弁証		主症状	論治	代表方剤
虚証	心気虚	動悸・息ぎれ・胸苦しい・不安感・目まい感・汗をかきやすい・顔色は淡白あるいは蒼白。動くと症状が強くなる。舌質は淡・脈は遅細弱あるいは結代	補益心気	四君子湯 炙甘草湯 養心湯
	心陽虚	四肢の冷え・寒け・チアノーゼなどをともなう。舌質は胖大あるいは青紫・脈は細弱あるいは結代	温通心陽	保元湯
	心肺気虚	心気虚の症候とともに,咳嗽・呼吸困難などの肺気虚の症候がある	補益心肺	炙甘草湯合参蛤散
	心腎陽虚	心陽虚の症候とともに,浮腫・尿量減少などが生じる	温補心腎	真武湯合保元湯
	心血虚	寝つきが悪い・よく目がさめる・夢をよくみる・驚きやすい・不安感・健忘・目まい・頭がふらつく・動悸など。舌質は淡白・脈は細弱	補血安神	四物湯加酸棗仁柏子仁・帰脾湯・遠志湯・甘麦大棗湯
	心陰虚	のぼせ・焦躁・手のひら足のうらのほてり・咽のかわき・ねあせなどをともなう。舌質は紅絳で乾燥・脈は細数あるいは浮数で無力	滋陰安神	天王補心丹
	心脾両虚	心血虚の症候とともに,疲れやすい・息ぎれ・食欲不振・泥状便などの脾気虚の症候がある。出血がみられることもある	気血双補	帰脾湯 人参養栄湯
	心腎陰虚	心陰虚の症候以外に,耳鳴・腰や膝がだるい・夢精などの症候がある	滋陰安神	天王補心丹
実証あるいは虚実挾雑	心火旺(心火上炎)	不眠・夢が多い・顔面紅潮・焦躁・口渇などが強い。口内炎・舌のびらん・甚だしければ狂躁・精神異常。舌質は紅・脈は数	清心瀉火	三黄瀉心湯 導赤散 清心蓮子飲
	心熱下注小腸(心熱を小腸に移す)	心火の症候とともに,尿意促進・排尿痛・血尿・濃い尿などがみられる	清心利小便	導赤散
	心腎不交	心火旺の症候とともに,頭のふらつき・耳鳴・腰や膝がだるく無力・夢精・ねあせなどの腎陰虚の症候をともなう。舌質は紅絳で乾燥・無苔・脈は細数	交通心腎 滋陰降火	天王補心丹・知柏地黄丸・朱砂安神丸・黄連阿膠湯
	胸痺(心痺)	心臓部の疼痛・胸内苦悶・動悸・冷汗など。舌質は暗紫・脈は微細あるいは渋あるいは結代。基本に心気虚・心陽虚・心血虚・心陰虚がある	宣通心陽・活血化瘀・辛香化痰	栝楼薤白半夏湯・温胆湯加党参・通竅活血湯・蘇合香丸
	痰迷心竅	ひとりごと・痴呆・行動異常・情緒異常など。意識喪失・運動麻痺・知覚麻痺。痰が多い。舌質は胖大で淡紅・舌苔は白膩・脈は滑	滌痰開竅	滌痰湯 蘇合香丸
	痰火擾心	頭痛・不眠・焦躁・口渇・目の充血・息があらい。狂躁状態,あるいは意識喪失しうわごと・けいれん・体動が多い。舌質は紅・舌苔は黄膩・脈は弦滑数	清心瀉火・滌痰開竅	礞石滾淡丸 安宮牛黄丸 神犀丹 至宝丹

四肢の浮腫・チアノーゼ・脈は微細で弱などの亡陽のショックに陥る。
〔論治〕
治法は，心気虚には補益心気，心陽虚には温通心陽である。

炙甘草・人参・党参・黄耆などの補気薬，桂枝・附子・肉桂・益智仁などの温通薬を主とし，五味子・酸棗仁・遠志・茯神などの養血安神薬を補助的に加える。血瘀には，蒲黄・五霊脂・丹参・延胡索・紅花などの活血化瘀薬を，痰には栝楼仁・薤白・半夏・陳皮などの化痰通陽の薬物を加える。

● 代表方剤……心気虚には四君子湯・炙甘草湯・養心湯など，心陽虚には桂枝人参湯・保元湯などを用いる。血瘀をともなうときは失笑散などを加え，痰をともなうものには栝楼薤白半夏湯・栝楼薤白白酒湯あるいは温胆湯加党参などを加える。亡陽には，参附湯・独参湯で回陽固脱し，必要なら竜骨・牡蛎などの重鎮安神薬を加えて鎮静・止汗をはかる。

附）心肺気虚

心気虚と肺気虚の症候が同時にみられるもので，心・肺いずれかが原因となって発生する。慢性気管支炎・気管支拡張症・肺結核などでみられる。
〔主症状〕
心気虚の症候とともに慢性の咳嗽・呼吸困難などがあらわれる。
〔論治〕
治法は補益心肺で，補心気とともに蛤蚧・冬虫夏草・胡桃肉などの補肺の薬物を配合する。

● 代表方剤……炙甘草湯合参蛤散など。

附）心腎陽虚

心陽虚と腎陽虚の症候が同時にみられるもので，心・腎いずれかの陽虚が原因になり他方に波及する。心不全などにみられ重症である。
〔主症状〕
心陽虚の症候以外に，寒け・四肢の冷えなどがより顕著になり，浮腫・尿量減少・舌苔が白滑などの症状をともなう。また，血瘀の症候も顕著となる。
〔論治〕
治法は温補心腎・行水化瘀で，温通心陽以外に白朮・茯苓などの利水薬を加える。

● 代表方剤……参附湯合保元湯など。

2 心血虚・心陰虚

心陰不足による症候で，主に精神不安を呈し心拍動の異常をともなう以外に，一般的な血虚・陰虚の症候がみられる。慢性病による栄養不良や脱水，あるいは発熱性疾患・出血・精神的な原因などに続発して生じることが多い。

〔主症状〕

心血虚：寝つきが悪い・よく目がさめる・夢をよくみる・朝早く目がさめる・驚きやすい・不安感・悲しい・健忘・めまい・頭がふらつくなどの精神神経症状が主で，動悸をともなうことが多い。顔色がさえない・舌質は淡白・脈は細。

心陰虚：のぼせ・焦躁・手のひらや足のうらのほてり・口や咽のかわき・ねあせ・舌質は紅絳で乾燥・脈は細数あるいは浮数で無力などの熱証（虚熱）があらわれる。

〔論治〕

治法は，心血虚には補血安神，心陰虚には滋陰安神である。

丹参・熟地黄・当帰・竜眼肉などの補血薬，阿膠・生地黄・桑椹・柏子仁・百合・麦門冬などの補陰薬を主とし，酸棗仁・遠志・茯神・夜交藤などの鎮静効果のある補血安神薬あるいは朱砂・磁石・真珠などの重鎮安神薬を補助的に加える。なお，人参・黄耆などの補気薬を少量加えたほうが効果がよい。熱証が強いときには，黄連・山梔子・知母・淡竹葉・蓮心などの清熱薬を加える。

● **代表方剤**……心血虚には，四物湯に酸棗仁・柏子仁・茯神などを加えるか，帰脾湯・遠志湯・甘麦大棗湯・酸棗仁湯などを用いる。心陰虚には，天王補心丹などを用いる。熱証が強い場合には，朱砂安神丸などを加える。

附）心脾両虚

心血虚と脾気虚の症候が同時にみられる。気血は脾胃の運化によって生じるので，脾気が虚すと，気虚と同時に血虚を生じやすい。また，七情内傷により心血を消耗したり脾の運化が失調すると，次第に心脾両虚が発生する。

〔主症状〕

心血虚の症候以外に，疲れやすい・倦怠無力感・息ぎれ・食欲不振・腹部膨満感・泥状便などの脾気虚の症候，皮下出血・不正性器出血などの脾不統血の症状，気血不足にともなう月経異常（量が多く淡紅色，あるいは月経過少，あ

Ⅲ．臓腑弁証

るいは無月経）がみられる。このときの不眠は，寝つきはよいがよく目が覚め半覚醒の状況が多い。舌質は淡白でやわらかい・舌苔は白・脈は細弱。
〔論治〕
治法は気血双補で，補気薬と補血薬を配合して用いる。
●代表方剤……帰脾湯・人参養栄湯。

附）心腎陰虚

心陰虚と腎陰虚が同時にみられる病態で，心・腎いずれかの陰虚が原因になり，他方に及ぶ。
〔主症状〕
心陰虚の症候以外に，頭のふらつき・耳鳴・腰や膝がだるく無力・夢精などの腎陰虚の症候がみられる。心陰虚の多くはこの病態である。
〔論治〕
治法は滋陰安神で，心陰虚に準じるが，地黄・鼈甲・亀板・阿膠・旱蓮草などの補腎陰薬を加えるか増量する。
●代表方剤……天王補心丹など。

3 心火（心火旺・心火上炎・心火亢盛）

心の陽気の過亢進状態で，精神的な原因・刺激物の摂取過多などによることが多い。はげしい熱証（実熱）が特徴で，虚証の症候はみられない。
自律神経失調症・口内炎・舌炎・不眠症などにみられ，統合失調症・神経症などでもこの症候を呈するものがある。
〔主症状〕
寝つけない・夢が多い・顔面紅潮・焦躁・じっとしていられない・動悸・胸があつ苦しい・口渇，あるいは口内炎・舌糜爛や疼痛がみられる。甚だしい場合は，狂躁状態や精神異常を呈する。舌質は紅（とくに舌尖部）・舌苔は黄・脈は浮数で有力。
〔論治〕
治法は清心瀉火である。黄連・連翹・生地黄・山梔子・鬱金・蓮心などの清心瀉火薬，心火を小腸経由で下泄する清心利小便の竹葉・淡竹葉・木通・灯芯草などを用いる。
●代表方剤……三黄瀉心湯・黄連解毒湯・導赤散・清心蓮子飲など。

附）心熱下注小腸（心熱を小腸に移す）

心火が経絡を介して表裏関係にある小腸に移り，小腸の清濁を分別する機能が失調し，移った邪熱が小腸から膀胱へ及んだ病態で，心火にひきつづいて発生する。

〔主症状〕

心火の症候とともに，尿意逼迫・排尿痛・血尿・濃い尿など尿路系の炎症症状を呈する。

〔論治〕

治法は清心利小便で，木通・滑石・海金砂・瞿麦・淡竹葉・竹葉などを主体に，清心瀉火薬を加える。邪熱を積極的に下泄するのが目的である。

● 代表方剤……導赤散。

附）心腎不交

心火旺と腎陰虚の症候が同時にみられるもので，陰虚火旺の一種である。

心（火）陽が腎（水）陰を温養し，腎（水）陰が心（火）陽を滋養して陰陽の調和をとるのが「心腎相交」であり，心腎不交はこの正常な関係が失調したものである。

原因には大きく分けて2種が考えられる。一つは，慢性病・疲労・性生活の不節制などによって腎陰虚が生じ，腎陰が心を上済できないために，心の陽が抑制されずに心火に変化して上炎し下交せず，腎陰虚・心火旺となるものである。もう一つは，精神的緊張や情緒の変動がつづいて心火が生じ，邪火すなわち異化作用の亢進により陰を消耗し，腎陰が不足して腎陰虚が発生する病態である。

不眠症・自律神経失調症・甲状腺機能亢進症・更年期障害・高血圧症・脳動脈硬化症などでみられる。

〔主症状〕

寝つけない・よく目がさめる・多夢・早く目ざめる・焦躁・じっとしていられない・健忘・動悸などの心火の症候と，頭のふらつき・耳鳴・咽の渇き・腰や膝がだるく無力・夢精・手足のほてり・のぼせ・ねあせなどの腎陰虚の症候を呈する。舌質は紅〜絳で乾燥・舌苔は少ないか無苔・脈は浮細数で沈取すると無力。

〔論治〕

治法は交通心腎・滋陰降火である。清心瀉火の薬物と，地黄・天門冬・阿膠・旱蓮草・女貞子・亀板・鼈甲などの補陰薬，ならびに養心安神薬あるいは

重鎮安神薬を配合する。

腎陰虚が主な場合には滋陰薬を主とし，心火が顕著な場合は清心瀉火・鎮心安神を主とする。ただし，いずれの場合にも滋陰を忘れてはならない。

- ●代表方剤……陰虚が主な場合には，天王補心丹・知柏地黄丸など。心火旺が主な場合には，朱砂安神丸・黄連阿膠湯・交泰丸など。

4 胸 痺（心痺・胸陽不運・心血瘀阻）

心の血脈が十分に通じない病態である。基本的な原因は心の陽気の不足（心気虚・心陽虚）あるいは陰液の不足（心血虚・心陰虚）で，とくに陽気の不足によることが多い。さらに，大きな要因として血瘀・痰が関連する。

冠不全・狭心症・心筋梗塞にみられる。

〔主症状〕

ふだんは心気虚・心陽虚・心血虚・心陰虚などの症候があり，心臓部のぼんやりした痛みや苦悶感をともなう。発作時には，心臓部の疼痛・動悸・胸内苦悶・呼吸困難・チアノーゼあるいは意識障害・冷汗・四肢の冷えなどのショック状態が生じる。痛みは背部や上腕内側に放散することが多い。甚だしい場合には，ショック死に至る。舌質は暗紫色・脈は微細あるいは渋あるいは結代。痰をともなうときは，舌苔が白膩である。

〔論治〕

治法は宣通心陽・活血化瘀・辛香化痰である。宣通心陽には栝楼仁・薤白・桂枝など，活血化瘀には蒲黄・五霊脂・丹参・紅花・桃仁・蘇木・三七・乳香・没薬・山楂子など，辛香化痰には蘇合香・降香・菖蒲・鬱金・半夏などを用いる。なお，発作時には以上の薬物を主とした攻法を用いるが，基本になる虚証を考慮して適宜補養薬を配合する必要がある。緩解期には積極的に虚証に対する治療を行うべきである。

- ●代表方剤……一般に陽気の虚に痰をともなうことが多いので栝楼薤白半夏湯・枳実薤白桂枝湯・温胆湯加党参を用い，血瘀が顕著であれば通竅活血湯・血府逐瘀湯・失笑散などを加える。疼痛発作が頻繁な場合は蘇合香丸を用いる。陽気の虚が顕著なら四君子湯など，陰液の虚が顕著なら生脈散などを配合する。

ショックの場合には，独参湯・参附湯などで回陽固脱する。

5　痰迷心竅

痰によって心の「神を主る」機能が障害されたものである。

飲食の不節制・内傷七情などで脾の健運ができなくなり水湿が停滞して痰が生じ，痰が心竅（脳の機能）をふさいだ結果発生する。

脳動脈硬化症・脳栓塞・脳梗塞・脳軟化症・統合失調症・てんかんなどにみられる。

〔主症状〕

ひとりごと・痴呆・行動異常・情緒異常その他の精神・意識の異常がみられる。急性のものは，突然意識を失い運動麻痺・知覚麻痺をともなう。痰が多く喉でごろごろ音がする・舌苔は白膩・舌は胖大で淡紅・脈は滑。

〔論治〕

治法は滌痰開竅である。蘇合香・麝香・菖蒲・安息香などの温性の芳香開竅薬に，半夏・天南星・白附子などの温性の化痰薬，檀香・沈香・丁香・木香・乳香・没薬・香附子などの理気薬を加える。

●**代表方剤**……滌痰湯など。意識喪失があるときは蘇合香丸などを用いる。

6　痰火擾心

痰火（熱痰）が「神を主る」機能を障害したものである。肝鬱化火の結果生じた熱痰が心竅を阻閉するか，熱邪の侵襲（炎症）によって津液が濃縮されて生じた熱痰が心竅を閉塞して生じる。前者は一般的な状況で発生するのに対し，後者は発熱性疾患の極期に発生し炎症症状をともなう（痰熱蒙閉心竅・痰熱陥入心包とも呼ばれる）。

痰迷心竅と病理はほぼ同じであるが，熱証をともなう点が異なる。

高血圧性脳症・脳血管障害・脳膜炎・脳炎・熱性けいれん・統合失調症・てんかんなどでみられる。

〔主症状〕

頭痛・不眠・多夢・動悸・焦躁・じっとしていられない・口が苦い・口渇・顔面紅潮・目の充血・息があらいなどの症候。甚だしければ狂躁状態を呈し，意識喪失が生じた場合にも，うわごとや体動あるいはけいれんがみられることが多い。舌質は紅・舌苔は黄膩・脈は弦滑数で有力。

〔論治〕

治法は清心瀉火・滌痰開竅である。黄連・連翹・生地黄・鬱金・蓮心などの

清心瀉火薬に，貝母・竹瀝・胆南星・天竺黄・礞石・竹筎などの寒涼性の化痰薬を加える。また，牛黄・竜脳などの清熱開竅薬を配合してもよい。

- ●代表方剤……礞石滾痰丸など。発熱性疾患の場合には安宮牛黄丸・紫雪丹・神犀丹・至宝丹を用いるとよい。

B．肺と大腸の病証

肺には「宣散・粛降を主る」「気を主る」機能があるので，肺の病変では主に呼吸器系や水分代謝の障害があらわれる。大腸は「伝導を主る」で，主に大便の排泄を行っており，表裏をなす肺との関連は強くはないが，気機の下降の面で関連をもつ（表4-9）。

1 肺気虚

肺気の不足で，呼吸器系の機能低下や咳嗽・呼吸困難および「皮毛を主る」機能が低下した衛気虚の症候もあらわれる。また，「水道を通調する」機能すなわち水分代謝が障害されると，痰が多量に出る。

全身的な気虚の一面として生じるほか，長期間反復して咳嗽が持続し肺気が衰えても発生する。全身的な気虚としては脾肺気虚，影響が心におよぶと心肺気虚，腎におよぶと肺腎気虚（腎不納気）になる。

慢性気管支炎・喘息・肺気腫などでみられる。

〔主症状〕

軽度なものでは，自汗・寒け・かぜをひきやすいなどを主とする「衛気虚（衛表不固）」の症候を呈する。程度がすすむと，これ以外に，咳嗽・息ぎれ・声に力がない・口数が少ない・疲れやすい・顔色が青白い・うすくて多量の痰・舌質は淡白でやわらかい・舌苔は白・脈は沈で無力，甚だしい場合には呼吸困難が発生する。

気の推動無力により血瘀をかねると，胸痛・舌辺の瘀点などがみられる。

〔論治〕

治法は，補肺益気・固表・祛痰定喘である。黄耆・党参・白朮・炙甘草などの補気薬を主とし，半夏・蘇子・紫苑・款冬花・百部などの止咳化痰薬を配合する。血瘀をともなうときには桃仁・紅花などの活血化瘀薬を加える。汗が多いときには，止汗の牡蛎・麻黄根などを加えてもよい。

表4-9 肺と大腸の病証

弁証			主症状	論治	代表方剤
虚証あるいは虚実挟雑	肺気虚		衛気虚：汗をかきやすい・寒け・かぜをひきやすいなど。これ以外に咳嗽・息ぎれ・声に力がない・疲れやすい・顔色が白い・うすい痰など。舌質は淡・舌苔は白・脈は沈で無力	補肺益気 固表 祛痰定喘	玉屏風散 牡蛎散 補肺湯 保元湯
	肺脾気虚		肺気虚の症候に，食欲不振・腹部膨満感・泥状便などの脾気虚の症候をともなう	健脾益肺 燥湿化痰	六君子湯加黄耆・参苓白朮散
	肺陰虚		乾咳・無痰あるいは少量の粘痰・嗄声あるいは声がでない・咽の乾燥・口乾・ねあせ・痩せるなど。舌質は紅〜絳・舌苔は少ない・脈は細数あるいは浮数で無力	滋陰潤肺 清熱化痰	百合固金湯 沙参麦冬湯 金水六君煎 清燥救肺湯
	肺気陰両虚		肺気虚と肺陰虚の症候が混在	養肺益気	麦門冬湯・生脈散の加減
	肺腎陰虚		肺陰虚の症候に，腰や膝がだるく無力・手足のほてり・夢精などの腎陰虚の症候をともなう	滋補肺腎 滋陰降火	百合固金湯 滋陰降火湯 麦味地黄丸 都気丸
実証	肺失宣粛	風寒束表	悪寒・頭痛・くしゃみ・鼻水・身体痛・脈浮緊などの表寒の症候	辛温解表	麻黄湯・三拗湯・荊防排毒散・桂枝湯
		寒邪犯肺	咳嗽・呼吸困難・うすい痰・胸苦しい。舌苔は白・脈は緊	宣肺散寒	杏蘇散 華蓋散
		風熱犯肺	軽い悪寒あるいは熱感・咽痛・黄色い鼻汁・頭痛など。舌質は紅・脈は浮数	辛涼解表	桑菊飲 銀翹散
		熱邪犯肺	咳嗽・呼吸困難・息があらい・黄色で粘稠な痰・喀出しにくい・咽痛・口渇など。舌質は紅・脈は数	清熱宣肺 止咳平喘	麻杏甘石湯 瀉白散 定喘湯
		肺癰	胸痛・発熱・血液をまじえた悪臭のある痰・舌苔は黄・脈は滑数	清熱解毒 排膿	千金葦茎湯
		燥邪犯肺 温燥	乾咳・少量の粘痰・喀出しにくい・鼻や口の乾燥・咽痛・皮膚の乾燥など。舌苔は乾燥・脈は浮数	清肺涼潤	桑杏湯 清燥救肺湯
		燥邪犯肺 涼燥	悪寒・頭痛・無汗・鼻閉・口や鼻の乾燥・咳嗽・うすい痰・舌苔は白・脈は弦	軽宣涼燥 宣肺化痰	杏蘇散
		痰飲伏肺	咳嗽・うすい多量の痰・胸苦しい・寒け・舌質は淡胖・舌苔は白膩・脈は弦滑あるいは軟	燥湿化飲	二陳湯合三子養親湯 苓桂朮甘湯 小青竜湯
		風水相搏	急に発生する全身浮腫・尿量減少・発熱・悪風・咽痛など。舌苔は薄白・脈は浮	疏風宣肺 利水	越婢加朮湯 防已黄耆湯
虚証	陽虚滑脱（大腸虚寒）		慢性持続性の下痢・大便の失禁・脱肛などがみられ，舌質は淡白・脈は細弱	渋腸固脱	桃花湯 真人養臓湯

Ⅲ．臓腑弁証　169

表4-9 つづき

弁証			主症状	論治	代表方剤
実証	大腸湿熱		下腹痛・痛みと灼熱感のある下痢・裏急後重・膿や粘液や血をまじえた便・悪臭が強い・発熱・口渇など。舌苔は黄膩・脈は数	清熱解毒利湿	白頭翁湯 葛根黄芩黄連湯
	腸燥便秘	実熱燥結	便秘・腹部膨満・腹痛・圧痛・悪心・嘔吐・口渇など。舌質は紅・舌苔は黄で乾燥・脈は数あるいは沈実	清熱瀉下	大承気湯 厚朴三物湯 大黄牡丹皮湯
虚証		陰虚燥結 (腸液虧耗)	長期にわたる便秘で兎糞状の少量の排便。一般に自覚症状を欠く。皮膚の乾燥・やせるなど。舌質は偏紅・舌苔は乾燥・脈は細で無力	潤腸通便	五仁丸 麻子仁丸 潤腸湯

●**代表方剤**……衛気虚には益気固表の玉屏風散・牡蛎散など。一般には，補肺湯・保元湯など。

附）肺脾気虚（肺脾両虚）

肺気虚と脾気虚が同時にみられる病態で，いずれか一方の虚が他方の虚をひきおこすが，一般に脾気が虚して気の生成が不足するために肺気が虚すことが多い。よくみられる病態である。

〔主症状〕
肺気虚の症候と同時に，食欲不振・腹部膨満感・泥状便などの脾気虚の症候がみられる。

〔論治〕
治法は健脾益肺・燥湿化痰で，補気に重点があり止咳化痰薬を配合する。
●**代表方剤**……六君子湯加黄耆・参苓白朮散など。

2 肺陰虚

肺の陰液の不足の病態で，慢性病による栄養障害・炎症による津液の消耗・乾燥した環境での居住や労働などによって生じる。特徴は津液不足による燥証と虚熱である。

影響が腎におよぶと肺腎陰虚となり，体力が消耗して機能低下を生じると気陰両虚が生じる。

慢性気管支炎・気管支拡張症・喘息・肺気腫・肺結核・肺炎その他の熱性疾患の回復期などでみられる。

〔主症状〕

乾咳・無痰あるいは少量の粘痰でときに血がまじる・嗄声あるいは声が出ない・咽の乾燥感・口の乾きなどが主で，顔面紅潮・午後になると熱感や微熱が出る・ねあせなどの虚熱の症候がみられる。一般に全身状態はかなり悪く痩せる。舌質は紅〜絳で乾燥・舌苔は少ないか黄乾苔・脈は細数あるいは浮数で無力。

外感病の場合には，燥熱の邪によるもので経過が短く炎症症状が強い。痰湿をともなうときには，舌苔が厚膩で類乾苔となり，粘稠な痰がでる。

〔論治〕

治法は滋陰潤肺・清熱化痰である。沙参（わが国では生薬・浜防風）・玄参・麦門冬・百合・玉竹・生地黄・石斛・白芍など滋潤・消炎・鎮静などの作用をもつ滋補肺陰の薬物を主とし，貝母・竹筎・枇杷葉・冬瓜仁など消炎効果や粘液分泌作用をもつ清熱化痰薬を配合する。熱証が強いときには，知母・地骨皮などの清虚熱薬を加える。痰湿をともなうときには，陳皮・半夏などを加えてよい。

外感病の場合には，桑葉・淡豆豉・梨皮などを加えてよい。

● 代表方剤……百合固金湯・沙参麦冬湯など。痰湿をともなうときは金水六君煎など，外感病には清肺湯・清燥救肺湯などを用いる。

附）肺気陰両虚

肺気虚と肺陰虚の両方の症候がみられるもので，陰陽互根で陽気と陰液は相互に依存するため，経過が長くなると両方が不足してこの病態を呈することが多い。

〔主症状〕

肺気虚と肺陰虚の症候が，さまざまな程度に混在する。脈象はより無力になり，沈細数を呈することが多い。

〔論治〕

治法は養肺益気で，気虚と陰虚の程度に応じて補気薬と滋陰薬の比率を調整する。

● 代表方剤……麦門冬湯・生脈散の加減。

附）肺腎陰虚

肺陰虚と腎陰虚が同時に存在する病態で，肺，腎いずれか一方の陰虚が他方に及んで発生するが，腎陰虚から波及することが多い。

〔主症状〕

肺陰虚に，腰や膝がだるく無力・手足のほてり・夢精・月経異常などの腎陰

虚の症候をともなう。陰虚火旺を呈することが多い。
〔論治〕
治法は滋陰降火・滋補肺腎で，滋補肺陰の薬物に天門冬・玄参・阿膠・亀板・鼈甲などの滋腎陰の薬物を加える。
●代表方剤……百合固金湯・滋陰降火湯・麦味地黄湯・都気丸など。

3 肺失宣粛

病邪によって肺の宣散・粛降の機能が障害された病態で，実証あるいは虚実挟雑に相当する。病邪の種類によってさまざまな症候があらわれるが，主症状は咳嗽・喀痰である。

1）風寒束表・寒邪犯肺

寒邪の侵襲による肺気の障害である。風寒による表証（表寒）をともなうものが風寒束表で，表証がなく肺気の宣粛失調だけがみられるものを寒邪犯肺という。この病態が持続するか反復すると，寒邪が肺の陽気を損傷して肺気虚を生じる。

皮毛は表で肺系に属し，風寒が表を侵襲するとその働きが束縛されて（風寒束表（表寒））表証があらわれる。肺は鼻に開竅し，寒邪犯肺では鼻閉や鼻水になり，気道に症状が及ぶと咳嗽や呼吸困難になる。

感冒・インフルエンザ・肺炎の初期・気管支炎・アレルギー性鼻炎などでみられる。

〔主症状〕
咳嗽・呼吸困難・うすく透明の痰が多量に出る，甚だしければ胸苦しい・横になれないなどの症候である。舌苔は白・脈は緊。表証をともなうときは，悪寒・頭痛・鼻閉・くしゃみ・鼻水・身体痛・脈浮緊などがみられる。

〔論治〕
治法は宣肺散寒で，表証があるときは辛温解表を行う。麻黄・桂枝・紫蘇葉・荊芥・防風・白芷・細辛・生姜などの辛温解表薬に，杏仁・蘇子・半夏・紫菀・厚朴などの温性の祛痰止咳薬を配合する。
●代表方剤……風寒束表には麻黄湯・三拗湯・荊防敗毒散・桂枝湯など，寒邪犯肺には杏蘇散・華蓋散などを用いる。

2）風熱犯肺・熱邪犯肺

　熱邪の侵襲による肺の障害で，風熱による表証（表熱）をともなうものが風熱犯肺で，表証がなく肺熱の症候だけのものを熱邪犯肺という。熱邪が痰と結びついて痰熱となり，膿瘍を形成したものが「肺癰」である。

　感冒・インフルエンザ・咽喉炎・扁桃炎・気管支炎・肺炎・肺化膿症などでみられる。

〔主症状〕

　咳嗽・呼吸困難・息があらい・黄色で粘稠な痰・痰が喀出しにくい・咽が痛い・口渇・尿が濃い・舌質は紅・脈は数で有力などの症候。風熱表証をともなうときは，かすかな悪寒あるいは熱感・咽喉部の発赤と腫脹疼痛・黄色い鼻汁・脈は浮数などがみられる。胸痛・血液をまじえた悪臭のある膿性喀痰・舌苔は黄・脈は滑数の場合は，肺癰（肺化膿症）である。全般に，発熱がみられることが多い。

〔論治〕

　治法は清熱宣肺・止咳平喘で，風熱表証には辛涼解表，肺癰には清熱解毒・排膿を行う。薄荷・牛蒡子・蝉退・桑葉・菊花・淡豆豉・葛根などの辛涼解表薬，石膏・知母・山梔子・黄芩・金銀花・連翹・板藍根などの清熱解毒薬，浙貝母・蒲公英・桔梗・重薬・薏苡仁などの祛痰排膿薬，杏仁・桑白皮・枇杷葉・馬兜鈴などの止咳平喘薬を配合する。

- ●**代表方剤**……麻杏甘石湯・瀉白散・定喘湯など。表証をともなうときは桑菊飲・銀翹散など，肺癰には千金葦茎湯などを用いる。

3）燥邪犯肺

　燥邪による肺津の損傷で宣発と粛降が失調した病態で，秋季や乾燥した環境にみられる。温燥と涼燥を区別する。乾燥による皮膚・粘膜の急性の脱水および炎症と考えられる。

　温　燥

　暑熱が残る初秋にみられ，風熱による表証と燥熱による強い傷津が特徴である。秋季の感冒・気管支炎・インフルエンザ・ジフテリアなどでみられる。

〔主症状〕

　発熱・微かな寒け・乾咳・痰は少なく粘稠で喀出しにくい・鼻や口のかわき・咽の乾燥と痛み・皮膚の乾燥，甚だしければ胸痛・痰に血がまじる・舌苔の乾燥・脈は浮数など。咽に灰白色の偽膜がみられ咽痛のはげしいものは白喉

（ジフテリア）といわれる。

〔論治〕

治法は清肺涼潤で，白喉には清肺潤燥・解毒を用いる。軽く発散する桑葉・薄荷・淡豆豉などの辛涼解表薬，杏仁・貝母・百部・桑白皮・枇杷葉・馬兜鈴などの清熱滋潤の化痰薬，梨皮・沙参（わが国では生薬・浜防風）・玉竹・麦門冬などの滋陰薬を配合する。

●代表方剤……桑杏湯・清燥救肺湯など。

涼　燥

寒冷の先がけである晩秋に，風燥と涼邪（小寒の邪）を受けて発症し，涼邪の束表と燥邪による肺気の宣粛失調，さらに水道の通調失調による水飲の内生が特徴である。乾燥と水飲という矛盾した症状があらわれる。

秋の感冒・気管支炎・鼻炎などでみられる。

〔主症状〕

悪風・頭痛・無汗・鼻づまり・口や鼻の乾燥・咳嗽・うすい痰・舌苔は白・脈は弦などの症候。

〔論治〕

治法は軽宣涼燥・宣肺化痰で，辛温で軽く発散する紫蘇葉・葱白・淡豆豉などの辛温解表薬，宣肺・化痰の杏仁・前胡・桔梗・半夏・陳皮などを用いる。

●代表方剤……杏蘇散など。

4）痰飲伏肺（痰湿阻肺）

痰飲・痰湿による肺気の阻害で，外感病をくり返して肺の宣散粛降が十分できなくなったり，脾気虚で運輸ができないために水液が停滞し，水液があつまって痰飲・痰湿になり気道に貯留した病態である。

慢性気管支炎・喘息・肺気腫・気管支拡張症などでみられる。

〔主症状〕

咳嗽・喀出しやすいうすい白色の痰が大量に出る・喉でゴロゴロ痰の音がする・胸苦しいなどの症候で，甚だしければ呼吸困難を呈する。風邪をひくと症状が増悪する。舌質は淡胖・舌苔は白膩あるいは白滑・脈は弦滑あるいは軟緩。

〔論治〕

治法は燥湿化飲である。蘇子・紫菀・款冬花・半夏・陳皮・白芥子などの止咳・燥湿・化痰の薬物と，白朮・茯苓などの健脾利水薬を配合し，必要なら乾姜・細

辛・白芷などの温肺薬を加える。表証をともなうときには，辛温解表薬を配合する。
●代表方剤……二陳湯合三子養親湯・苓桂朮甘湯・苓甘姜味辛夏仁湯・苓甘五味姜辛湯・蘇子降気湯など。表証をともなうときは小青竜湯など。

5）風水相搏

風邪によって肺の宣散粛降が阻害され，「水道を通調する」機能が障害された結果，水湿が停滞して浮腫を生じた病態である。脾腎陽虚による水腫を「陰水」というのに対し，これを「陽水」という。

腎炎の初期・アレルギー性浮腫などにみられる。

〔主症状〕

急激に発生する全身の浮腫で，初期は眼瞼からはじまり，次第に全身に生じる。とくに顔面部に顕著で，皮膚には光沢があり圧すると陥凹するがすぐにもとにもどる。尿量は減少し，咳嗽・発熱・悪風・咽痛などの表証をともなうことが多い。舌苔は薄白・脈は浮。衛気虚をともなうときは，自汗・悪風がみられる。

〔論治〕

治法は疏風宣肺・利水である。疏風宣肺の麻黄・浮萍・防風・紫蘇葉・生姜皮・桂枝などに，茯苓・沢瀉・猪苓・薏苡仁などの淡滲利水薬を配合する。口渇など裏熱の症候があれば，石膏・桑白皮・芦根などを加える。衛気虚には，黄耆・白朮などを加える。

●代表方剤……越婢加朮湯など。衛気虚には防已黄耆湯を用いる。

4　腸虚滑脱（大腸虚寒）

大腸の陽気が衰えて固摂できない病態である。

細菌性下痢の不適切な治療・加齢による衰弱・慢性病・脱肛などでみられる。

〔主症状〕

慢性で持続性の下痢・大便の失禁・排便後の脱肛などがみられ，一般にぼんやりした腹痛や不快感・寒がる・冷えをともなう。全身状態は虚弱である。舌質は淡白・脈は沈で細弱。

〔論治〕

治法は渋腸固脱で，補気・温陽・昇提などを基礎に，赤石脂・禹余粮・石榴皮・訶子・肉豆蔲・罌粟殻などの収渋薬を加える。また，少量の木香・枳殻・陳皮などの理気薬を配合して気機を正常化するのがよい。

●代表方剤……桃花湯・真人養臓湯など。

5 大腸湿熱

湿熱の邪による大腸の「糟粕の伝化を主る」機能の障害である。
細菌性下痢・赤痢などにみられる。

〔主症状〕

下腹痛・痛みと灼熱感をともなう下痢・裏急後重・頻繁に下痢するがすっきり出ない・便に膿や粘液や血がまじる・悪臭が強いなどの症候で，発熱・口が苦いなどの症状もともなう。舌苔は黄膩・脈は数で有力。

〔論治〕

治法は清熱解毒・燥湿で，白頭翁・秦皮・黄連・黄芩・黄柏・地楡・馬歯莧などの清熱解毒燥湿薬を用いる。木香・檳榔子・枳殻などの理気薬や大黄などの瀉下薬を加えてもよい。

●代表方剤……白頭翁湯・葛根黄芩黄連湯など。

6 腸燥便秘（大腸燥結）

主に脱水にともなう便秘である。原因には実熱と陰虚があるので区別する必要がある。

1）実熱燥結

熱邪による傷津で大便が固結したための便秘である。
感染性の発熱疾患・腸閉塞・虫垂炎などでみられる。

〔主症状〕

便秘・腹部膨満・腹痛・圧痛が強い・悪心・嘔吐・口渇・口が苦い・熱感など。舌質は紅・舌苔は黄あるいは焦黄で乾燥・脈は数で有力あるいは沈実。

〔論治〕

治法は清熱瀉下である。大黄・芒硝などの瀉下薬を主とし，厚朴・枳実・木香・檳榔子・莱菔子などの理気薬を配合する。

●代表方剤……大承気湯・厚朴三物湯・大黄牡丹皮湯など。

2）陰虚燥結（腸液虧耗）

全身の陰液不足により大腸の伝導が失調するとともに糞便が枯燥して生じる

便秘である。

習慣性便秘・老人性便秘・産後・慢性病・熱性病の回復期などでみられる。
〔主症状〕
長期にわたる便秘で，排便してもウサギの糞様のコロコロした便が少量しかでない。腹部膨満や腹痛をともなうことは少なく，左下腹部に索状につながった便塊をふれることがある。皮膚が乾燥し痩せていることが多い。舌質は偏紅・舌苔は乾燥・脈は細で無力。
〔論治〕
治法は潤腸通便である。鮮首烏・生地黄・麦門冬・玄参・肉蓯蓉・当帰・麻子仁・桃仁・柏子仁・栝楼仁・胡麻仁などの油性成分を豊富に含んだ滋陰薬を主とし，少量の理気薬と攻下薬を配合する。
●代表方剤……五仁丸・麻子仁丸・潤腸湯など。

C．脾と胃の病証

脾は「運化を主る」，胃は「受納と腐熟を主る」で，飲食物の消化・吸収・輸送・排泄に関連し，互いに密接な関係にある。消化器系の異常・水分代謝の異常を主とする病変を生じる（**表4-10**）。

1 脾運衰弱

脾の運化機能が低下し，気血の生成が不足するとともに吸収能力や栄養代謝の低下・津液の輸送の障害がみられる。「四肢・肌肉を主る」の面にも影響があらわれて，肌肉の痩せや無力が生じ，横紋筋・平滑筋の緊張減弱・栄養障害によると考えられる。また長びくと，全身的な栄養不良状態（血虚）をひきおこして気血両虚を呈したり，腎精の産生が不足すると脾腎両虚が生じる。

飲食の不節制・精神的なストレスの持続・慢性病による衰弱・疲労・先天性の虚弱などによって発生する。

1）脾気虚（脾胃気虚・脾胃虚弱・中気不足）

脾気の不足であり，吸収能力や栄養代謝の低下とともに全身的な気虚の症候がみられる。推動無力による気滞の症候や，津液輸送あるいは水分吸収の機能低下により，留飲・痰湿・水腫などをともなうことも多い（脾虚生湿・脾虚生

表4-10（1） 脾と胃の病証——虚証

弁証			主症状	論治	代表方剤
虚証	脾運衰弱	脾気虚	食欲不振・少食・味がない・腹が脹る・便秘・あるいは泥状便・息ぎれ・元気がない・疲れやすいなど。舌質は淡・舌苔は白・脈は沈で無力	健脾益気	四君子湯 異功散 参苓白朮散
		脾胃気虚	脾気虚の症候に，食べられない・少食・悪心・嘔吐などをともなう	健脾益気 和胃通降	六君子湯 香砂六君子湯
		脾陽虚	不消化下痢・よだれが多い・腹が冷えて痛む・寒がる・四肢の冷えなどをともなう。舌質は淡白で胖大・舌苔は白・脈は沈遅で無力	温陽助運	理中湯（人参湯） 附子理中湯
		脾胃陽虚	脾陽虚の症候に，食べられない・少食・悪心・嘔吐などをともなう	温陽助運 温胃通降	丁萸理中湯 砂半理中湯
		脾腎陽虚	脾陽虚の症候に，腰や膝がだるく無力・インポテンツ・耳鳴・尿量減少・浮腫・五更瀉などをともなう	温陽利水	実脾飲 真武湯
				温陽渋腸 止瀉	四神丸
		中気下陥	脾気虚あるいは脾陽虚の症候以外に，手足がだるい・立ちくらみ・腹部の下墜感・慢性の下痢あるいは便秘などがみられ，胃下垂・遊走腎・脱肛・子宮脱などをともなう	健脾補中 昇陽益気	補中益気湯
		脾陰虚 (脾気陰両虚)	脾気虚の症候に，口の渇き・口唇の乾燥・爪傍の角化・さかむけ・手足のほてり・食べると腹満・舌質は偏紅・舌苔は剝〜少・脈は細数で無力などをともなう	滋補脾陰	四君子湯加山薬 啓脾湯 参苓白朮散 資生湯
	脾不統血 (気不摂血)		脾運衰弱の症候とともに，鼻出血・皮下の点状出血あるいは紫斑・血尿・血便・月経過多・不正性器出血などのさまざまな出血がみられる	益気摂血	帰脾湯 黄土湯 柏葉湯
	胃陽不足	胃気虚	食べられない・少食・食べるとすぐに上腹部が脹る・悪心・嘔吐。舌質は淡・舌苔は白・脈が沈で無力	通降胃気 兼補気	小半夏湯 生半夏加茯苓湯 六君子湯
		胃陽虚 (胃虚寒)	上腹部の冷え痛みの反復・冷え・寒がる・舌苔は白滑・脈は遅あるいは弦などをともなう	温胃通降	呉茱萸湯 丁萸理中湯 砂半理中湯
		胃陰虚	食欲不振・腹はへるが食べたくない・口乾・乾嘔・吃逆・上腹部不快感・胸やけ・便秘・尿が濃いなど。舌質は紅絳で乾燥・少苔〜無苔・脈は細数	滋養胃陰	沙参麦冬湯 養胃湯 益胃湯

表4-10（2） 脾と胃の病証——実証あるいは虚実挟雑

弁証			主症状		論治	代表方剤
実証あるいは虚実挟雑	寒湿困脾		食欲不振・悪心・上腹部膨満感・口がねばる・身体がだるく重い・頭がしめつけられるように重い・腹痛・軟便水様便など。舌苔は白厚膩・脈は濡		運脾化湿	胃苓湯 藿香正気散
	湿熱阻滞脾胃		食欲不振・悪心・上腹部のつかえや膨満感・疼痛・口がねばる・口が苦い・口渇・飲みたくない・身体がだるい・尿が濃い・下痢。ときには黄疸・瘙痒が生じる。舌質は紅・舌苔は黄膩・脈は濡数		清熱利湿	茵蔯蒿湯 茵蔯五苓散 甘露消毒丹
	胃寒（寒痛）		急激な上腹部痛・上腹部の冷え・水様物の嘔吐・便秘あるいは水様便など。舌質は青紫〜暗色・舌苔は白滑・脈は沈弦緊		散寒止痛	良附丸 理中湯 附子理中湯
	胃熱（胃火）		上腹部の灼熱痛・痛みは食べると増強する・口臭・口苦・胸やけ・悪心・嘔吐・呑酸・口渇・多飲・飢餓感・便秘・歯齦の腫脹疼痛など。舌質は紅・舌苔は黄・脈は滑数		清胃瀉火	清胃散 白虎湯 涼膈散 調胃承気湯
	食滞胃脘	傷食	暴飲・暴食によって生じる悪心・腹部膨満・疼痛・腐敗臭のある噯気・下痢など。舌苔は厚膩あるいは黄膩・脈は滑あるいは滑数		消食導滞	保和丸
		腸胃積滞	傷食の症候以外に，腹部の腫瘤・圧痛・膨満や裏急後重・下痢するがすっきりしないなどをともなう		消食導滞攻下	枳実導滞丸 木香檳榔丸
		脾虚挟食	慢性にあらわれる消化不良で，食欲不振・食後の腹部膨満・泥状便・ときに不消化物がまじるなど		消食導滞健脾益気	参苓白朮散 大安丸
	胃気上逆	胃寒（虚寒・実寒）	悪心嘔吐噯気吃逆	顔色が淡白・水様物の嘔吐・舌質は青紫あるいは淡白・舌苔は白	温胃	呉茱萸湯 丁香柿蒂湯
		胃熱（虚熱・実熱）		口が苦い・口渇・黄色の苦い嘔吐・食べるとすぐに吐く・舌質は紅・舌苔は黄	和胃降逆 清熱	左金丸
		暑湿		暑い時期に生じる。頭痛・腹痛・吐きたいが吐けない	解暑化湿	玉枢丹 藿香正気散
		気滞		上腹部膨満感・つかえ・遊走性の腹痛など	下気降逆	旋覆花代赭石湯
		食滞		腐臭のある噯気・舌苔は厚膩・脈は滑	消導	保和丸
		痰		めまい・よだれが多い・舌苔は膩	化痰	小半夏加茯苓湯・温胆湯

Ⅲ．臓腑弁証　179

痰・脾胃湿困という)。気の産生不足により肺気に影響がおよぶと肺脾気虚(「B．肺と大腸の病証」参照)，血の生成不足により心血に影響がおよぶと心脾両虚(「A．心と小腸の病証」参照)などが生じる。

〔主症状〕

元気がない・気力がない・疲れやすいなどの気虚の症候のほか，食欲がない・食べたいと思わない・味覚の低下・腹が脹る・便秘(弛緩性のもので，推動無力のために生じる)・気ばらないと便がでないあるいは泥状便～水様便(吸収障害)ときに兎糞状の便(腸内に長期停滞したための水分の過剰吸収)などがみられ，舌質は淡・舌苔は白・脈は沈で無力。

さらに，胃の受納と腐熟の機能も低下し，食べられない・食べてもすぐに上腹部が脹る・少食・消化が悪い・悪心・嘔吐などの胃気虚の症候をともなう状態を，「脾胃気虚(脾胃虚弱・中気不足)」と呼ぶ。

このほか，腹部膨満感・腹痛(おさえるか温めると楽になる)・噯気・はんすうなどの気滞の症状や，舌苔が白厚・舌質が胖大・腹鳴・水振音(腹壁をたたくとポチャポチャ音がする)・浮腫(下半身に多い)などの水液停滞による症候をともなうことが多い。

〔論治〕

治法は健脾益気である。党参・人参・黄耆・炙甘草などの補気薬，白朮・茯苓などの健脾利水薬を主とし，薏苡仁・蒼朮などの利水薬，陳皮・半夏・砂仁・木香などの理気化湿の薬物を加える。

- ●代表方剤……脾気虚には四君子湯・異功散・参苓白朮散など，脾胃気虚には六君子湯・香砂六君子湯など。

2) 脾陽虚(脾陽不振・脾陽虚弱・脾胃虚寒)

脾気虚とともに温煦も不足した病態である。脾陽の温煦の不足は腎陽の蒸騰の衰えが原因であることが多く，たいていは脾腎陽虚の病態である。

〔主症状〕

よだれが多い・腹が冷えてしくしく痛む(温めたりおさえると楽になる)・寒がる・四肢の冷え・軟便～水様便などの寒証がみられる。舌質は淡白で胖大・舌苔は白滑・脈は沈遅で無力。このほか，尿量減少とともに浮腫(とくに下半身)が生じ，圧すると陥凹しなかなか元にもどらない(陰水という)。甚だしい場合は，腹水を生じる。

脾胃陽虚（脾胃虚寒）では，さらに食べられない・少食・消化が悪い・不消化便・悪心・嘔吐など，受納・腐熟の不足の症状がみられる。

脾腎陽虚では，腰や膝がだるく無力・インポテンツ・耳鳴などをともない，尿量減少・浮腫が明らかなことが多く，五更瀉（きまって明け方に生じる下痢）などもみられる。

〔論治〕

治法は温陽助運で，益気健脾の基礎のうえに，附子・乾姜・肉桂・呉茱萸などの温陽薬を配合する。

- ●**代表方剤**……脾陽虚には理中湯（人参湯）・附子理中湯，脾胃陽虚には丁萸理中湯・砂半理中湯など。脾腎陽虚の水腫には温陽利水の実脾飲・真武湯などを，五更瀉には温陽・渋腸止瀉の四神丸などを用いる。

3）中気下陥

脾気虚のために，臓器を定位置にとどめる気の「固摂」の機能が減弱したもので，肌肉・四肢に力がなく気機の下陥を呈する。

〔主症状〕

気虚の症候以外に，手足がだるい・立ちくらみ・食べると眠くなる・下腹部の下墜感・慢性の下痢あるいは頑固な便秘（蠕動が無力なため）などがみられ，胃下垂・遊走腎・脱肛・子宮脱などをともなうことが多い。脈は沈で無力。

また，運輸不足のために胃中の水穀を十分に吸収できず，胃内に留飲をのこすことが多い。

〔論治〕

治法は健脾補中・昇陽益気で，昇陽益気の黄耆・人参・党参を主体に，柴胡・升麻・葛根などの昇提薬を加える。

- ●**代表方剤**……補中益気湯。留飲があれば苓桂朮甘湯を加える。

4）脾陰虚（脾気陰両虚）

脾の陰液が不足した状態で，陰液の援助がないために陽気が十分に機能できず，やはり運化が不足する。このことについて《血証論》には，「脾陽不足すれば，水穀は固より化さず，脾陰不足するも，水穀また化さざるなり。例えば釜中に飯を煮るに，釜底に火無ければ固より熟さず，釜中に水無きもまた熟さざるなり」と記している。

脾気が不足し運化が悪くなって脾陰を供給できないか，飲食の不節制などで消耗するために生じ，多くは脾気陰両虚を呈す。

〔主症状〕

脾気虚の症候とともに，口の乾き・口唇の乾燥やひび割れ・爪傍の角化・さかむけ・手足のほてり・食べると強い腹満・舌質が偏紅・剝苔～少苔・脈が細やや数で無力などの乾燥と虚熱の症候がみられる。

〔論治〕

治法は滋補脾陰で，甘平・甘淡で脾を滋補して膩滞しない山薬・蓮肉・芡実・薏苡仁・炙甘草などを主体に脾陰を補い，健脾益気薬を配合する。

● 代表方剤……四君子湯加山薬・啓脾湯・参苓白朮散・資生丸など。

2 脾不統血（気不摂血）

脾気虚・脾陽虚・中気下陥の症候とともにみられる出血で，気の固摂作用の減弱によるので，気不摂血ともいう。

血小板減少性紫斑病・血友病・不正性器出血・痔出血・慢性鼻出血などでみられる。

〔主症状〕

脾運衰弱の症候以外に，鼻出血・皮下の点状出血あるいは紫斑・血便・血尿・月経過多・不正性器出血などのさまざまな出血症状がみられる。出血の色は淡紅色で，慢性で反復性の出血が特徴であるが，ときには大量の出血がみられることもある。血便や性器出血で，少量で持続性のものを「漏」，大量で一時的なものを「崩」といい，合わせて「崩漏」と呼ぶ。

出血が反復持続すると次第に血虚が生じ，長期にわたると血瘀も発生する。

〔論治〕

治法は益気摂血である。党参・人参・黄耆・炙甘草などの補気薬を基本とし，補陽薬・昇提薬を適宜加え，伏竜肝・艾葉・乱髪霜・白芨・藕節などの温性あるいは収渋性の止血薬を配合する。血虚をともなうときは熟地黄・阿膠・酸棗仁・遠志などの補血薬を，血瘀をともなうときは当帰・鶏血藤・赤芍・三七・益母草・紅花などの活血化瘀薬を配合する。

● 代表方剤……帰脾湯・黄土湯・柏葉湯など。

3 胃陽不足

胃の陽気が不足した病態で，胃気虚と胃陽虚がある。胃の蠕動減弱・循環不

良・留飲などが関与すると考えられる。

1) 胃気虚

胃気の受納と腐熟の機能が減弱した病態である。飲食不節・外感病などによる胃気の損傷，あるいは脾気虚が胃に及んだために発生する。急性病の回復期に一時的に発生するほか，多くは脾胃気虚（「C．脾と胃の病証」の「1) 脾気虚」参照）として発現する。

〔主症状〕

気虚の症候とともに，食べられない・少食・食べるとすぐに胃が脹る・悪心・嘔吐・舌質は淡・舌苔は白・脈は沈で無力などがみられる。

〔論治〕

治法は通降胃気で，胃気本来の和降を回復させることが補気につながる。このことを「胃は通降をもって補となす」という。和胃通降の半夏・陳皮・砂仁・竹筎・生姜などを主体に，気虚の程度が強ければ健脾益気薬を加える。

●代表方剤……小半夏湯・小半夏加茯苓湯・六君子湯など。

2) 胃陽虚（胃虚寒・胃気虚寒）

胃気が虚すとともに温煦作用も減弱した病態で，虚寒を呈する。寒冷刺激に弱く，敏感に反応して症状の増悪をみる。

飲食の不節制・生ものや冷たいものの嗜好・精神的ストレスなどにより，胃の陽気が損傷して生じる。脾陽虚が胃に波及することも多く，脾胃陽虚（「2．脾陽虚」参照）を呈する。

胃十二指腸潰瘍・胃炎・胃拡張・幽門けいれんなどでみられる。

〔主症状〕

四肢の冷え・寒がる・舌苔は白滑・舌質は淡・脈は沈遅あるいは沈弦で無力などを呈する。上腹部の冷えと痛みもよく生じ，軽度の痛みがしくしくと持続し，寒冷によって増強し，温めたり手でおさえると軽減する。

〔論治〕

治法は温胃通降で，温胃し胃気を和降する呉茱萸・丁香・砂仁・小茴香・丁香・半夏，温中散寒の肉桂・桂枝・乾姜・附子などを配合する。

●代表方剤……呉茱萸湯・丁萸理中湯・砂半理中湯など。

4 　胃陰虚（胃陰不足）

　胃の陰液の不足による受納と和降の障害である。
　辛辣物の嗜好・熱性病による脱水・慢性病の消耗・老人などにみられる。
〔主症状〕
　腹は減るが食べたくない・口の乾き・上腹部不快感・乾嘔・吃逆などが主で，胸やけ・便がかたいあるいは便秘・尿が濃いなどの症候もみられる。舌質は紅絳で乾燥・少苔あるいは無苔・脈は細数あるいは浮数で無力。
〔論治〕
　治法は滋養胃陰で，麦門冬・玉竹・石斛・沙参（わが国では生薬・浜防風）・天花粉などの滋胃陰薬を用いる。
●**代表方剤**……沙参麦冬湯・養胃湯・益胃湯など。

5 　寒湿困脾（湿困脾胃）

　寒湿の邪によって脾胃の運化機能が阻滞された病態である。清涼飲料水の過剰摂取・果物や生ものの過食・じめじめした湿気の多い環境・雨に長時間濡れるなどの条件によって発生するが，本来脾胃が虚弱で津液の運輸が十分行われず痰湿が存在する者（脾胃湿困）が罹患することが多いので，この面にも注意が必要である。急性にあらわれる水分代謝障害と胃腸機能障害である。
　急性カタル性胃腸炎にみられるが，慢性胃腸炎・慢性肝炎などでも生じる。
〔主症状〕
　食欲不振・悪心・上腹部の膨満感や不快感・口がねばる・身体がだるく重い・頭がしめつけられるように重いなどの症候が主で，腹痛・軟便～水様便あるいは全身の軽度の浮腫・白色の帯下などもみられる。舌質は淡・舌苔は白厚で膩・脈は濡緩。舌質が胖でやわらかく脈が無力のものは，脾虚が基本にあると考えてよい。発熱・頭痛・悪寒などの表証をともなうこともある。
〔論治〕
　治法は運脾化湿である。藿香・佩蘭・蒼朮・厚朴・半夏などの芳香化湿薬と，茯苓・猪苓・滑石・薏苡仁などの淡滲利水薬を配合し，白朮・白扁豆などの補脾薬も適宜加える。
●**代表方剤**……胃苓湯・四加減正気散・五加減正気散など。脾虚があれば五苓散合四君子湯・参苓白朮散など，表証をともなうときは藿香正気散などを用いる。

6　湿熱阻滞脾胃

　湿熱の邪による脾胃の障害である。湿困脾胃の症候とともに熱証がみられることが特徴で，胃腸障害・水分代謝障害に炎症をともなうものと考えられる。病邪の感染・脂っこいものや美食の摂取過多・酒の嗜好などによって発生する。
　急性胃腸炎・肝炎・膵炎・胆のう炎などでみられる。

〔主症状〕
　食べたくない・油ものや臭いで嘔気がする・上腹部のつかえや膨満感・上腹部痛・口がねばる・口が苦い・口渇はあるが水分は欲しくない・身体がだるく重い・尿が濃い・下痢などの症候で，舌質は紅・舌苔は黄膩・脈は濡数。また，全身に鮮黄色の黄疸が発生することもあり，皮膚の瘙痒をともなう。発熱がみられることも多く，熱型は起伏して長期間つづき，汗が出ても解熱しない。

〔論治〕
　治法は清熱利湿である。茵蔯蒿・猪苓・沢瀉・滑石・通草・赤小豆・黄連・黄芩・山梔子などの清熱利湿薬を主とし，蒼朮・厚朴・藿香などの芳香化湿薬を加える。

- ●代表方剤……茵蔯蒿湯・茵蔯五苓散・甘露消毒丹・連朴飲・黄芩滑石湯・三加減正気散など。

7　胃　寒（寒痛）

　上腹部（胃部）の冷えと疼痛を主とするもので，胃の陽気の阻滞によって生じる。原因には，寒邪の侵襲による実寒と陽気不足による虚寒（胃陽虚）の2つがある（胃陽虚についてはすでに述べた）。一般には，脾胃虚寒の基礎のうえに寒邪を感受して発症する虚実挟雑の型が多い。
　ここでは寒邪の侵襲による実寒について述べる。胃実寒は，寒冷の環境・生ものや冷たい飲物の摂取などにより急激に発症する。
　急性胃炎・胃けいれんなどでみられる。

〔主症状〕
　寒冷の環境や生ものや冷たい飲物などの摂取ののちに，急激な強い上腹部痛が生じ，上腹部の冷え・胃が動かない感じ・生つばが多い・水様物の嘔吐・便秘あるいは水様便・舌質は青紫色あるいは暗色・舌苔は白滑・脈は沈弦緊。舌筋がちぢみ舌を伸展できないこともある。

〔論治〕
治法は散寒止痛で，肉桂・呉茱萸・乾姜・高良姜・丁香・蜀椒・附子などを用いる。脾胃虚寒が基本にあるときは，人参・党参・白朮などを配合する。
- **代表方剤**……良附丸など。脾胃陽虚をともなうときには，呉茱萸湯・理中湯・附子理中湯・大建中湯など。

8　胃　熱（胃火）

熱邪による胃の障害（実熱）と，胃陰虚による虚熱（胃陰虚についてはすでに述べた）があるが，熱邪は急激に陰液を消耗するので実熱と虚熱のまじり合った虚実挾雑のものも少なくない。

ここでは，熱邪による障害について述べる（ただし，急性発熱疾患でみられる胃熱の症候については「V．外感熱病弁証」の陽明病・熱結腸胃などを参照されたい）。

胃炎・神経性胃炎・胃十二指腸潰瘍・口内炎・歯齦炎・歯槽膿漏などでみられる。

〔主症状〕
上腹部の灼熱痛・痛みは食べると増強・口臭・口が苦い・胸やけ・悪心・嘔吐・呑酸・口渇・多飲・飢餓感・多食・便がかたいあるいは便秘・歯齦の腫脹疼痛・歯齦出血など。舌質は紅・舌苔は黄・脈は滑数。

〔論治〕
治法は清胃瀉火で，石膏・知母・生地黄・玄参・黄連・黄芩・山梔子・芦根などの清熱瀉火薬を主とし，大黄・芒硝などの瀉下薬，麦門冬・石斛・玉竹などの滋陰薬を配合する。
- **代表方剤**……清胃散・白虎湯・涼膈散・調胃承気湯など。胃陰虚をともなうときは玉女煎など。

9　食滞胃脘（胃中停食）

飲食物が胃に停滞して腐熟（消化機能）が低下した病態である。

飲食の不節制による消化不良で，消化管内に食物が停滞する。軽度のものを「傷食」，やや程度の重いものを「腸胃積滞」という。このほか，脾胃が本来虚弱なために，ふつうに飲食していても食滞が発生することがあり，これを「脾虚挾食」と呼ぶ。

急性および慢性胃炎などでみられる。

〔主症状〕

急激に生じる食欲不振・悪心・腹部膨満と痛み・腐敗臭のある噯気や嘔吐・悪臭のある排ガスや下痢あるいは便秘など。腹部膨満は噯気や排ガスで一時軽減する（傷食）。重症になると，腹部に腫瘤を触れ圧痛や膨満が強い・裏急後重・下痢するがすっきりしないなどの症候があらわれる（腸胃積滞）。舌苔は粘膩あるいは黄膩・脈は滑あるいは滑数。

脾虚挟食では，食後の腹部膨満感・食欲不振・味がない・泥状〜水様便でときに不消化物をまじえる。一般に腹痛はなく，舌質は淡白で舌苔にはあまり異常がみられない。

〔論治〕

治法は消食導滞である。神麴・山楂子・麦芽・莱菔子・鶏内金などの消化酵素をふくむ消導薬に，枳実・檳榔子・大腹皮・木香などの理気薬，大黄・芒硝などの攻下薬を配合する。脾虚挟食には，健脾益気を主とし消導薬を配合する。

● 代表方剤……保和丸・枳実導滞丸・木香檳榔丸など。脾虚挟食には，参苓白朮散・大安丸など。

10 胃気上逆

胃の「降濁を主る」機能の異常である。胃の障害ではほとんどすべてにこの症候があらわれるので，原因は非常に多い。一般に，寒・熱・暑湿・気滞・食滞・痰濁などによって生じる。

〔主症状〕

悪心・嘔吐・噯気・吃逆が主症状である。原因によって症状が異なるが，大まかには以下のようになる（詳細には各弁証論治を参照されたい）。

胃寒（実寒・虚寒がある）では，顔色が淡白あるいは蒼白・水様物の嘔吐・舌質は青紫あるいは淡白・舌苔は白などである。甚だしい場合には，朝食べたものを夕方に嘔吐するなどがみられる。

胃熱（実熱・虚熱がある）では，口が苦い・口渇・黄色の苦い嘔吐・食べるとすぐに吐く，舌質は紅・舌苔は黄など。

暑湿によるものは，暑い時期に急性に生じ，頭痛・腹痛・吐きたいが吐けないなどの症候である。

気滞によるものでは，上腹部膨満感・つかえ・遊走性で時間的に変化する疼痛・噯気や排ガスで軽減するなどの症候がみられる。

Ⅲ．臓腑弁証

食滞では，腐臭のある噯気や嘔吐・舌苔は厚膩あるいは黄膩がみられる。
痰によるものは，発作性のめまい・悪心・嘔吐・よだれが多い・舌苔は膩などの症候である。

〔論治〕
治法は和胃降逆である。半夏・陳皮・呉茱萸・生姜・竹筎・旋覆花・代赭石などの理気降逆の薬物を用いるが，病因に応じて温胃・清熱・解暑化湿・理気・消導・化痰などの方法を採用する。

- ●代表方剤……胃寒には呉茱萸湯・安中散・丁香柿蒂湯など，胃熱には左金丸など，暑熱には藿香正気散・玉枢丹など，気滞には旋覆花代赭石湯など，食滞には保和丸など，痰には小半夏加茯苓湯・温胆湯などを用いる。

D．肝と胆の病証

肝は「血を蔵する」「疏泄を主る」「筋を主る」「目に開竅する」機能があるので，情緒の変動・自律神経失調・栄養障害・循環障害・筋肉の異常・目の障害などがあらわれる。胆は肝と密接な関連があり，肝の疏泄の一部になっている（**表 4-11**）。

1 肝血虚

肝血の不足である。一般的な血虚の症候を呈するが，とくに栄養障害（血の濡養不足）・視覚の異常（血不栄目）・筋肉の異常（血不養筋）・月経異常（衝任失調）などがみられる。

急性あるいは慢性疾患による消耗・脾胃の運化不足による血の生成不足・出血などによる消耗によって生じる。

自律神経失調症・栄養不良・末梢神経炎・月経不順・慢性肝炎・眼科疾患・老人・産後などでみられる。

〔主症状〕
顔色や皮膚の色が悪くつやがない・爪がもろい・毛髪につやがない・脱毛・頭がふらつく・目が疲れやすくかすむ・目の乾燥感があってごろごろする・まぶしくて目を閉じていたい・甚だしければ夜盲症・眠りが浅く夢をよくみる・手足のしびれ感・筋肉がぴくぴくひきつる・筋のけいれんなどの症候。月経は遅れるか無月経・経血量は少ない。舌質は淡白・脈は弦細。

表4-11（1） 肝と胆の病証——虚証あるいは虚実挟雑

弁証			主症状	論治	代表方剤
虚証あるいは虚実挟雑	肝血虚		皮膚につやがない・爪がもろい・毛髪につやがない・目が疲れやすい・目がかすむ・目の乾燥感・まぶしい・眠りが浅い・手足のしびれ感・筋肉のひきつり・筋けいれん。月経遅延あるいは無月経・経血量が少ない。舌質は淡白・脈は弦細	滋補肝血	当帰補血湯 四物湯 補肝湯 八珍湯
	陰虚	肝陰虚	口や咽のかわき・身体の熱感・ほてり・のぼせ・ねあせなど。舌質は紅～絳で乾燥・少苔～無苔・脈は弦細数あるいは浮数で沈取無力	滋陰養血	二至丸 両地湯
		肝腎陰虚	肝陰虚の症候以外に，腰や膝がだるく無力・手足のほてり・頭のふらつき・健忘・性機能異常など。尺脈が浮	滋補肝腎	杞菊地黄丸 一貫煎
		肝陽上亢	肝陰虚・肝腎陰虚の症候とともに，頭痛・顔面紅潮・目の充血・めまい感・のぼせ・いらいら・怒りっぽい・耳鳴などが，間歇的あるいは増減して生じる	滋陰 平肝潜陽	珍珠母丸 大補陰丸 鼈甲養陰煎
	肝風内動	肝陽化風	意識障害けいれん	肝陽上亢の症候とともに，はげしい頭痛・手や舌のふるえ・ろれつがまわらない・頭のゆれ・運動麻痺などが生じる。舌質は紅・舌苔は少なく乾燥・脈は弦数あるいは浮数で沈取無力	滋陰 平肝熄風	鎮肝熄風湯 天麻鉤藤飲
		熱極生風		高熱とともに，牙関緊急・項部強直・両眼上視など。舌質は紅・舌苔は黄・脈は弦数	清熱 涼肝熄風	羚角鉤藤湯 鉤藤飲
		陰虚動風		肝腎陰虚の症候とともに，手指の蠕動・筋肉がぴくぴくひきつる・めまい感などが生じる。舌質は紅絳・少苔～無苔・脈は細数～細促	滋陰養血 潜陽熄風	二甲復脈湯 三甲復脈湯 大定風珠
		血虚生風		肝血虚の症候があり，身体や首を動かすとふらつき・めまいが生じる。舌質は淡・脈は細	養血熄風	阿膠鶏子黄湯

〔論治〕

治法は滋補肝血である。当帰・白芍・熟地黄・阿膠・何首烏・旱蓮草・枸杞子・桑椹などの補血薬に，川芎・鶏血藤・赤芍などの活血薬を加える。人参・黄耆・白朮・党参・山薬などの補気薬を配合するほうがよい。

●代表方剤……当帰補血湯・四物湯・補肝湯・八珍湯など。

表4-11（2） 肝と胆の病証——実証あるいは虚実挾雑

弁証			主症状	論治	代表方剤
実証あるいは虚実挾雑	肝気鬱結		ゆううつ感・情緒不安定・ヒステリックな反応・ため息・胸脇部が脹って苦しい・排便がすっきりしない・便秘と下痢が交互にくる。月経時に乳房が脹る・月経痛・月経が早くなったり遅れたり一定しない・無月経など。舌質は淡紅・舌苔は白・脈は弦で有力	疏肝理気解鬱	四逆散 柴胡疏肝湯 逍遙散
	気厥 （肝気逆）		肝気鬱結にともない，意識喪失・四肢の冷え・歯をくいしばり手をにぎりしめる・息がつまるなどが生じる。脈は沈弦あるいは伏	疏肝解鬱 破気降気	五磨飲子 沈香降気散
	肝火 （肝火旺） （肝火上炎）		いらいらが強く怒りっぽい・不眠・はげしい頭痛・めまい・耳鳴・突発性の難聴・顔面紅潮・目の充血・目やに・口が苦い・口渇・胸脇部の痛み・尿が濃い・便秘など。月経は早くくる・月経過多。舌質は紅・舌苔は黄で乾燥・脈は弦数あるいは浮で有力	清肝瀉火	竜胆瀉肝湯 当帰竜薈丸
	心肝火旺		肝火の症候とともに，不眠・焦躁・動悸・狂躁・口内炎などの心火の症候がみられる	清心瀉火 清肝瀉火	竜胆瀉肝湯合導赤散
	肝火犯肺		肝火の症候とともに，発作性の咳嗽・呼吸困難・喀痰などがみられる	清肝瀉肺	瀉白散合竜胆瀉肝湯・咳血方
	肝胆湿熱		胸脇部の脹った痛み・圧痛・口が苦い・口渇・水分は飲みたくない・呑酸・悪心・嘔吐・腹部膨満感・いらいら・尿が濃い・便秘あるいは下痢・黄疸・発熱など。舌苔は黄膩・脈は弦数	清熱利湿 疏肝利胆	茵蔯蒿湯 竜胆瀉肝湯 大柴胡湯 胆道排石湯
	寒滞肝脈		冷えると生じる下腹部や下肢の冷え痛みで温めると軽減する。舌質は淡暗・舌苔は滑・脈は沈弦あるいは遅	温肝散寒 養血通脈	当帰四逆湯・当帰四逆加呉茱萸生姜湯・暖肝煎・天台烏薬散
	肝気横逆	肝胃不和	肝気犯胃	肝気鬱結・肝火の症候とともに，上腹部の膨満と痛み・呑酸・悪心・嘔吐・噯気など。舌質は淡紅〜紅・舌苔は薄・脈は弦〜弦数	疏肝和胃	大柴胡湯 左金丸
			肝寒犯胃	寒冷による頭痛・冷えに，悪心・嘔吐・つばやよだれが多い・上腹部痛などがみられる。舌質は淡暗・舌苔は白滑・脈は沈弦	温肝散寒 温胃降逆	呉茱萸湯
		肝脾不和	肝気犯脾	肝気鬱結・肝火の症候とともに，食欲不振・腹満・腹鳴・腹痛・頻便あるいは下痢など。舌質は淡紅〜紅・舌苔は薄・脈は弦〜弦数	疏肝健脾	逍遙散 加味逍遙散
			脾虚肝乗	食欲不振・空腹感がない・味がない・元気がない・疲れやすい・腹満・泥状便などがあり，腹痛・腹鳴・頻便・下痢が間歇的に反復する。舌質は淡・脈は弦細で無力	健脾柔肝	芍薬甘草湯・桂枝加芍薬湯・痛瀉要方・堅中湯類・柴芍六君子湯

2 肝陰虚・肝陽上亢

　肝の陰不足であり，肝陽を抑制できないために肝陽上亢をともなうことが多い。肝腎同源で，肝陰不足は腎陰に及び，腎陰不足は肝陰に波及するために，肝腎陰虚を呈することが多く，肝陽上亢はより顕著になる。肝陽上亢は，肝陰虚・肝腎陰虚による陰虚火旺である。特徴は陰不足の症候とともにあらわれる熱証（虚熱）で，肝陽上亢では上半身とくに顔面や頭部に明らかな熱証がみられる。

　急性あるいは慢性疾患による陰の消耗・肝鬱化火による陰の消耗・熱病による消耗・腎陰虚による肝陰の滋養不足などによって発生する。

　高血圧症・脳動脈硬化症・自律神経失調症・更年期障害・慢性肝炎・慢性腎炎・甲状腺機能亢進症・不眠症などでみられる。

〔主症状〕

　肝陰虚では，口や咽のかわき・身体の熱感・ほてり・のぼせ・ねあせなど，舌質は紅～絳で乾燥・舌苔は少ないか無苔・脈は弦細数あるいは浮数で沈取すると無力などの，乾燥と虚熱の症候がみられる。

　肝腎陰虚では，さらに腰や膝がだるく無力・手足のほてり・頭のふらつき・健忘・性機能の異常・脈浮などがみられる。

　肝陽上亢では，肝陰虚・肝腎陰虚の症候とともに，頭痛・顔面紅潮・目の充血・めまい感・のぼせ・いらいら・怒りっぽい・耳鳴などの上部の熱証が顕著にみられ，脈が浮弦で数を呈する。肝陽が心神を擾乱すると，動悸・不眠などを発生する。肝火と異なり，症状が間歇的で変化するのが特徴である。

　臨床的には，上部の陽亢の症状が主で陰虚の症候が顕著でないもの，陰虚の症候が主で陽亢が顕著でないもの，両者とも明らかなものなどがあるので，これらを区別して対処する。

〔論治〕

　治法は滋陰・平肝潜陽である。滋補肝血の薬物に，玄参・生地黄・天門冬・麦門冬・女貞子などの滋陰薬，亀板・鼈甲・牡蛎・磁石などの滋陰潜陽薬，石決明・真珠・竜骨などの平肝潜陽薬，および牡丹皮・知母・白薇・銀柴胡・地骨皮などの清虚熱薬を配合する。

　陽亢が顕著であれば潜陽に，陰虚が主であれば滋陰に重点をおく。

　●代表方剤……肝陰虚には二至丸・両地湯など，肝腎陰虚には杞菊地黄丸・

一貫煎など，肝陽上亢には珍珠母丸・大補陰丸・鼈甲養陰煎など．

3 肝風内動

　肝の陰血が消耗して肝気の疏泄が失調するとともに筋脈を濡養できないために生じる，けいれん・ひきつり・ふるえ・眩暈などの「風動」すなわち動揺性の症状を呈する病態である．

　原因によって，肝陽上亢が過度になったものを「肝陽化風」，発熱がつづき陰が消耗されて出現するものを「熱極生風」，肝腎陰虚にともなうものを「陰虚動風」，肝血虚の症候とともにあらわれるものを「血虚生風」と呼んでいる．

　脳動脈硬化症・高血圧性脳症・脳卒中・脳炎・熱性けいれん・自律神経失調症・眩暈症などでみられる．

1）肝陽化風

　肝陽上亢にひきつづき発生する肝風である．

〔主症状〕

　肝陽上亢の症候とともに，しめつけられるような激しい頭痛・眩暈・まっすぐに歩けない・手足や舌のふるえ・歪斜舌・ろれつがまわらない・立っていられない・頭のゆれなどが生じ，甚だしければ意識障害・顔面神経麻痺・片麻痺などがあらわれる．舌質は紅絳・舌苔は少なく乾燥・脈は弦数あるいは浮数で沈取無力．

〔論治〕

　治法は滋陰・平肝熄風である．肝陽上亢に対する滋陰・平肝潜陽を基本に，天麻・釣藤鈎・羚羊角・地竜・全蠍・蜈蚣・白僵蚕などの平肝熄風薬を加えて鎮痙・鎮静する．急性期には平肝熄風を主とし，緩解期には滋陰平肝を主とする．

　●代表方剤……鎮肝熄風湯・天麻鈎藤飲など．

2）熱極生風

　熱邪が熾盛で肝の陰血を灼傷し心神を擾乱した病態で，いわゆる熱性けいれんに相当する．稚陰稚陽の幼児によくみられる．

〔主症状〕

　高熱とともに，手足や顔面躯幹のけいれん・項部強直・牙関緊急・両眼上視などが生じ，意識障害をともなうことが多い．舌質は紅・舌苔は黄・脈は弦数．

〔論治〕
　治法は清熱・涼肝熄風である。涼肝熄風の羚羊角・桑葉・菊花・釣藤鈎などに，牛黄・犀角・黄連・山梔子・黄芩などの清熱薬を配合し，玄参・生地黄・白芍などの滋陰薬を加える。
●**代表方剤**……羚角鈎藤湯・鈎藤飲など。

3）陰虚動風

　肝腎陰虚のために頭目・筋脈を濡養できない病態で，虚のみによる風動であるから「虚風内動」と呼ぶ。多くは熱病の回復期で肝腎の陰液損傷が残存しているときにみられ，慢性病・老化などであらわれることもある。
〔主症状〕
　肝腎陰虚の症候とともに虚風内動がみられるのが特徴で，筋肉の痩せ・身体の熱感・頬部の紅潮・皮膚の乾燥・舌質が紅絳・少苔〜無苔・脈が細数〜細促などを呈し，手指の振戦・筋肉がぴくぴくひきつる・めまい感などが生じる。
〔論治〕
　治法は滋陰養血・潜陽熄風で，滋陰養血の阿膠・熟地黄・生地黄・白芍・玄参・麦門冬などに，滋陰潜陽熄風の亀板・鼈甲・牡蛎などを加える。
●**代表方剤**……二甲復脈湯・三甲復脈湯・大定風珠など。

4）血虚生風

　肝血不足で頭目・筋脈を濡養できないために生じる虚風内動の病態である。
　熱証を呈さず，めまい以外の症状は激しくなく，中高年の女性に多いのが特徴である。
〔主症状〕
　肝血虚の症候があり，身体や首を動かすとふらつき・めまいなどが生じる。舌質は淡白・脈は細。
〔論治〕
　治法は養血熄風で，滋補肝血を基礎に熄風薬を加える。補気薬を配合するほうがよい。
●**代表方剤**……阿膠鶏子黄湯・七物降下湯など。補中益気湯合当帰飲子で代用してもよい。

Ⅲ．臓腑弁証

4 肝気鬱結（肝気鬱滞・肝鬱気滞・肝鬱・気鬱）

　肝の「疏泄を主る」機能の失調で，気機が鬱滞した病態である。

　精神的な緊張・情緒の過度の変動などによって生じるが，病邪の侵襲・陰陽失調などでもあらわれる。肝気鬱結が続くと気鬱化火して肝火に移行することが多く，また気滞から血瘀・痰飲を，火熱の傷陰から陰虚を生じやすい。

　自律神経失調症・更年期障害・うつ病・神経症・ヒステリー・消化性潰瘍・肝炎・胆のう炎・胃腸神経症・月経困難症・甲状腺腫・乳腺腫，その他多くの疾患にみられる。

〔主症状〕

　ゆううつ感・情緒不安定・ヒステリックな情緒反応・しゃべりたがらない・ため息・胸脇部が脹って痛い・胸苦しい・食欲不振・嘔気・排便してもすっきり出ない・便がきれぎれに出たり細い・便秘と下痢が交互に生じる・頻尿などの症候。月経時の乳房の脹りあるいはしこり・月経痛・月経が早く来たり遅れたり一定しないあるいは無月経などがみられることも多い。舌質は淡紅・舌苔は薄白・脈は弦で有力。

　このほか，よく消化器系の異常をともなうが，「肝気横逆」の項で述べる。また，喉部に梗塞感がありのんでも吐いてもとれない状態を「梅核気」といい，肝気鬱結に痰をともなった病変である。なお，甲状腺腫（癭瘤）も肝気鬱結と痰が結合して発生すると考えられている。肝気鬱結により循環失調が続くと血瘀から瘀血を生じ，肝腫・脾腫・子宮筋腫などの腹部の腫瘤を生じることがある。また，消化器系の失調により体が衰弱して痩せることも多い。

〔論治〕

　治法は疏肝理気・解鬱である。柴胡・鬱金・青皮・枳殻・枳実・川楝子・香附子・厚朴・延胡索・烏薬などの疏肝解鬱・理気の薬物を用いる。なお，疏肝理気の薬物は燥性が強く陰液を消耗するおそれがあり，また肝の陰血を保護して肝気を柔軟に保つ「柔肝」の目的で，白芍・当帰・熟地黄・枸杞子などの補血薬を配合する。痰をともなうときは半夏・竹筎などの化痰薬を，癭瘤には軟堅化痰の海藻・昆布などを，血瘀をともなうときは桃仁・紅花・三稜・莪朮などの活血化瘀薬を加える。なお，適当な精神療法も必要である。

　●代表方剤……四逆散・柴胡疏肝湯・逍遙散・大柴胡湯・柴胡桂枝湯など。梅核気には四七湯・半夏厚朴湯など，癭瘤には海藻玉壺湯などを用いる。

血瘀による腫瘤には膈下逐瘀湯・鼈甲煎丸などを用いる。

附）気　厥（肝気逆）

肝気鬱結が極まって意識喪失をきたすものをいう。多くは，はげしい怒り・悲しみなどの精神的ショックで発生する。

〔主症状〕

突然意識を失い，四肢が冷える・歯をくいしばる・手をにぎりしめる・息がつまる・脈は沈弦あるいは伏などを呈する。精神的な原因が先行する。

〔論治〕

治法は疏肝解鬱・破気降気である。疏肝解鬱薬に，沈香・檳榔子などの破気・降気の薬物を加える。

●代表方剤……五磨飲子・沈香降気散など。

5　肝　火（肝火旺・肝火上炎）

肝の陽気の過亢進によるもので，虚証の徴候がみられないのが特徴である。

肝気鬱結が続いて気鬱化火することが最も多いが，情緒の激動によって突然生じることや，湿熱の邪が肝胆にとどまって発生することもある。肝火が続くと，次第に陰液を消耗して肝陽上亢に移行したり，血熱妄行による出血を生じることが多い。また，心肝火旺・肝気横逆も生じやすい。

自律神経失調症・高血圧症・神経症・結膜炎・頭痛症・胆のう炎・肝炎などでみられる。

〔主症状〕

いらいらが強く怒りっぽい・入眠困難あるいは悪夢をよくみる・われるような頭痛・めまい・耳鳴あるいは突発性難聴・顔面紅潮・目の充血・口が苦い・呑酸・口渇・胸脇部の痛み・尿が濃い・大便がかたいあるいは便秘など。吐血・喀血・鼻出血などが生じることもある。月経は周期が早く月経過多となることが多い。舌質は紅・舌苔は黄で乾燥・脈は弦数あるいは浮で有力。

〔論治〕

治法は清肝瀉火である。竜胆草・山梔子・夏枯草・黄芩・菊花・決明子・青葙子・黄連などの清熱薬に疏肝解鬱薬を配合する。出血には，生地黄・犀角・牡丹皮・赤芍・茅根などの清熱涼血薬や側柏葉・大薊・小薊・地楡などの止血薬を配合する。沈香・代赭石などの降気薬を加えてもよい。便秘には，大黄・

芒硝などの瀉下薬を加える。
- ●代表方剤……竜胆瀉肝湯・当帰竜薈丸など。便秘には更衣丸・清寧丸などを，出血には十灰散・小薊飲子などを加える。

附）心肝火旺

肝火と心火が同時にみられる状態で，肝火が上炎して心火を煽るために発生する。

〔主症状〕

肝火の症候とともに，強い不眠・躁・動悸・不安・甚だしいと狂躁状態・口内炎など心火の症候がみられる。

〔論治〕

治法は清心瀉火・清肝瀉火で，清肝瀉火薬とともに黄連・連翹・生地黄・蓮心などの清心瀉火薬を加える。
- ●代表方剤……竜胆瀉肝湯合導赤散。

附）肝火犯肺（木火刑金）

肝火が肺に影響を及ぼして肺熱を生じた病態である。
慢性気管支炎・喘息などでみられる。

〔主症状〕

肝火の症候とともに，発作性咳嗽あるいは呼吸困難，ときに痰に血がまじるなどの肺熱の症候がみられる。

〔論治〕

治法は清肝瀉肺で，清肝瀉火と清熱宣肺・止咳平喘（「肺熱」の項参照）を行う。
- ●代表方剤……瀉白散合竜胆瀉肝湯・咳血方など。

6　肝胆湿熱

湿熱の邪によって肝胆の疏泄作用が障害された病態である。

ウイルスや細菌感染・刺激物の過剰摂取・飲酒あるいは美食の習慣などによって発生する。肝胆湿熱は容易に脾胃に影響し，湿熱阻滞脾胃をともなう。

急性肝炎・胆のう炎・胆石症・膵炎・胃炎・腸炎・自律神経失調症などでみられる。

〔主症状〕

胸脇部の脹った痛み（とくに右側）および圧痛・口が苦い・口渇があるが水分は欲しない・呑酸・悪心・嘔吐・腹部膨満感・食欲不振・四肢がだるい・いらいらして怒りっぽい・尿が濃い・便秘あるいは軟便ですっきり出ないなどの症候で，黄疸をともなうこともある。同時によく発熱がみられ，起伏する持続性の発熱あるいは往来寒熱を呈する。女性では悪臭のある黄色帯下・外陰部の瘙痒などもみられる。舌質は紅・舌苔は黄膩・脈は弦数。

〔論治〕

治法は清熱利湿・疏肝利胆である。茵蔯・沢瀉・木通・滑石・猪苓・赤小豆・金銭草などの清熱利湿薬を主とし，竜胆草・山梔子・黄芩・黄柏などの清熱薬，柴胡・鬱金・青皮・枳実などの疏肝解鬱薬，大黄・芒硝などの瀉下薬を加える。

- ●代表方剤……茵蔯蒿湯・竜胆瀉肝湯・大柴胡湯など。胆石には胆道排石湯など。

7　寒滞肝脈（寒疝）

肝経の経絡に沿った冷えをともなう疼痛で，肝血不足に乗じた寒邪の侵襲によって生じる。

鼠径ヘルニア・大腿ヘルニア・腸管癒着などでみられる。

〔主症状〕

寒冷により発生する下腹部・下肢内側の冷えと疼痛で，温めると緩解する。男性では痛みは睾丸に放散し，陰のうの収縮あるいは陰のうの腫大（ヘルニア・水腫）がみられる。女性では月経痛・月経の遅延などを呈することが多い。舌は淡暗・舌苔は滑・脈は沈弦あるいは遅。

〔論治〕

治法は温肝散寒・養血通脈である。呉茱萸・小茴香・肉桂・桂枝・烏薬・延胡索・乾姜・生姜・川芎などの温裏散寒薬に，当帰・白芍などの養血薬を配合する。

- ●代表方剤……当帰四逆湯・当帰四逆加呉茱萸生姜湯・暖肝煎・天台烏薬散など。

8　肝気横逆（肝気横逆脾胃）

脾胃の運化は肝気の疏泄によって円滑に調節される。肝あるいは脾胃の機

能が異常になり，疏泄と運化の協調関係が失調した病態である。「横逆」とは「ほしいままに気機を乱す」という意味である。

大きく「肝胃不和」と「肝脾不和」に分けられるが，両者が同時に生じることもある。

1）肝胃不和

肝の疏泄が失調して胃気の和降が妨げられる病態である。
神経性胃炎・慢性胃炎・胃潰瘍・胆のう炎などにみられる。
肝鬱と肝寒の別がある。

肝気犯胃
肝気鬱結・肝火により疏泄が失調して胃に横逆する病態である。
〔主症状〕
肝気鬱結・肝火の症候とともに，上腹部の膨満感と疼痛・呑酸・悪心・嘔吐・噯気など胃気上逆の症状がみられる。舌質は淡紅〜紅・舌苔は薄白〜薄黄・脈は弦あるいは弦数。
〔論治〕
治法は疏肝和胃で，疏肝解鬱・清肝瀉火の薬物に，半夏・陳皮・枇杷葉・竹筎など和胃降逆の薬物を配合する。
●代表方剤……大柴胡湯・左金丸など。

肝寒犯胃
寒邪が肝血を侵犯して疏泄を失調させ，胃に横逆した病態である。
〔主症状〕
寒冷により増強する頭痛・冷えなどの肝寒の症候とともに，悪心・嘔吐・つばやよだれが多い・上腹部痛などの胃気上逆の症状が生じ，舌質は淡暗・舌苔は白滑・脈は沈弦などを呈する。
〔論治〕
治法は温肝散寒・温胃降逆で，温肝・温胃降逆の呉茱萸を主薬に，散寒の乾姜・小茴香・肉桂などを配合する。
●代表方剤……呉茱萸湯など。

2）肝脾不和

肝気の疏泄失調と脾の運化失調が，相互に因果をなしている病態であり，い

ずれに重点があるかにより対応を変える必要がある。

胃腸神経症・慢性腸炎・消化不良症・過敏性腸症候群・慢性肝炎などでみられる。

肝気犯脾

肝気鬱結・肝火により疏泄が失調し，脾の運化を阻害する病態であり，肝気の疏泄失調が主体である。

〔主症状〕

肝気鬱結・肝火の症候とともに，食欲不振・腹部膨満・腹鳴・腹痛・排ガス・頻便あるいは下痢などを呈する。排便は精神的な緊張や情緒の変動にともなって生じ，日に何度も発生することが多い。舌質は淡紅〜紅・舌苔は薄白〜薄黄・脈は弦あるいは弦数で有力。

〔論治〕

治法は疏肝健脾で，疏肝理気の柴胡・鬱金・川楝子・青皮などを主体に柔肝の白芍・当帰などを配合し，肝気の擾乱を受けないように白朮・茯苓・炙甘草などで健脾する必要がある。

●代表方剤……逍遙散・加味逍遙散など。

脾虚肝乗

元来脾気が虚弱で運化が十分でなく，肝への陰血供給が不足して肝血が虚し，肝気を抑制できないために，肝気が脾の虚に乗じて運化を失調させる病態であり，脾虚が主体である。特別な原因がなく肝脾不和が生じる。

〔主症状〕

食欲不振・空腹感がない・味がない・元気がない・疲れやすい・腹満・泥状便・舌質が淡などの脾虚の症候が明らかで，とくに誘因がなく腹痛・腹鳴・頻便・下痢が間歇的に反復してあらわれる。脈は弦細で無力。

〔論治〕

治法は健脾柔肝である。健脾益気の人参・白朮・茯苓・炙甘草・大棗などを主体に脾運を強め，補血柔肝の白芍・当帰・熟地黄などで肝気をやわらげる。疏肝薬は用いるとしても少量にとどめる。

●代表方剤……芍薬甘草湯・桂枝加芍薬湯・痛瀉要方・小建中湯・当帰建中湯・黄耆建中湯・柴芍六君子湯など。

なお，肝気横逆と脾虚肝乗は因果関係にあって移行型も多いので，臨床的に

はどちらに重点があるかを確かめ，病態に応じて疏肝・柔肝・健脾の割合を変えて対処する必要がある．

E．腎と膀胱の病証

　腎は「精を蔵する」「水液を主る」「骨を主り髄を生じる」「成長・発育を主る」「二陰に開竅する」で，腎の病証では身体や知能の成長発育および維持の面の異常・泌尿生殖器系の異常・水液代謝の障害・内分泌系の異常などが生じる．腎は蒸騰気化によって津液を再び全身に行らすとともに，不要な津液を尿に化生して膀胱に送り，膀胱はそれを貯留して適宜排泄しており，したがって腎・膀胱は表裏をなす密接な関係にある（**表4-12**）．

　腎は「先天の本」であり生命そのものに根元的にかかわる命門に「特別な腎精」を送って，人体の物質面および機能面の源泉であり全身の陰陽の本である「陰陽」の化生に密接に関わっている．それゆえ，腎陰・腎陽の不足は「特別な腎精」の不足を介して，必ず他の臓腑に波及し，逆に各臓腑の異常は次第に腎に障害をおよぼす．とくに，脾の運化によって生じた水穀の精微が五臓の精になり，その余りが「特別の腎精」をたえず補うことによって充盛し，全身の機能が保たれるので，脾腎陽虚は生じやすい．また，肝腎同源で肝血と腎精は互いに補い合うので，肝腎陰虚もよく発生する．このほか，心腎陽虚・肺腎陽虚（腎不納気）・心腎陰虚・肺腎陰虚などもみられる（各項を参照されたい）．

　また，腎陰を基礎にして発現する機能が腎陽であり，腎陰・腎陽は五臓の精をもとにした物質転化を通じてたえず補充されるために，腎陰と腎陽は密接に関連し，一方の不足は必ず次第にもう一方の不足を生じる（陰損及陽・陽損及陰という）．同様に，腎に対する治療も，つねに腎陰腎陽の状態を考慮して行うべきで，このことを，「善く陽を補う者は，必ず陰中に陽を求め，則ち陽は陰の助を得て，生化に窮まり無し．善く陰を補う者は，必ず陽中に陰を求め，則ち陰は陽の昇を得て，源泉竭きず」と説明される．

　膀胱の機能は尿の貯蔵と排泄であり，その気化機能は腎の影響を受けやすい．膀胱の病証では湿熱があり尿が赤く変化するが，膀胱には全身各所の熱が三焦を通じてあつまり，尿は濃くなるので注意が必要である．

表4-12 腎と膀胱の病証

弁証		主症状	論治	代表方剤
虚証あるいは虚実挟雑	腎精不足（腎虚）	めまい・耳鳴・脱毛・歯の動揺・知能減退・健忘・動作緩慢・腰や膝がだるく力がない・性機能減退。小児では，泉門の閉鎖遅延・首がすわらない・発育が遅い・動作がにぶい・知能の発達が悪いなど。女性では，無月経・不妊など	補腎益精	左帰丸・左帰飲 右帰丸・右帰飲 河車大造丸
	腎気不固	腎精不足の症候以外に，尿失禁・夜尿・尿の余瀝，夢精・滑精・早漏など	補腎固摂	金鎖固精丸 縮泉丸 桑螵蛸散
	腎陽虚	腎精不足の症候以外に，顔色が白い・元気がない・いつも眠い・寒がる・四肢の冷え・多尿・頻尿などがみられる。舌質は淡で胖大・舌苔は白・脈は沈遅で無力	温補腎陽	八味地黄丸 右帰飲 右帰丸
	腎虚水氾	腎陽虚の症候とともに，全身とくに下半身に浮腫がみられる。尿量減少あるいは乏尿。甚だしければ腹水・肺水腫が生じる。舌質は淡で胖大・舌苔は白滑・脈は沈細で遅	温陽利水	真武湯 牛車腎気丸 実脾飲
	腎陰虚（陰虚陽亢）	腎精不足の症候以外に，体の熱感・のぼせ・手のひらや足のうらのほてり・口や咽の乾き・ねあせ・尿が濃いなどの熱証をともなう。舌質は絳～紅で乾燥・舌苔は少あるいは無苔・脈は細数あるいは浮数で無力	滋補滋陰 滋陰潜陽	六味丸・二至丸 左帰飲・左帰丸 知柏地黄丸 大補陰丸
	腎不納気	腎精不足・腎陰虚・腎陽虚などの症候とともに，息を吸いこめない・呼吸が浅くて空気が足りない・脈は無力など	補腎納気	参蛤散 人参胡桃湯 都気丸 黒錫丹
実証	膀胱湿熱	頻尿・尿意促迫・排尿痛・排尿困難・残尿感・尿の混濁など。ときに血尿・結石。舌質は紅・舌苔は黄・脈は数	清熱利湿	八正散 六一散 猪苓湯

1 腎精不足（腎虚）

　腎精不足は，「成長・発育・生殖を主る」「骨を主り，髄を生じ，脳に通じる」の精の不足である。骨格発育不良・知力減退・運動能力の発達不良あるいは減退・性機能衰退などを主徴とする。後述する腎陰虚や腎陽虚のように，あ

Ⅲ．臓腑弁証　201

きらかな熱証（虚熱）や寒証（虚寒）を呈さないのが特徴である。

先天性の虚弱・栄養不良・性生活の不節制・慢性病による消耗・老化などで発生する。

〔主症状〕

めまい・耳鳴・脱毛・歯の動揺・知能減退・健忘・動作緩慢・腰や膝がだるく無力・歩行困難・性機能の減退（性欲・生殖能力ともに減退）などの症候。尺脈が無力。

小児では，泉門の閉鎖が遅い・首がすわらない・発育が遅い・動作がにぶい・知能の発達が悪いなどがみられる。

成人では早期にあらわれる老化現象，男性では性欲減退・インポテンツなど，女性では無月経あるいは不妊症などが生じる。

〔論治〕

治法は補腎益精で，熟地黄・山茱萸・菟絲子・枸杞子など，あるいは「血肉有情の品」と呼ばれる紫河車・鹿茸・亀板・阿膠・鼈甲などの動物性の薬物を用いる。

●代表方剤……左帰飲・左帰丸・右帰飲・右帰丸・河車大造丸など。

2　腎気不固

腎精が不足し腎気の固摂作用が減退した病態で，泌尿生殖器系の異常があらわれる。

老化による機能衰弱・幼児の発達遅延・早婚や性生活不節制による消耗などによって生じる。基礎になるのは腎虚である。

小児の夜尿症・老人の尿失禁・インポテンツ・早漏などでみられる。

〔主症状〕

一般的な腎虚の症状以外に，尿失禁・夜尿・排尿後の余瀝などの泌尿器系の症状や，夢精・滑精・早漏などの生殖器系の症状がみられる。

〔論治〕

治法は補腎固摂である。補腎益精を基礎にして，金桜子・芡実・竜骨・牡蛎・潼蒺藜・蓮鬚・山薬・桑螵蛸などの収渋薬を加える。

●代表方剤……夢精・滑精・早漏には金鎖固精丸など，老人の多尿・頻尿には縮泉丸など，小児の夜尿には桑螵蛸散など。

3 腎陽虚

　腎虚の程度がすすみ，腎陽の温煦作用が衰弱して寒証（虚寒）があらわれた病態である。

　腎陽の蒸騰気化の機能が衰えると，排尿に異常がみられることが多い。水液が蒸騰気化されないまま下泄すると，多尿・頻尿を呈し，逆に蒸騰気化により尿に変化させて膀胱から下泄する作用が衰えると，尿量減少と浮腫があらわれる。尿が多いのも少ないのも腎陽虚の特徴の一つである。

　先天的な虚弱・老化・性生活の不節制・慢性病による消耗などで発生する。腎陽虚は早晩他臓に影響をおよぼし，脾腎陽虚（「脾の病証」を参照）・心腎陽虚（「心の病証」を参照）などを生じる。

　甲状腺機能低下症・下垂体機能低下症・副腎皮質機能低下症・慢性腎炎・ネフローゼ症候群・肝硬変・脳動脈硬化症その他多くの慢性病の末期にみられる。

〔主症状〕
　腎精不足の症候以外に，顔色が白い・元気がない・気力がない・いつも眠い・身体を丸めて寝る・寒がる・四肢の冷え・腰や腹が冷える・頻尿・多尿などの寒証がみられる。日中は尿が少なく夜間は頻尿・多尿を呈することも多い。舌質は淡で胖大・舌苔は白滑・脈は沈遅で無力（とくに尺脈）。

　このほか，尿量減少と浮腫がみられたり（腎虚水汎），甚だしければ心不全・肺水腫をひきおこす（心腎陽虚）。また，浮腫とともに慢性の下痢・五更瀉・食欲不振（脾腎陽虚）・吸気性呼吸困難（腎不納気）を発生することもある。最悪の場合にはショック（亡陽）となる。

〔論治〕
　治法は温補腎陽である。附子・肉桂・胡芦巴・杜仲・補骨脂・益智仁・仙茅・巴戟天・鹿茸・淫羊藿などの補陽薬を主とし，熟地黄・阿膠・枸杞子・山薬・女貞子・山茱萸などの補腎益精薬を加える。

●代表方剤……八味地黄丸・右帰飲・右帰丸など。

附）腎虚水汎

　腎陽虚の症候とともに尿量減少と全身の浮腫がみられ，腎陽の蒸騰気化が衰弱して，水液を行らせたり下泄することができない病態である。脾陽にも波及すると（脾腎陽虚），水液の運輸が傷害されて，さらに浮腫が顕著になる。

〔主症状〕

　全身の浮腫で，下半身にとくに顕著である。浮腫を圧すると陥凹してなかなか元にもどらない（陰水）。尿量減少あるいは乏尿があり，水様便をともなうことがある。甚だしければ腹水・肺水腫などを発生する。舌質は淡で胖大・舌苔は白滑・脈は沈細で遅あるいは浮腫のために触れ難い。

〔論治〕

　治法は温陽利水である。温陽散寒の附子・肉桂・乾姜などを主とし，白朮・茯苓・車前子・薏苡仁・猪苓などの淡滲利水薬を配合する。補気薬・温補腎陽薬を配合してもよい。

●代表方剤……真武湯・牛車腎気丸・実脾飲など。

4　腎陰虚

　腎の陰不足の病態で，腎虚の症候以外に，陰不足による陽の相対的亢進による熱証（虚熱）を呈する。

　慢性病による消耗・性生活不節制・発汗や出血あるいは下痢などによる陰液の消耗・精神的ストレスによる消耗などによって生じる。腎陰は全身の陰陽の一部として命門からの供給を受けるが，この陰陽は五臓の精（腎精を含む）の余りから腎で作られる「特別な腎精」から命門で作られるので，腎は陰陽の供給源でもある。したがって，腎の機能低下は全身の陰陽に影響しやすい。腎陰虚がつづくと次第に他臓の陰にも波及して，肝腎陰虚・肺腎陰虚・心腎陰虚などを発生する。また，腎陰の不足は次第に腎陽にも波及して陰陽両虚に移行する。

〔主症状〕

　腎虚の症状以外に，体の熱感（午後に多い）・のぼせ・手のひらや足のうらのほてり・口や咽の乾き（夜間に強い）・顔面紅潮・眠れない・ねあせ・尿が濃いなどの熱証を呈する。体は痩せ，皮膚が乾燥してつやがないことが多い。男性では，性欲は亢進するが，精液が少なく快感がないあるいは勃起が持続しないなどの症状がみられる。女性では，月経過少・周期が一定しない（遅れたり早くなったり不定期）・不正性器出血・無月経などがあらわれる。舌質は紅〜絳で乾燥・舌苔は少あるいは無苔・脈は細数あるいは浮数で沈取無力（とくに尺脈）。

　とくに熱証が顕著なものは陰虚陽亢（陰虚火旺）といわれる。

肝腎陰虚では頭痛・いらいら・ふらつき・目の充血・視力障害などが，肺腎陰虚では乾咳・血痰などが，心腎陰虚では不眠・健忘・動悸・多夢などが顕著にあらわれる（各項参照のこと）。
〔論治〕
　治法は滋補腎陰で，陰虚陽亢には滋陰潜陽を行う。滋陰補腎の地黄・天門冬・玄参・何首烏・山茱萸・女貞子・旱蓮草などに，滋陰潜陽の亀板・鼈甲・牡蛎・磁石など，清虚熱の青蒿・銀柴胡・白薇・知母・地骨皮・牡丹皮などを加える。なお，陰虚でも蒸騰気化が失調して水液の停滞（廃水）が生じるので，廃水を除くために茯苓・沢瀉・車前子などの利水薬を配合することが多い。
- ●代表方剤……六味丸・二至丸・左帰飲・左帰丸など。陰虚陽亢には，知柏地黄丸・滋陰降火湯・大補陰丸・河車大造丸など。

5　腎不納気

　腎精が不足し腎気の「納気を主る」機能が低下し，肺と腎が共同して行う呼吸機能が障害された病態であり，吸気が不十分になって呼吸困難があらわれる。腎虚から肺気へ障害が及ぶ場合と，肺虚で長期に喘咳が続き次第に腎へ障害が及ぶ場合がある。腎精不足・腎陰虚・腎陽虚のいずれにも腎不納気が生じる。
〔主症状〕
　腎精不足・腎陰虚・腎陽虚などの症候があり，息を深く吸いこむことができず（腹式呼吸ができない），呼吸が浅くて空気が足りないように感じ，脈は無力（とくに尺脈）。長期にわたって呼吸困難が持続し，動くと増悪する。
〔論治〕
　治法は補腎納気で，補腎益精・滋補腎陰・温補腎陽を基本に，摂納腎気の蛤蚧・胡桃肉・山茱萸・五味子・冬虫夏草・黒錫・沈香などを配合する。
- ●代表方剤……腎精不足には参蚧散・人参胡桃湯など，腎陰虚には都気丸など，腎陽虚には黒錫丹など。

6　膀胱湿熱

　湿熱の邪により膀胱の気化が障害された病態である。
　膀胱炎・尿道炎・尿路結石などでみられる。
〔主症状〕
　頻尿・尿意促迫・排尿痛・排尿困難・残尿感・尿の混濁などで，ときに血尿

や結石排出がみられ，腰痛をともなうことがある。舌質は紅・舌苔は黄・脈はやや数で有力。

〔論治〕

治法は清熱利湿で，滑石・猪苓・沢瀉・車前子・木通・萆薢・金銭草・萹蓄・瞿麦・石葦などの清熱利湿薬を主とし，山梔子・黄柏・竜胆草などの清熱薬，小薊・大薊・側柏葉などの止血薬を配合する。

●代表方剤……八正散・六一散・猪苓湯など。結石には石葦散など。

IV．病邪弁証

病因には，大きくわけて内因（体質素因・精神的素因）・外因（生活素因・自然素因）・病理的産物（瘀血・痰飲・水腫）があり，外因と病理的産物をまとめて「病邪」と呼ぶ。

病邪弁証では，当面の病変がどのような病邪に関連して発生したのかを明らかにして，適切な祛邪法を用いて病邪を除去することが目的である。ただし，外因は内因を通じてはじめて病変を発生するので，外因は病変発生の条件にすぎない。また，外因は起きた病変がその存在による場合にはじめて確定するのであり，たんに外的条件で判断するのではない。また，同じ病邪でも，障害を発生した部位が異なると治療法も異なることが多い。より複雑な経過で生じる病理的産物は，人体の臓腑との関連が深い。このように，病邪は人体の内部状態と関連しているので，病邪弁証だけでなく，気血弁証・臓腑弁証と結びつけて総合的に判断する必要がある。

病邪弁証では，六淫の邪を主とし，食積・痰飲・水腫・瘀血について述べる。すでに，八綱弁証・気血弁証・臓腑弁証で病邪に関する弁証も行っているが，ここではあらためて概括的に説明し，あわせて類似の症候との区別についても言及する。寄生虫・外傷については省略する。

A．六　淫

六淫とは，風邪・寒邪・湿邪・火邪（熱邪）・燥邪・暑邪で，それぞれ特有の症候を呈することはすでに基礎理論で述べている。本節では単一の病邪の症候だけでなく，一般にあらわれる複合の症候について説明する。

1　風邪の病証

　風邪には「突然発症する」「変化しやすい」「体表・上部からはじまりやすい」「あちこちに動いて固定しない」という特徴があり，「風は百病の長」と言われ，通常は他邪と合わさって病変を起こす。(**表4-13**)。治療原則は祛風である。

表4-13　風邪の病証

弁証				主症状		論治	代表方剤
外感風邪	風寒 (表寒)			発熱・悪寒〜悪風・頭痛・無汗あるいは自汗・口渇なし。舌苔は白潤・脈は浮緊あるいは浮緩		祛風散寒 (辛温解表)	麻黄湯 荊防敗毒散 桂枝湯
	風熱 (表熱)			発熱・熱感あるいは軽度の寒け・頭痛・微汗・咽痛・口渇。舌質は尖辺紅・脈は浮数		祛風散熱 (辛涼解表)	桑菊飲 銀翹散
	風湿			発熱・悪風・頭が重い・しめつけられるような痛み・だるい・遊走性の関節痛・軽い浮腫・有汗。舌苔は白膩・脈は浮濡		祛風化湿	羌活勝湿湯 荊防排毒散 荊防敗毒散
	風水			発熱・悪寒・咳嗽・全身の浮腫。舌苔は白・脈は浮緊		祛風行水 (疏風宣肺利水)	越婢加朮湯
風邪侵入経絡	面癱			末梢性顔面神経麻痺		祛風通絡	牽正散
	痺証 (風寒湿痺)	行痺 (風痺)	しびれ 疼痛 関節運動障害	遊走性多発性の関節痛が主。舌苔は薄白あるいは膩・脈は浮	祛風散寒利湿	祛風が主	蠲痺湯 防風湯 疎経活血湯
		痛痺 (寒痺)		固定性のはげしい関節痛・局所の冷感・冷えると増悪し温めると軽減する。舌苔は薄・脈は弦緊		散寒が主	烏頭湯 独活寄生湯
		着痺 (湿痺)		身体が重だるい・動かしにくい・しびれ感が主。舌苔は白膩・脈は濡		利湿が主	薏苡仁湯 二朮湯
風疹	風寒			白い皮疹・寒冷で出現		祛風止痒 温性薬	十味敗毒湯 荊防敗毒散
	風熱			紅色の皮疹・温熱で増悪		涼性薬	治頭瘡一方 清上防風湯
	風湿熱			水疱・膿疱・びらん・滲出など		清熱化湿薬を配合	消風散

1）外感風邪

風邪を感受した病態で，一般に風寒・風熱・風湿・風水として発症する。ウイルス・細菌などの感染の初期症状に相当し，発熱・悪寒・頭痛などの表証とともに咳嗽・喀痰などの肺失宣粛の症候がみられる。

風　寒

風邪と寒邪が合わさった病変である。

発熱・悪寒～悪風・身体痛・頭痛・無汗あるいは自汗・咳嗽・うすい痰・鼻水・口は渇かない・舌苔は白潤・脈は浮緊あるいは浮緩などの症候で，表寒に相当する（「I. 八綱弁証」の「C. 表裏」参照）。治法は祛風散寒（辛温解表）である。

風　熱

風邪と熱邪が合わさった病変である。

発熱・熱感あるいはかすかな寒け・頭痛・微汗・咽痛・咳嗽・黄痰あるいは粘稠な痰・口渇・舌質は尖紅・脈は浮数などの症候で，表熱に相当する（「I. 八綱弁証」の「C. 表裏」参照）。治法は祛風散熱（辛涼解表）である。

風　湿

風邪と湿邪が合わさった病変である。

〔主症状〕

軽度の発熱・悪風・頭が重くしめつけられるように痛む・全身の関節がだるく痛い・痛みは遊走性・軽度の浮腫・有汗あるいは無汗・舌苔は白膩・脈は浮など。

〔論治〕

治法は祛風化湿で，羌活・独活・防風・藁本・防已・白芷・蒼朮などを用いる。

●代表方剤……羌活勝湿湯・荊防敗毒散など。

風　水（風水相搏）

発熱・悪寒・咳嗽・顔面からはじまる全身の浮腫・舌苔は薄白・脈は浮緊などの症候（「III. 臓腑弁証」の「肺失宣粛」参照）。治法は祛風行水（疏風宣肺利水）である。

2）風邪侵入経絡（風邪襲絡）

風邪によって経絡の流通が阻滞された病態で，運動麻痺・しびれ・痛みなどを呈する。破傷風もこの範疇に入るが省略する。

面癱(顔面神経麻痺)

末梢性の麻痺で、不節制や疲労などで正気が不足し、経絡の虚に乗じて侵入した風邪が気血を阻滞するために発生する。

〔主症状〕

突然に発症する顔面の運動麻痺(多くは一側性)で、閉眼不能・流涙・額部のしわよせ不能・鼻唇溝消失・よだれがもれるなどの症状で、初期には表証をともなうことが多い。

〔論治〕

治法は祛風通絡で、羌活・防風・秦艽・白附子・蜈蚣・全蝎・地竜・烏梢蛇・蟬退などを用いる。適宜に補気・養血薬を加える。

●代表方剤……大秦艽湯・牽正散など。理学療法を併用するとよい。

痺証(風寒湿痺)

風・寒・湿の邪が合併して経絡をおかした病変で、しびれ・痛み・関節の運動障害などが特徴であり、とくに痺証と呼ぶ。元来気血が不足したために虚を生じた経絡に発症する。

急性関節リウマチ・慢性関節リウマチ・変形性関節症などでみられる。

〔主症状〕

風寒湿のうちで、風邪の症候が主体の「変化が多い」病変を行痺(風痺)、寒邪の症候が主体の「凝滞」の病変を痛痺(寒痺)、湿邪の症候が主体の「停滞」の病変を着痺(湿痺)と区別している。

行痺：全身の関節の遊走性で多発性の疼痛としびれ・運動障害である。舌苔は薄白あるいは膩・脈は浮。

痛痺：寒冷による気血の凝滞があるために、固定性のはげしい関節痛・痛みは温めると楽になり冷えると強くなる・局所の冷感・運動障害など。舌苔は白滑・脈は弦緊。

着痺：水湿の停滞をともなうために、身体や四肢が重だるく痛む・皮膚のしびれ感・四肢がだるく動かしにくいなど。舌苔は白膩・脈は濡。

〔論治〕

治法は祛風・散寒・利湿であるが、病邪のいずれが顕著であるかによって、祛風・散寒・利湿のいずれかに重点をおく。主に羌活・独活・防已・防風・秦艽・威霊仙・桑枝・海風藤・五加皮などの祛風湿薬を用い、附子・肉桂・乾姜・麻黄・桂枝・細辛・烏頭などの散寒薬、薏苡仁・蒼朮などの利湿薬を配合

する。なお，気血不足に対して，黄耆・白朮・白芍・当帰・杜仲・桑寄生・続断などの補養薬，血の凝滞に対し川芎・牛膝・赤芍・桃仁・紅花・乳香・没薬などの活血化瘀薬あるいは全蝎・地竜・蜈蚣・烏梢蛇などの活血祛風通絡の薬物を配合する必要がある。

- ●代表方剤……行痺には蠲痺湯・防風湯・疎経活血湯など，痛痺には烏頭湯・独活寄生湯など，着痺には薏苡仁湯・二朮湯など。初期で表証をともなうものには，麻杏薏甘湯・麻黄加朮湯・桂枝附子湯など。慢性化した場合には，身痛逐瘀湯・小活絡丹などを併用する。

3）風　疹（中医学の風疹は三日ばしかの風疹の意味ではない）

風邪が肌表の虚に乗じて侵入した病変で，はげしい瘙痒・遊走性に出没する皮疹が特徴である。

蕁麻疹・湿疹・神経性皮膚炎・皮膚瘙痒症などに相当する。

〔主症状〕

皮疹の色が白く寒冷刺激で出現しやすいものは風寒，皮疹が紅色で温熱によって増強するものは風熱，水疱・膿疱・びらん・滲出液が多いなどは風湿熱による。

〔論治〕

治法は祛風止痒で，風寒には荊芥・防風・羌活などの温性薬，風熱には桑葉・菊花・薄荷・蟬退・浮萍などの涼性薬を用いる。湿熱をともなうときは清熱化湿薬を配合する。

- ●代表方剤……風寒には十味敗毒湯・荊防敗毒散など，風熱には治頭瘡一方・清上防風湯など，風湿熱には消風散など。

附）内　風

以上に述べたような風邪の侵襲によって生じた症候を「外風」というのに対し，慢性疾患や熱病の経過で人体の機能に重篤な障害が生じたために発生する意識障害・めまい・けいれん・運動麻痺などの風動の症候を「内風」という。

典型的なものは肝風内動（肝陽化風・熱極生風・陰虚動風・血虚生風）で，必ず虚証の症候や熱盛の症候をともなう。外風による運動麻痺は末梢性麻痺であるのに対し，内風によるものは中枢性が多い。

治法は熄風・潜陽で，鎮静・鎮痙の効能をもつ天麻・釣藤鈎・羚羊角・白蒺

藜・石決明などの熄風薬や亀板・鼈甲・牡蛎・竜骨・石決明・珍珠などの潜陽薬を用いる（詳細は「III. 臓腑弁証」の「肝風内動」を参照されたい）。

風邪による病変の弁証論治における注意点

(1) 風邪の特徴をつかむ

外感風邪で表証や上気道の症状がみられるのは，「体表や上部をおかしやすい」という特徴による。また，痺証の行痺で遊走性の疼痛がみられ，風疹で皮疹が出没したり遊走するのは，「変化しやすい」という特徴による。

(2) 風邪は他の病邪をともなうことが多い

外感風邪でも皮膚疾患でも風寒・風熱・風湿などの病変を呈し，痺証は風寒湿として発症する。

(3) 外風と内風を区別する

運動麻痺・しびれ・けいれんなどの症候では，外風によるものか内風によるものかを区別する必要がある。外風には必ず感染などの外来素因がみとめられ，症候は軽度のものが多い。内風には陰虚・血虚・高熱の持続などの付随した症候があり，一般に慢性疾患や熱性疾患の経過に発生し，重篤なものが多い。外風は祛風（風邪をとりのぞく）するのに対し，内風は熄風（風の症候をしずめる）し平肝・清熱・滋陰・養血・扶陽などの方法を併用する。ただし，全蠍・蜈蚣・白僵蚕・地竜などの鎮痙熄風薬はどちらにも用いてよい。

2 寒邪の病証

寒邪には「全身あるいは局所の寒冷症状」「うすい排泄物」「固定性のはげしい疼痛・筋肉のひきつり」などの特徴がある。なお，寒邪による病変を「外寒」あるいは「実寒」という（**表4-14**）。

一方，人体の陽気の不足すなわち陽虚によって生じる寒証を「内寒」あるいは「虚寒」という。

寒邪は陰邪であるから人体の陽気を損傷しやすく，陽気に不足があると寒邪の侵襲を受けやすいという関係にあるため，寒邪の侵襲による病変の多くは基礎に陽虚の存在がある。それゆえ，実寒と虚寒（外寒と内寒）の混在が多いことに注意すべきである。以上の点については，「I. 八綱弁証」の「B. 寒熱」の

表4-14　寒邪の病証

弁　証	主症状	論　治	代表方剤
外感風邪 （表寒）（風寒）	発熱・悪寒・頭痛・無汗あるいは自汗・脈は浮緊あるいは浮緩	祛風散寒 （辛温解表）	麻黄湯・荊防敗毒散・桂枝湯
寒　痺 （痛痺）	はげしい固定性関節痛・冷えると増強・関節の拘縮など	温経散寒	烏頭湯
寒　痛 （胃寒）	上腹部の疼痛・冷えると強くなる。舌質は淡白で暗色・脈は沈弦緊で遅	温中散寒・止痛	良附丸
寒　瀉	水様の下痢・腹や四肢の冷え・温めると軽減する。舌苔は白滑・脈は弦緊あるいは沈遅	温中散寒・健脾	理中湯 附子理中湯
寒　疝 （寒滞肝脈）	寒冷によって発生する下腹部痛・温めると軽減する。ヘルニア・陰のう水腫など	温肝散寒 理気止痛	暖肝煎 天台烏薬散

項で詳しく述べているので参照されたい。寒邪に対する治療原則は散寒（祛寒）である。

1）外感寒邪

風寒として発症する。「I. 八綱弁証」の「表寒」を参照のこと。

2）寒　痺（痛痺）

風寒湿の邪による痺証のうちで，寒邪の症候が顕著なものである。「風邪の病証」の「痺証」を参照のこと。

3）寒　痛

上腹部の冷えと痛みのことで，寒冷の環境や冷たい飲食物の摂取により発症する。基礎に陽虚がある場合が多いが，寒邪だけによることもある。「III. 臓腑弁証」中の「胃陽虚」および「胃寒（寒痛）」を参照のこと。寒邪の直中による「裏実寒」ともいう（「I. 八綱弁証」の「B. 寒熱」参照）。

4）寒　瀉

寒冷の環境や冷たい飲食物摂取によって発症する水様下痢あるいは未消化の下痢のことである。脾陽虚が基礎になっていることが多い。

〔主症状〕

急に発症する水様下痢でときに未消化物をまじえる。腹部や四肢の冷え・体温はやや低下・温めたりおさえると軽減する。舌苔は白滑・脈は弦緊あるいは沈遅。

〔論治〕

治法は温中散寒・健脾で，附子・乾姜・肉桂・丁香などの散寒薬と，白朮・党参・炙甘草などの補脾薬を配合する。

● 代表方剤……理中湯・附子理中湯など。

5）寒　疝

寒冷によって発症する下腹部痛である（「Ⅲ. 臓腑弁証」の「D. 肝の病証」の「寒滞肝脈」参照）。

寒邪による病変の弁証論治における注意点

（1）寒邪の特徴をつかむ

悪寒・寒がる・冷えなどの症候がさまざまな程度にみられ，脈は弦緊あるいは沈あるいは遅・舌質は淡あるいは青・舌苔は白滑などの，全身的・局所的な寒証がみられる。

（2）他の病邪との合併

外感寒邪は風寒が多く，寒痺・寒瀉などは湿邪をともなうので「寒湿」とも呼ばれる。いずれも寒邪が主である。

（3）寒邪の化熱

寒邪が人体に侵入したのちある程度の時間が経過すると，寒邪によって鬱阻された陽気が積滞して火熱に変化し，熱邪へと転化することが多い。

たとえば，感冒などの初期に悪寒・頭痛などの表寒の症候を呈していたものが，悪寒が消失して舌苔が白色から黄色に変わり，口渇がなかったのが口渇を生じるようになると，寒邪が熱邪に変化したことを示す。風寒湿痺も熱痺に変化することがある。

このように，寒邪による病証も経過とともに熱邪に変わることにも注意が必要である。

（4）外寒と内寒を区別する

寒邪による外寒（実寒）と陽虚による内寒（虚寒）は多くの場合混在し

ているが，外寒に対しては散寒（寒邪をとり除く）し，内寒に対しては補陽（陽気をおぎなう）する必要があるので，当面の病変ではどちらが主かを判断し，散寒と補陽の割合を変えることが必要である。附子・肉桂・乾姜などは散寒と補陽の両面の作用をもつので，いずれに用いてもよい。

3　湿邪の病証

　湿邪には，「経過が長い」「停滞性の症状」「全身的あるいは局所的な水液の停滞」「消化機能を障害しやすい」などの特徴がある。とくに，周囲環境の湿気との関係が強い。

　外来の湿邪を感受して発症する急性の病変を「外湿」という。一方，何らかの原因で津液代謝に関連する肺・脾・腎の機能が失調し，津液の輸布と排泄が障害され，体内に停滞して異常な水液を発生した状態を「内湿」と呼ぶ。内湿では，とくに脾の運化機能の障害が関与することが多い。内湿は発生した時点で湿邪に転化する。

　ただし，外湿は脾の運化機能を障害しやすく，内湿があれば外湿を感受しやすいので，多くの場合，内湿と外湿が混在する。また，湿邪による病変では脾の運化障害が存在していることが多いので，注意すべきである。

　水液があつまると痰飲を生じ，肌膚（体表）に外溢すると水腫をひきおこす。湿邪に対する治療原則は祛湿（化湿）である（**表4-15**）。

1）外感湿邪

　風湿として発症することが多い（「風邪の病証」参照）。

2）湿　痺（着痺）

　風寒湿痺のうちの湿邪の症候が顕著なものである（「風邪の病証」参照）。

3）湿　阻（湿困）

　湿邪による消化器系の障害である（「III．臓腑弁証」の「C．脾の病証」の「寒湿困脾」参照）。

表4-15 湿邪の病証

弁　証	主症状	論　治	代表方剤
外感湿邪 (風湿)	発熱・悪風・頭が重い・身体がだるい・自汗・軽度の浮腫。舌苔は白膩・脈は浮濡	祛風化湿	羌活勝湿湯
湿　痺 (着痺)	身体が重だるい・関節痛・しびれ・関節が動かしにくい。舌苔は白膩・脈は濡	祛風散寒利湿	薏苡仁湯
湿　阻 (寒湿困脾)	食欲不振・悪心・嘔吐・腹部膨満・味がない・口渇なし・泥状便〜水様便・頭が重い・体がだるい。舌質は淡白で胖大・舌苔は白滑・脈は濡緩	温中化湿	胃苓湯
湿熱	脾胃湿熱	腹部膨満 口がねばる 口が苦い 体がだるい 舌苔は黄膩	食欲不振・悪心・嘔吐・腹部膨満・下痢などの消化器症状が主。舌苔は黄厚膩あるいは厚膩・脈は濡数	芳香化湿健脾燥湿	清熱化湿	茵蔯蒿湯 茵蔯五苓散
	肝胆湿熱		両胸脇部の脹った痛み・いらいら・悪心・便秘あるいは下痢してすっきりしない・黄疸などが主。舌苔は黄膩・脈は弦滑数	清肝利胆		茵蔯蒿湯 竜胆瀉肝湯
	大腸湿熱		腹痛・下痢してすっきりしない・裏急後重・悪臭のある便・膿や血液がまじる・肛門の灼熱感などが主	止痢解毒		白頭翁湯 葛根黄芩黄連湯
	膀胱湿熱		頻尿・尿意促迫・排尿痛・混濁尿・残尿感など。血尿・結石をともなうことあり	利水		八正散 六一散 猪苓湯
	気分湿温 (湿熱留恋気分)		熱感・口渇・飲みたくない・持続性の発熱・尿が濃い・胸苦しい・腹部膨満・悪心。舌苔は白膩あるいは黄膩・脈は濡数	清熱化湿		蒿芩清胆湯 三仁湯 甘露消毒丹

4) 湿　熱

　湿邪と熱邪が結合した病変で，両方の性質をもつ症候があらわれる。湿熱の邪を感受するか，感受した湿邪が体内で化熱して湿熱になるか，内湿が化熱するかのいずれかであり，湿邪による病証のうちで非常によくみられる。

　湿熱の病変は，急性疾患だけでなく，多くの慢性疾患にも付随してみられる。また，治療上にも特殊な配慮が必要で，十分な認識をもっておくべきである。

　急性疾患のうちの代表的なものは，脾胃湿熱（湿熱阻滞脾胃，「III．臓腑弁証」の「C．脾と胃の病証」参照），肝胆湿熱（同「D．肝と胆の病証」参照），

IV．病邪弁証　215

大腸湿熱（同「B. 肺と大腸の病症」参照），膀胱湿熱（同「E. 腎と膀胱の病証」参照）であるが，気分湿温（湿熱留恋気分・湿熱留恋三焦ともいい，「V. 外感熱病弁証」の「衛気営血弁証」の「気分証」の項を参照のこと）もこの範疇に入る。

〔主症状〕

湿熱が障害した部位によって症候は異なるが，一般に持続性の発熱・食欲不振・悪心・嘔吐・腹部膨満感・口がねばる・口が苦い・口渇はあるが水分は欲しない・便秘あるいは下痢・尿は濃く少ない・排尿障害・舌質は紅・舌苔は黄膩・脈は濡数あるいは滑数などの症候がみられる。ただし，湿邪と熱邪のいずれが強いかによって，症候が異なり治療法も違うので，この面の比較を**表4-16**に示している。

〔論治〕

治法は清熱化湿である。黄芩・黄連・黄柏・竜胆草・秦皮・山梔子・茵蔯などの清熱燥湿薬，藿香・佩蘭・白豆蔲・蒼朮などの芳香化湿薬，厚朴・半夏・陳皮などの理気化湿薬，滑石・猪苓・茯苓・薏苡仁・沢瀉などの利水滲湿薬を配合して用いる。熱が湿より重いときは清熱を主とし，湿が熱より重いときには化湿を主とする。

表4-16　湿熱における湿邪と熱邪の軽重の弁別表

種別 症状と治法	湿が熱より重い	熱が湿より重い
発　熱	比較的低い発熱で，持続性のことが多い。夜間に増高する傾向がある	比較的高熱
胸　腹	膨満感があって不快なことが多い	痛みが主で膨満感をともなう
口　渇	口渇がない，あるいは口渇があっても水分を欲しない	口渇があるが少量しかのまない，あるいは口渇があって飲みたがるが飲むと気分が悪い
尿	尿量は少なくやや黄色	非常に濃い少量の尿
大便	下痢傾向	便秘傾向
舌	舌質はやや紅・舌苔は白膩あるいは微黄で厚膩	舌質は紅・舌苔は黄厚で膩あるいは黄で類乾苔
治　法	化湿を主とし，清熱を補助的に用いる	清熱を主とし，化湿を補助的に用いる

5）その他

皮膚化膿症・湿疹・水疱・びらんなどの化膿や滲出液などがみられる皮膚疾患，発赤・熱感・腫脹を呈する関節炎・筋炎など，白色粘稠あるいは黄色で量が多く腥い臭いがする帯下などは，いずれも湿邪あるいは湿熱の邪による病変であり，祛湿あるいは清熱化湿を用い治療する。

- ●代表方剤……皮膚病には消風散など，関節炎には二妙散・三妙散など，帯下には易黄湯など。

湿邪による病変の弁証論治における注意点

(1) 湿邪が障害した部位（上・中・下焦）の区別

湿邪による病証では，障害のある臓腑を区別するだけでなく，上焦・中焦・下焦のどの部位にあるかを区別し，それぞれ適切な治法を施す必要がある。以下に，主な症候と治法を分けて述べる。

湿阻上焦

頭が脹って痛い・頭が重い・胸がつかえて苦しい・食欲不振・悪心などがみられる。治法は芳香化湿で，藿香・佩蘭・杏仁・草豆蔲・橘紅・桔梗などの芳香があり燥性の強くない芳香化湿薬を用いる。

主に湿邪を感受した初期にみられ，程度は軽い。

湿阻中焦

食欲不振・悪心・嘔吐・呑酸・腹が脹る・口渇があるが水分は欲しない・口がねばる・四肢が重だるい・泥状便などがみられる。治法は燥湿健脾で，蒼朮・厚朴・半夏・陳皮・薏苡仁などの苦温燥湿・理気健脾の薬物を用いる。

湿邪が脾胃を障害したときに生じる。

湿注下焦

尿量減少・排尿困難・帯下が多い，下肢の腫脹・疼痛などの症候。治法は利湿で，茯苓・沢瀉・滑石・車前子・猪苓などの淡滲利湿薬で利尿する。

以上の芳香化湿・燥湿健脾・淡滲利湿が，湿邪による病変を治療する3つの原則である。一般には3者を併用するが，部位によってそれぞれ重点を変えるのである。

(2) 寒湿と湿熱を区別する

　湿邪には大きくわけて寒邪をともなうものと熱邪をともなうものがあり，前者が「寒湿」で後者が「湿熱」である。治療にも考慮を要するので明確に区別する必要がある。寒湿と湿熱が発生するのは，外来の湿邪が寒邪か熱邪をともなっていることにもよるが，多くの場合は体質素因にもとづく病理反応形態の違いや治療法の誤りによる。

　寒湿は，脾陽虚のために内湿を生じた場合，脾陽虚による虚寒の者が湿邪を感受した場合，湿邪に対して寒涼性の薬物を誤って用いた場合などに発生する。また，寒湿は人体の陽気を損傷しやすい。

　湿熱は，美食・刺激物の嗜好・飲酒などの習慣によって生じた胃熱と脾湿が結びついた場合，火旺や陰虚陽亢の体質により外湿が化熱した場合，湿邪に対して温熱薬を過量に使用した場合などに発生する。また，湿熱は人体の陰液を消耗しやすい。

　治療上の問題について述べると，湿邪に対しては芳香化湿・苦温燥湿・淡滲利湿の薬物で治療するが，一般に津液の消耗が過度にならないように熱性の強い薬物は配合しないほうがよい。ただし，湿邪は陰邪なので基本的には温性の薬物を用いるべきで，芳香化湿・苦温燥湿の薬物はこの性質をもっている。

　寒湿に対しては，温性の薬物のみでよく，陽虚をともなう場合はさらに補陽薬や散寒薬を配合する。

　湿熱の場合には，湿邪は陰邪であるから温性薬を必要とし，熱邪は陽邪であるから寒性薬を必要とするので，湿性・寒性の両者をうまく配合して解決しなければならない。清熱と化湿を同時に用い，さらに配分を考えないと，かえって弊害をまねく（温薬は熱邪の勢いを，寒薬は湿邪の勢いを助長する）。とくに，湿熱に陰虚をともなう場合には化湿によってさらに陰液を消耗する可能性があるので注意が必要である。この状況には，しつこくなくて消化されやすい麦門冬・天門冬・石斛などの滋陰薬を配合するが，滋陰薬と清熱薬だけでは化湿できないだけでなく逆に陽気を損傷するおそれがあるので，化湿薬も適宜配合しなければならない。このように，湿熱に対しては十分な配慮が必要である。

(3) 外湿と内湿を区別する

　外湿は急に発症し脾胃を損傷しやすく，内湿は脾虚によって次第に発生

するが，一般には外湿と内湿が混在していることが多いことはすでに述べた。ともに湿邪である外湿・内湿は明確に区別できない。それゆえ外湿と内湿を区別する意義は，湿邪と脾虚のいずれが強いかの弁別にある。内湿が主なら脾虚が明らかで，外湿が主なら脾虚は顕著ではない。脾虚があれば，必ず健脾のうえに化湿を行うべきで，脾が健運すれば湿邪も消失する。

4　熱邪（火邪）の病証

　熱邪（火邪）は陽邪であり，「症状がはげしく進行が早い」「全身的あるいは局所的な火熱の症候」「脱水・出血をきたしやすい」「粘稠あるいは膿性の排泄物」などの特徴がある。

　熱と火はほぼ同じ意味に用いられるが，体内から発生する熱証を「火」と呼ぶ場合が多い（心火・肝火・陰虚火旺など）。それゆえ，熱邪（火邪）の侵襲による症候を「実熱」，肝鬱化火などによる熱証を「実火」と区別することもあるが，たいていは同じ意味である。また，熱証がとくに顕著なものを火と呼ぶ傾向もある。ただし，いずれも厳密な区別ではないので，一般には火と熱は同義と考えてよい。

　外来の熱邪による症候を「外火」「外熱」といい，内部から発生した熱証を「内火」「内熱」と呼ぶこともある。内熱には実熱と虚熱があり，実熱の多くは気鬱化火による心火・肝火を意味し，虚熱は陰虚にともなう熱証である（陰虚内熱・陰虚火旺・陰虚陽亢などという）。ただし，熱証で内火と外火を区別する意義は大きくない。

　寒邪・湿邪・燥邪・暑邪などは，人体に侵入して一定の経過を経ると，陽気が鬱して化熱するために熱邪へ転化することが多い。熱邪の病証ではこの面にも注意が必要である。

　熱邪は陰液を消耗し，他邪とくらべて経過が早くはげしい症候を呈するため，必ず陰液に対する配慮を要する。この経過についての詳しい分析は，「Ⅴ．外感熱病弁証」の「衛気営血弁証」を参照されたい。熱邪に対する治療原則は清熱である。

1）外感熱邪

　初期には風熱として発症し表熱を呈する。表熱はすみやかに裏に侵入して裏

熱となる。また，裏熱では陰液を消耗して陰虚をひきおこし，熱盛陰虚という虚実挾雑の型を呈しやすい。この点については，「I. 八綱弁証」の「C. 寒熱」および「V. 外感熱病弁証」を参照されたい。

2）実熱と虚熱

熱邪の侵襲あるいは七情内傷や飲食不節によって体内から発生した熱証が「実熱」であり，陰虚によって発生した熱証が「虚熱」である。これについても，「I. 八綱弁証」の「A. 陰陽」，「C. 寒熱」を参照されたい。また，実熱のうちの心火・肝火，虚熱のうちの肝陽上亢・陰虚火旺については，それぞれ「I. 八綱弁証」の「A. 陰陽」，「III. 臓腑弁証」を参照されたい。

3）熱　痺

風寒湿の邪による痺証が化熱して湿熱に変化するか，風湿熱の邪が経絡を侵して発生する。

関節リウマチ・痛風関節炎などでみられる。

〔主症状〕

関節の発赤・腫脹・熱感・疼痛があり，冷やすと軽減する。関節部は圧痛が強く運動制限も甚だしい。発熱・悪熱・口渇・いらいら・不安感・尿が濃いなどの症候をともなうことが多い。舌質は紅・舌苔は黄で乾燥・脈は滑数。

〔論治〕

治法は清熱・祛風利湿である。石膏・知母などの清熱薬を主とし，黄柏・黄芩・竜胆草などの清熱化湿薬，蒼朮・薏苡仁・滑石などの燥湿利水薬を配合する。

●代表方剤……白虎加桂枝湯・桂芍知母湯・三妙散・四妙丸など。

4）その他

皮膚の化膿症・炎症・紅斑なども熱邪による病変で，とくに化膿性のものは熱毒と称される。治法は清熱瀉火・清熱解毒である。

●代表方剤……黄連解毒湯・五味消毒飲など。

熱邪による病変の弁証論治における注意点

（1）熱邪が侵犯した臓腑を区別する

熱邪による症候は，障害された臓腑によって異なり，治療法にも違い

がある。心火・肺熱・胃熱・肝火などについては「Ⅲ. 臓腑弁証」を参照されたい。このほか，熱邪による症候ではないが，同様に陰虚による虚熱の症候も臓腑によって異なり，心陰虚・肺陰虚・胃陰虚・肝陰虚（肝陽上亢）・腎陰虚を区別する必要がある。これらについても「Ⅲ. 臓腑弁証」を参照されたい。

(2) 清熱法と補法を用いる時期に注意する

熱邪は人体の陰液を消耗しやすく，陰液とともに陽気も損傷する。外感熱邪の初期には清熱瀉火して熱邪を除くことが陰液・陽気の保護につながり，ある程度の虚証がみられても滋陰・益気の薬物を早期に用いると，かえって病邪をとどめる。中期になって熱盛正虚になれば，適宜滋陰薬・益気薬を加えて攻補兼施しなければならない。熱邪が完全に除かれ，気陰両虚が残れば，清熱法は用いず滋陰益気法で対応する。

(3) 実熱・虚熱および鬱熱・浮火に注意する

熱邪（火邪）による病変が実熱（実火）なら，治療は寒涼薬（苦寒薬）で清熱瀉火解毒する。陰虚による熱証が虚熱（虚火）なら，治療は滋陰薬（甘寒薬）で滋陰・清虚熱する。

ただし，実熱のなかには「鬱熱（鬱火）」があり，邪熱が体内に鬱閉されて熱盛なのに外面には熱証があらわれない。熱盛の者が寒邪あるいは湿邪を感受し表が鬱阻されて表証を呈した場合や，麻疹などで邪の透発ができずに発疹があらわれない場合などにみられる。治法は清熱透表で，清熱と同時に発散させる必要がある。葱白・淡豆豉・薄荷・連翹・牛蒡子・蟬退などで透達（軽度に発散する）したり，杏仁・草豆蔲・橘皮・桔梗などで宣肺・理気したり，升麻・葛根・柴胡・羌活などで発疹を透発する。

「浮火」とは「虚陽上浮（虚陽浮越）」ともいわれる仮熱の病変で，陽虚の程度が進んで陰盛になり，陰寒で残り少ない陽気が外方・上方に偏在している。頬部の紅潮（戴陽）・いらいら・口渇があり水を欲するなどの火熱の症候があるが，頬は紅をぬったような紅色で水を欲するが反って飲めず，他にあきらかな陽虚の寒証をともなう。陽虚で体内の循環が悪く，陽気が偏在している。これは，真寒仮熱で亡陽の前兆である。治療は回陽救逆で，附子・人参・肉桂などで陽気を強力に補う必要がある。全身の循環状態が回復すれば，浮火の症候は消失する。このことを「引火帰原」という。

5 暑邪の病証

　暑邪は陽邪で，とくに夏季の炎熱の気候に発生する病変をいう。基本的には熱邪と同じであるが，炎熱の気候のせいで発汗などにより急激に津液と気を消耗し，進行が非常に早い。また，夏期は湿気も多いので暑湿の型を呈することも多い。暑邪に対する治療原則は解暑である（**表4-17**）。

1）傷暑・中暑

　暑邪による病変で，軽度のものを「傷暑」，重篤で意識障害をきたすものを「中暑」と呼ぶ。日射病・熱中症に相当し，鬱熱および脱水によって発症する。

〔主症状〕

　高熱・頭痛・はげしい口渇・無汗あるいは甚だしい発汗・尿量減少・顔面紅潮・あらい呼吸・舌質は紅・舌苔は白膩あるいは黄膩・脈は浮数あるいは芤。甚だしいときは，意識障害・けいれん・筋肉のひきつり・冷汗などが生じ，脈は洪大で数となる。脱水がはげしく気力も消耗したとき（気津両傷）には，息ぎれ・無力感・無欲状・舌苔は乾燥・脈は細数あるいは虚大があらわれる。

〔論治〕

　治法は清暑・益気生津である。石膏・知母・西瓜皮・荷葉・鮮竹葉などの清暑薬と，沙参（わが国では生薬・浜防風）・麦門冬・石斛・炙甘草・党参などの生津益気薬を配合する。意識障害がある場合には開竅薬を用いる。

　●**代表方剤**……白虎加人参湯など。気津両傷がみられるときは王氏清暑益気

表4-17　暑邪の病証

弁証	主症状	論治	代表方剤
傷暑	高熱・頭痛・口渇・無汗あるいはつよい発汗・尿量減少・あらい呼吸。舌質は紅・舌苔は白膩あるいは黄膩・脈は浮数あるいは芤	清暑・益気生津	白虎加人参湯 王氏清暑益気湯 生脈散
中暑	傷暑に意識障害・けいれんをともなう。脈は洪大で数	清熱開竅	紫雪丹・安宮牛黄丸
暑温	夏の熱病	「温病学」を参照	
陰暑	発熱・頭痛・悪寒・無汗・四肢がだるい・嘔吐・下痢・口渇・胸があつ苦しい。舌質は紅・舌苔は白・脈は浮濡	解表散寒 化湿解暑	新加香薷飲

湯，ショックを起こしそうな場合には生脈散を用いる。意識障害・けいれんには紫雪丹・安宮牛黄丸を用い，覚醒後に清暑・益気生津法を用いる。

2）暑　温

夏季に生じる熱病で，温病の一種である（「Ⅴ．外感熱病弁証」，詳細は「C．傷寒論と温病学」参照）。

3）陰　暑

暑邪に寒湿をともなうもので，夏季の炎熱の気候によって暑邪を受け，クーラーなどで冷やしすぎたために寒湿の邪に犯されて発病する。夏季の感冒に相当する。夏季であるのに寒証（陰証）を呈するので陰暑といわれる。

〔主症状〕

頭痛・発熱・悪寒・無汗・四肢がだるい・嘔吐・下痢などの表寒と湿証に，口渇・胸があつ苦しい・焦躁・尿が濃いなどの暑邪の症候をともなう。舌質は紅・舌苔は白膩・脈は浮濡。

〔論治〕

治法は解表散寒・化湿解暑である。散寒解表の香薷と化湿解暑の白扁豆・金銀花・荷葉・青蒿・厚朴・藿香などを配合する。

● 代表方剤……新加香薷飲など。

暑邪による病変の弁証論治における注意点

(1) 暑邪の特徴をつかむ

暑邪による病変は，暑い夏季にかぎられる。暑い時期であるから，汗が多く発熱も高い。それゆえ，発汗法を用いるときは発汗しすぎない注意が必要で，瀉下法も脱水をきたすので用いないほうがよい。

(2) 治療にあたっての注意

暑邪は津液の消耗と元気の虚衰を最もきたしやすい。それゆえ補気・生津の配慮が必要になる。たとえば，中暑では気津両傷が最もあらわれやすいが，熱がひいてすぐに補益薬だけを投与すると，熱勢がぶり返して再び発熱や意識障害をひきおこす可能性があるので，必ず清熱薬を配合して余熱を除去する。王氏清暑益気湯にはこの両面の配慮がある。しかし，気津両傷の程度が甚だしくて，発汗過多・息ぎれ・脈が虚などのショック状態

Ⅳ．病邪弁証

を呈した場合は，迅速に益気斂陰する必要があり，生脈散を用いる。暑邪が完全に消失すれば益気生津のみで対応すればよい。

6　燥邪の病証

燥邪には「局所あるいは全身の乾燥症状」という特徴がある。

燥邪による病変を「外燥」といい，体内の津液・血・精などの不足による乾燥の症候を「内燥」という。外燥が続けば脱水をきたして「内燥」を生じ，もともと陰虚の体質で内燥のあるものが外燥を感受すると重篤な反応を呈する。燥邪に対する治療原則は潤燥である。

外感燥邪（燥邪犯肺）

秋季などの乾燥期あるいは乾燥した環境で発生する感染症で，「秋燥」とも呼ばれる。初秋の「温燥」と晩秋の「涼燥」がある（「III. 臓腑弁証」の「B. 肺の病症」参照）。

燥邪による病変の弁証論治における注意点

(1) 外燥と内燥の区別

外燥は乾燥した環境で生じる急性の上気道症状である。内燥は慢性病や発熱性疾患による陰液の消耗で，津虚・血虚・陰虚の症候をともなう。外燥には軽宣潤肺，内燥には滋陰増液を行う。内燥の基礎のうえに外燥を感受した場合は症状が重篤になるので，両面の考慮が必要となる。

(2) 内燥の部位による区別

上焦の内燥では，乾咳・少痰・咽喉乾燥などがみられる（肺陰虚）。治法は潤燥清肺で，杏仁・百合・栝楼仁・麦門冬・沙参（わが国では生薬・浜防風）・梨皮などを用いる。

中焦の内燥では，口渇・飢餓感などがみられる（胃陰虚）。治法は益胃生津で，石斛・天花粉・栝楼仁・玉竹などを用いる。

下焦の内燥では，便がかたい・尿が濃いなどがあらわれ，肝陰虚・腎陰虚あるいは腸燥便秘のことが多い。治法は滋陰・潤腸で，地黄・何首烏・当帰・白芍・枸杞子・天門冬・玄参・麻子仁などを用いる。

B．食積の病証

　食積は食滞ともいい，暴飲暴食・不規則な食事などで脾胃の運化機能を障害し，未消化物が消化管内に停滞したものである。食積が続けば，脾胃の運化機能が次第に低下する。このほか，脾虚の状態では消化吸収機能が減弱しているため，通常の食生活をしていても食積が発生することが多い。詳細については，「Ⅲ．臓腑弁証」の「C．脾と胃の病証」の「食滞胃脘」を参照されたい。

食積による病変の弁証論治における注意点
(1) ふだんの飲食の習慣を参考にする
　ふだん冷たいものを好むのは熱証のことが多く，習慣が続くと寒証を生じやすい。熱いものを好むのは寒証（虚寒）のことが多く，続けば熱証を生じやすい。暴飲暴食によって急激に生じた病変は実証である。
(2) 他の病証に食積をともなうことに注意する
　単純な食積は消導薬だけで解決できるが，他の病証にともなう場合は，その病証に対する治法に消導薬を加えるべきである。

C．気　滞

　気の鬱滞による症候である。詳細は「Ⅱ．気血津液弁証」の「気滞」および「Ⅲ．臓腑弁証」の「肝気鬱結」を参照されたい。

D．血瘀の病証

　血液の停滞を主とする症候である。詳細は「Ⅱ．気血津液弁証」の「血瘀」を参照されたい。

E．痰飲・水腫の病証

　津液の停滞によって体内に貯留した異常な病理的産物である。水様で流動性の高いものを「飲」，粘稠で流動性の少ないものを「痰」といい，両者を「痰飲」と総称する。飲は寒に属するものが多く，痰には寒も熱もある。飲は胃腸・

胸郭・肺・四肢に発生し，痰は全身至る所に生じて複雑な病証をおこすので，「奇病・痼疾はみな痰に関連する」といわれる。種々の原因から肺（宣散粛降）・脾（運化）・腎（蒸騰気化）の機能が失調し，三焦の気化が円滑にいかないと，水液代謝が失調して滞った水液が病理的産物に変化する。全身に瀰漫した水液が湿で，あつまって流動するものが痰飲，肌膚にあふれたものが水腫であるが，所在が確定しやすい状況になった水湿が痰飲・水腫であると考えてもよい。このほか，熱邪あるいは陰虚による虚熱のために津液が濃縮され，粘稠な塊としての痰になることもある。痰飲・水腫が発生すると，肺・脾・腎の機能を阻滞し，気・血・津液の流通を妨げ，新たな病邪として作用する。

1 痰の病証

痰には，気道から分泌される痰だけでなく，他の広義の痰がある（**表4-18**）。

1）肺の痰証

咳嗽・喀痰を主とするもので，症候の性質により湿痰・寒痰・熱痰・燥痰などに分類される。

気管支炎・気管支拡張症・喘息・肺炎・肺結核などでみられる。

湿　痰

脾の運化が低下して水湿が停積し，湿が痰になって肺に貯留した病態である。

〔主症状〕

咳嗽・白色で多量の痰・喀出しやすい・胸苦しい・悪心・四肢がだるいなど。舌苔は白厚膩・脈は滑。脾虚の症候をともなうことが多い。

〔論治〕

治法は燥湿化痰で，半夏・陳皮・天南星・白芥子・蘇子・厚朴などの燥湿化痰薬，健脾化湿の蒼朮・白朮・茯苓などの燥湿薬を配合する。

●代表方剤……二陳湯合平胃散・三子養親湯など。

寒　痰（寒飲・水飲）

脾腎の陽気が不足し，運化と蒸騰気化が衰えるために水湿が停積し，寒飲（水飲）が生じて肺を阻滞する病証であり，飲証と考えるほうがよい。

〔主症状〕

咳嗽・呼吸困難・うすい痰・唾やよだれが多い・寒け・四肢の冷えなど。舌苔は白滑・脈は沈遅。脾虚・腎陽虚の症候がみられることが多い。

表4-18 痰飲の病証

弁証			主症状	論治	代表方剤
肺の痰証	湿痰	咳嗽喀痰	白色で多量の痰・喀出しやすい・胸苦しい・四肢がだるい。舌苔は白厚膩・脈は滑	燥湿化痰	二陳湯合平胃散 三子養親湯
	寒痰		うすい痰・寒け・四肢の冷え。舌苔は白滑・脈は沈遅	温肺化飲	小青竜湯 苓甘五味姜辛湯 苓甘姜味辛夏仁湯
	熱痰		息があらい・黄色あるいは粘稠な痰・咽痛・口渇・胸痛。舌質は紅・舌苔は黄・脈は滑数	清熱化痰	清肺湯 定喘湯 小陥胸湯 清気化痰丸 清金化痰丸
	燥痰		咽の乾燥・痰は粘稠で少なく喀出しにくい・血がまじることあり・口や唇の乾燥。舌質は紅で乾燥・脈は細数あるいは渋	潤燥化痰	清燥救肺湯 桑杏湯 貝母栝楼散
心の痰証	痰迷心竅	意識障害	ひとりごと・痴呆・行動異常・情緒異常・運動麻痺・知覚麻痺・痰が多い・舌質は胖大で淡紅・舌苔は白膩・脈は沈弦滑	滌痰開竅	滌痰湯 蘇合香丸
	痰火擾心		頭痛・不眠・焦躁・口渇・目の充血・狂躁状態・うわごと・けいれん・体動が多い・舌質は紅・舌苔は黄膩・脈は弦滑数	清心瀉火 滌痰開竅	礞石滾痰丸 安宮牛黄丸 神犀丹 至宝丹
脾胃の痰証	脾虚生痰		食欲不振・胸や腹が脹る・痩せる・悪心・水様物の嘔吐・痰が多い・腹鳴・胃部の水振音など。舌質は淡白・舌苔は白滑・脈は弦滑	健脾利水	苓桂朮甘湯 六君子湯
	溜飲		つねに胃部不快感あり，食べたくない・食べると腹満・悪心・グル音・振水音などがある。舌質は淡・舌苔は薄・脈は弦で無力	降気利水 健脾和胃	茯苓飲 茯苓飲合半夏厚朴湯
風痰上擾			頭がふらつく・頭が重く脹る・目がくらむ・甚だしければ回転性のめまい・立っていられない・嘔気・嘔吐・胸苦しい・食欲不振・下痢，あるいはいらいら・不眠・驚きやすい・口が苦いなど。舌苔は白膩あるいは黄膩・脈は滑あるいは弦滑	化痰熄風 健脾あるいは清熱化痰・熄風平肝	半夏白朮天麻湯 導痰湯 黄連温胆湯 温胆湯
胸脇部の痰証	懸飲		胸が脹って痛む・呼吸や体位変換で痛みが生じる・息ぎれ・呼吸促迫・咳嗽・白色の痰。舌苔は白・脈は沈実	化痰逐飲	小青竜湯 葶藶大棗瀉肺湯 十棗湯 控涎丹
	支飲		咳嗽・呼吸困難・起座呼吸・浮腫・痰が多く泡沫状。舌苔は白膩・脈は沈緊		
経絡・四肢の痰証			リンパ節腫大（痰核・瘰癧）・甲状腺腫（癭瘤）・四肢のしびれ	軟堅消痰・通絡	夏枯草膏 内消瘰癧丸 海藻玉壺湯 指迷茯苓丸
臓脹			腹水	攻下逐水	舟車丸

〔論治〕
治法は温肺化飲で，温肺化飲の半夏・天南星・生姜・乾姜・細辛・旋覆花・蘇子などを用いる。
●代表方剤……苓甘五味姜辛湯・苓甘姜味辛夏仁湯・小青竜湯など。

熱　痰

熱邪が肺を犯し津液を濃縮して痰を生じ，熱と痰が結びついて肺気を阻滞する病態である。長期にわたると燥痰へ移行する。
〔主症状〕
咳嗽・息があらい・黄色あるいは粘稠な痰・喀出しにくい・咽痛・口渇・胸痛など。舌質は紅・舌苔は黄・脈は滑数。
〔論治〕
治法は清熱化痰で，川貝母・栝楼仁・天花粉・竹瀝・桑白皮・桔梗などの寒性の化痰薬に，黄芩・蒲公英・芦根・重薬・連翹・金銀花などの清熱薬を加える。
●代表方剤……清肺湯・定喘湯・小陥胸湯・清気化痰丸・清金化痰湯など。

燥　痰

燥邪犯肺あるいは肺陰虚のために津液が不足して渋滞し，肺気を阻滞する病態である。熱証から陰虚を生じて移行する場合もある。
〔主症状〕
乾咳・咽が乾燥して刺激感がある・痰は粘稠で少なく喀出しにくい・ときに血がまじる・口や唇の乾燥など。舌質は紅で乾燥・脈は細数あるいは渋。燥邪あるいは陰虚にともなうことが多い。
〔論治〕
治法は潤燥化痰で，川貝母・栝楼仁・天花粉・天竺黄などの滋潤性の化痰薬を主とし，玄参・麦門冬・沙参（わが国では生薬・浜防風）などの滋陰薬を配合する。
●代表方剤……桑杏湯・貝母栝楼散・清燥救肺湯など。

2）心の痰証

痰によって心の「神を主る」機能が障害される病態で，「痰濁蒙蔽心竅」ともいわれ，意識障害・けいれんなどを主徴とする。
高血圧性脳症・脳卒中・熱性けいれん・てんかんなどでみられる。

痰迷心竅
「Ⅲ．臓腑弁証」の「Ａ．心の病証」を参照のこと。
痰火擾心
「Ⅲ．臓腑弁証」の「Ａ．心の病証」を参照のこと。
その他
痰による心脈の閉塞もあり，冠不全・狭心症・心筋梗塞などでみられる。
「Ⅲ．臓腑弁証」の「Ａ．心の病証」の「胸痺」を参照。

3）脾胃の痰証

脾虚生痰

脾胃の運化機能が低下し，水分が三焦に貯留した病態で，脾虚生湿ともいう。また，「脾は生痰の源，肺は貯痰の器」といわれ，生じた湿痰が三焦から肺へ至り，気道からの分泌亢進をともなうことが多い。

〔主症状〕

食欲不振・胸や腹が脹る・痩せる・悪心・水様物の嘔吐・痰が多い・ときに咳嗽や下痢・腹鳴・胃部の水振音など。舌質は淡・舌苔は白・脈は沈で無力。

〔論治〕

治法は健脾利水である。益気健脾薬を主にし，陳皮・半夏・厚朴・蒼朮などの化湿利水薬を配合する。

● 代表方剤……苓桂朮甘湯・六君子湯など。

留飲（胃内停水）

主に脾の運輸が悪くて胃中の水分を吸収できず，胃内に水飲が停積して胃気の和降が障害される病態。飲証である。

〔主症状〕

つねに胃部不快感があり，空腹感がない・食べたくない・少し食べると腹が脹る・悪心・痞えなどを呈する。胃部でグルグル音がし，横臥させて胃部を叩くとジャブジャブと音（水振音）がする。舌質は淡・舌苔は薄・脈は弦で無力。

〔論治〕

治法は降気利水・健脾和胃である。胃気を下降させる半夏・陳皮・厚朴・枳実・生姜などと，健脾利水の白朮・茯苓などを配合する。甘草は，気を壅滞させ津液を留めるので用いない。

● 代表方剤……茯苓飲・茯苓飲合半夏厚朴湯など。

4）風痰上擾

痰が内風とともに頭を上擾する病態で，めまい・ふらつきが主症状である。脾虚で運化ができないため，水液が停積して痰が生じ，一方で陰血の生成が不足して肝陰が不足するので，肝陽を抑制できなくなって内風をひきおこし，痰と内風が結びつく。

湿痰が主体なら「痰濁上擾」，化熱して痰熱になれば「痰熱上擾」と区別される。

自律神経失調症・高血圧症・内耳性眩暈・てんかんなどでみられる。

〔主症状〕

頭がふらつく・頭が重く脹る・目がくらむ，甚だしいときには回転性のめまい・立っていられない・嘔気・嘔吐が生じる。同時に胸苦しい・食欲不振・下痢などの脾虚の症候，あるいはいらいら・不眠・驚きやすい・口が苦いなどの肝陽上亢の熱証がみられる。舌苔は白膩・脈は滑。熱証をともなう痰熱では舌苔は黄膩・脈は弦滑。

〔論治〕

治法は化痰熄風・健脾化湿あるいは清熱化痰・熄風平肝である。温性の半夏・陳皮・天南星あるいは涼性の胆南星・竹筎などの化痰薬に，白朮・茯苓・薏苡仁などの健脾利湿薬，黄連・黄芩などの清熱薬，天麻・白僵蚕・釣藤鈎・全蝎などの熄風薬を配合する。

- ●代表方剤……痰湿には導痰湯・半夏白朮天麻湯，痰熱には温胆湯・黄連温胆湯・定癇丸などを用いる。

5）胸脇部の痰（飲）証

痰飲が胸部をおかした病変で，懸飲・支飲と呼ばれる。胸膜・肋膜・肺などの炎症による胸水が「懸飲」，肺水腫などが「支飲」に相当する。

胸膜炎・肺水腫などでみられる。

〔主症状〕

懸飲（胸水）では，胸が脹って痛む・呼吸や体位変換で痛みが増強して放散する・息ぎれ・呼吸促迫・咳嗽・白色の痰などがみられ，舌苔は白・脈は沈弦。

支飲（肺水腫）では，咳嗽・呼吸困難・起座呼吸・全身（とくに顔面）の浮腫・痰が多く泡沫状で，舌苔は白膩・脈は沈緊。

〔論治〕
　治法は化痰逐飲である。麻黄・桂枝・細辛・乾姜・附子・白芥子などの温薬で化飲し，葶藶子・甘遂・大戟・牽牛子などの逐水薬を用いる。ただし，この治法は痰を一時的に除去して苦痛を除くもので，根本的な治療は弁証論治によるべきである。投与法についても短期間にとどめ，体力のないものには先補後攻・先攻後補・攻補兼施などの配慮が必要である。
　●代表方剤……小青竜湯・葶藶大棗瀉肺湯・十棗湯・控涎丹など。

6）経絡・四肢の痰証

　慢性のリンパ節腫大（痰核・瘰癧）・甲状腺腫（癭瘤）などは，痰が経絡にとどまったために発生する。また，四肢の経絡を阻滞すると，しびれやだるい痛みを発生し，この場合には血虚や風寒湿痺などの症候はみられない。一般に，舌苔は白膩あるいは黄膩・脈は滑である。
　治法は軟堅消痰で，海藻・昆布・夏枯草・貝母・牡蠣・黄薬子・茯苓・芒硝・白芥子などの薬物を用いる。
　●代表方剤……癭瘤・痰核・瘰癧には夏枯草膏・内消瘰癧丸・海藻玉壺湯など，四肢の痰証には指迷茯苓丸など。

痰による病変の弁証論治における注意点

(1) 痰の色と量に注意する
　喀痰については，量の多少・色が白いか黄色いか・粘稠度・血がまじるかなどに注意して，寒・熱・燥・湿を弁別すべきである。
(2) 痰の病証はさまざまである
　痰は全身のいたるところを障害してさまざまな症候をあらわすが，基本的には，病理産物なので，弁証で原因を明確にして根本的に治療すべきである。このことを，古人は「痰を見て痰のみを治すべからず」と指摘している。

2　飲の病証

　痰は粘稠で飲は稀薄という区別があるが，発生原因には共通するところがあり，「痰飲」とまとめて呼ばれることが多い。
　一般に，飲といわれる病証には以下の4つがある。

留　飲（狭義の痰飲）
胃内の水分停滞で，「脾胃の痰証」に相当する（前述）。
懸　飲
肋膜炎などの胸水に相当する（前述）。
支　飲
肺水腫に相当する（前述）。
溢　飲
全身の浮腫のうち「風水」に相当する（「Ⅲ. 臓腑弁証」の「B. 肺の病証」の「風水相搏」参照）。

3　水腫の病証

　水腫は浮腫ともいい，全身あるいは局所の体表にあらわれる。腹水・胸水なども水腫の一種である。肺・脾・腎の水液代謝に関連する機能失調によって生じ，急性のものは肺の病証，慢性のものは脾・腎の病証であることが多い。
　一般に，病邪の侵入による実証の水腫を「陽水」，正気の虚による虚証の水腫を「陰水」と分ける。陽水は「肺失宣粛」の風水あるいは溢飲に相当し，陰水は「脾運衰弱」「腎陽虚」「脾腎陽虚」によって生じる（それぞれ「Ⅲ. 臓腑弁証」の関係各項を参照されたい）。
　また，腹水を「臌脹」といい，体力がある場合には攻下逐水法を用い，たとえば舟車丸を使用して瀉下するが，対症療法なので，根本的な治療は弁証論治によるべきである。

Ⅴ. 外感熱病弁証

　外感熱病は，病邪が人体に侵入したために生じる，発熱を主症状とする全身的疾患をいう。外感熱病弁証は，すでに述べた「八綱弁証」「気血津液弁証」「臓腑弁証」「病邪弁証」のすべてを含むが，主題は病邪と正気の力関係で，とくに「病邪弁証」とのかかわりが深い。
　外感熱病は，主に細菌・ウイルスなどの病原微生物の感染症に相当するが，寒冷・暑熱・潮湿（じめじめした湿気）などの環境によって発生する病変も含む。中医学的には六淫の邪や癘気（毒性と伝染性の強い病邪を指す）による発生であるとし，傷寒・風温・春温・暑温・湿温・秋燥・伏暑・温毒・瘧疾など

の多くの名称によって区別する。現代医学的には，気道感染症・インフルエンザ・日本脳炎・ポリオ・流行性脳脊髄膜炎・耳下腺炎・伝染性肝炎などのさまざまな疾患が含まれる。

外感熱病弁証は，漢代の《傷寒論》が基礎となり，これを発展させて明・清代に次第にまとめられた「温病学」（《傷寒論》のようにまとまった一成書ではなく，学説である）においてほぼ完成したとされる。ただし，《傷寒論》「温病学」にはともに長所と短所があり，両者を統合した体系が必要である。

本節では，まず外感病の特徴を述べ，代表的な外感熱病弁証である《傷寒論》の「六経弁証」と「温病学」の「衛気営血弁証」の概略を紹介する。

A．外感熱病の特徴

外感熱病は，正気と病邪がたたかう全身的な病理反応を主とするので，以下に述べる2つの基本的な特徴がある。

1）発　熱

発熱は外感熱病の主症状で，邪正相争（病邪と正気のたたかい）による病理反応の一つで，発熱の状態から正気と病邪の力関係を知ることができる。大まかには，以下の4つの状況がある。

邪盛正実（病邪の勢いが強く，人体の正気も十分強い）
病邪に対して正気がはげしく反応するので，高熱があらわれる。
邪衰正復（病邪の勢いが衰えて，正気が病邪にうち勝って回復する）
体温が下降して正常に向かう。
正虚邪恋（病邪の勢いは衰弱するが完全に消滅せず，正気も衰弱している）
微熱が持続したり，反復して発熱がある。
邪盛正虚（病邪の勢いが強く，正気が衰弱する）
発熱がみられないか正常以下に低下し，甚だしければショックに陥る。

2）病変の経過における段階

病邪と正気の力関係によって，発病期・熱盛期・回復期の3段階がみられる。
発病期
病邪が人体に侵入した初期段階で，邪正相争はあまり顕著ではなく，症状も

軽度である。表証・衛分証に相当し，一般に邪を発散する方法を用いて治癒させうる。

熱盛期

邪正がはげしく相争する時期で，発熱その他の症状も極期に達し，重篤な病理反応が発生する。この時期には，正気の強弱によって転帰が分かれ，正気が十分強く病邪にうち勝てば回復期に入り，正気が衰弱して病邪の勢いが持続すれば悪化あるいは死亡に至る。

回復期

病邪の勢いが衰えて，正気が回復する段階である。

以上の3つの段階は正気と病邪の力関係によって変化し，各段階がくり返したり途中で停止したりする。正気が十分強いか治療が適切なら回復期に入り，逆の場合には経過をくり返したり悪化から死亡に至る。ただし，基本的にはこの3段階を経過すると考えてよい。

B.《傷寒論》と温病学

外感熱病に対する弁証論治は，漢代の張仲景が《内経》を基礎にそれ以前の治療経験を総括し，《傷寒論》中に「六経弁証」として提示したのが最初である。

以後，これをもとにして多数の医家による治療経験がつみ重ねられ，理論面にも新たな展開があった。とくに文化圏が南方に拡がり，人口の集中などもあいまって，伝染病が多発するようになると，《傷寒論》の弁証論治だけでは対応しきれなくなり，あらたに「温病」の概念が発生し治療法も変化した。清代に至り，温病学の認識が進歩するとともに著作もふえ，葉天士の提示した「衛気営血弁証」が温病学における最良の弁証論治と考えられるようになった。しかし，温病学の歴史はなお浅く，病邪の複雑さや症候の多様さもあって，理論面・実践面での検討は現在も続けられている。

中国の歴史上でも，傷寒学派と温病学派の論争が続き互いに批難しあった時代があった。現在では，温病学は《傷寒論》を補足したものと考えられ，両者の長所をとり短所を補いあった弁証論治が模索されている。

《傷寒論》は主として「寒邪傷陽」の経過を，温病学は主として「熱邪傷陰」の経過を分析したもので，臨床的には当然両面の認識が必要である。

以下に「六経弁証」と「衛気営血弁証」の概略を示し，両者の関係を述べる．

1 六経弁証

《傷寒論》は竹簡に記された文章であり，内容が簡潔で省文が多いために，現在に至っても解釈はさまざまで，注解書も 1,000 を超える．以下は代表的な説に従って記述する．

《傷寒論》の六経弁証は外感熱病の弁証論治であるが，この方法が中医学の弁証論治の基本である．六経弁証は，主として寒邪による陽気の消耗の経過を分析したもので，熱邪による陰液損傷の経過については十分とはいえない．

六経とは，太陽・少陽・陽明・太陰・少陰・厥陰のことで，《黄帝内経素問・熱論》の「六経弁証」が基礎になっている．六経弁証では，外感熱病にみられる状態の推移を太陽病・少陽病・陽明病・太陰病・少陰病・厥陰病の 6 型に分け，各状態の病理・臨床症候・主な治法・主な処方を示し，かつ各病証間の伝変・兼証・変証などを詳細に述べている．

太陽病は表寒，少陽病は半表半裏，陽明病は裏熱で，これらをまとめて三陽病と呼ぶ．また，太陰病は脾陽虚の裏虚寒，少陰病は心腎の虚証による裏虚寒と裏虚熱，厥陰病は寒熱挾雑の虚証を示し，三陰病と統称される．また六経弁証には標・本・中気による解釈があり，陳修園をはじめ傷寒学派の医家はこれを重要視するものが多い．本は天の六気（寒・燥・火・湿・熱・風），標は三陰三陽，中は三陰三陽の表裏をなすものを指す（**図2-14** 十二経脈の走行順序・位置〈走行部位〉・表裏関係）．ここでは各経の標・本・中気と，各病証の主症状と治法・代表方剤を述べるにとどめ（**表4-19**），その他の詳細については《傷寒論》に関する多数の成書にゆずる．

1）太陽病

太陽経は寒を本気（その経の正気）とし，足太陽膀胱経と手太陽小腸経からなり，少陰を中気（表裏関係にある経の本気）とし足少陰腎経・手少陰心経と表裏関係にあり，太陽を標（太陽経は陽経である）とする．太陽経は標が陽で本が寒であるから標本異気である．邪は太陽経の本気である寒にしたがって変化すると傷寒・中風になり，標にしたがって変化すると温病に進展する．

足太陽膀胱の経脈は人体の表位を循行し，「一身の表を主る」といわれる．風寒の邪が太陽の表である体表から侵入して邪正相争し，ときには経絡に従っ

表4-19 六経弁証論治

六経弁証			病機	主症状	論治	代表方剤
三陽病	太陽病	経証 傷寒(表実)	風寒襲表	悪寒あるいは悪風・頭痛・身体痛・脈は浮・発熱	無汗・悪寒・脈は浮緊	辛温解表	麻黄湯
		経証 中風(表虚)			自汗・悪風・脈は浮緩		桂枝湯
		腑証 蓄水証	膀胱気化不利・累及三焦	発熱・尿量減少・口渇・飲むとすぐに嘔吐・下腹部が脹る・脈は浮		通陽利水	五苓散
		腑証 蓄血証	小腸瘀熱	下腹部痛・発熱・排尿は正常・ときに下血・狂躁状態・脈は沈		瀉熱逐瘀	桃核承気湯 抵当湯
	少陽病	半表半裏証	三焦不利・胆火	往来寒熱・胸脇部が脹って痛む・口が苦い・悪心・嘔吐・小便不利・脈は弦		和解半表半裏	小柴胡湯
	陽明病	経証(裏熱)	腸胃熱盛	高熱・熱感・口渇・多飲・発汗。舌質は紅で乾燥・脈は洪大		清熱生津	白虎湯 白虎加人参湯
		腑証(裏実)	腸胃熱結(熱結腸胃)	高熱(午後になると上昇)・腹部膨満・腹痛・圧痛が強い・便秘。舌苔は黄褐色・脈は沈実		清熱瀉下	承気湯類
三陰病	太陰病		脾陽虚衰	食欲不振・腹部膨満感・消化が悪い・ときに腹痛・嘔吐・泥状〜水様便・口渇はない。舌質は淡・舌苔は白・脈は沈		温中散寒 健脾益気	理中湯 附子理中湯
	厥陰病		裏虚・寒熱挾雑	はげしい口渇・気上衝心・胸があつ苦しい・飢餓感・食べたくない・四肢の冷えなど		補虚・温清併用	烏梅丸
	少陰病	寒化証	心腎陽衰	元気がない・動きたがらない・いつも眠い・寒がる・四肢の冷え・尿量過多など。舌質は淡・舌苔は白・脈は微細		回陽救逆	四逆湯 白通湯
		熱化証	心火 腎陰虚	熱感・焦躁・寝つきが悪い・多夢・口乾など。舌質は絳で乾燥・舌苔は少ない・脈は細数		滋陰清熱	黄連阿膠湯

て足太陽膀胱・手太陽小腸の腑へと侵犯する病態である。

太陽病経証

初期にみられる表証である。

〔主症状〕

悪寒あるいは悪風・頭痛・身体痛・発熱・無汗あるいは自汗など。舌質は

正常・舌苔は薄白・脈は浮緊あるいは浮緩。発熱は軽度で，寒証があきらかなことが特徴である。八綱弁証における表寒に相当する（詳細は「I．八綱弁証」を参照のこと）。

なお，悪寒が強く無汗・脈が浮緊の寒邪偏勝の病態を「傷寒」といい，悪風・自汗・脈が浮緩の風邪偏勝の病態を「中風」という。傷寒は表実に，中風は表虚に相当し，中間の移行型も多い。

〔論治〕

治法は辛温解表である。

● 代表方剤……傷寒には麻黄湯で発汗して寒邪を排除し，中風には表虚があるので桂枝湯で営衛を調和させて風邪を駆除する。中間型には両方をさまざまに組み合せて対応する（桂麻各半湯など）。

太陽病腑証

表にあった邪が解さずに経絡に従って手・足太陽の腑に侵入した病態である。

邪が膀胱に入って気化が失調すると，尿の排泄ができず，水液を蒸騰気化できないために，三焦の水液代謝が阻滞し，津液を口へ上承できないので口渇を生じる，これを「蓄水証」という。

邪が小腸に入って停留し，化熱して血と結びつき，有形の瘀熱となって小腸を阻滞し，邪熱が小腸と表裏をなす心を上擾する病態を「蓄血症」と呼ぶ。

〔主症状〕

蓄水証では，微熱・尿量減少・強い口渇があるが飲むとすぐに吐く（水逆嘔吐）・脈は浮など。津液が口に上承しないので強い口渇があり飲みたいが，飲んだ水は気化せず三焦をより阻滞するので水逆嘔吐を呈する。

蓄血証では，下腹部がかたく脹って痛む（小腹急結）・排尿は正常・ときに下血（血便）・狂躁状態・脈は沈など。

〔論治〕

蓄水証には通陽利水で，五苓散などを用いる。蓄血証には瀉熱逐瘀で，桃核承気湯・抵当湯などを用いる。

2）陽明病

陽明経は燥を本気（その経の正気の性質）とし，足陽明胃経と手陽明大腸経からなり，太陰を中気（表裏関係にある経の本気）とし足太陰脾経・手太陰肺経と表裏関係にある。陽明を標（陽明経は陽経である）とする。陽明経は標本

同気である。邪は陽明経の本気である燥にしたがって変化する。

寒邪が手足陽明の裏に入って完全に化熱し，陽明の本気である燥にしたがって変化して，裏実熱を呈する。外邪が直接侵入するか，太陽病あるいは少陽病から伝入する。外感熱病の熱盛期すなわち極期に相当する。

陽明病経証（陽明熱盛）

熱邪が盛んで手・足陽明に瀰漫し津液を消耗する病態である。裏熱（裏実熱）で，温病学の気分大熱（気分熱盛）と同じであるが，寒邪の化熱であるから，この時期に至るまでの経過は温病より長く熱勢も強くない。

〔主症状〕

高熱・悪熱・口渇・発汗・いらいらなど。舌質は紅で乾燥・舌苔は黄乾・脈は洪大。傷津があると，強い口渇・多飲（冷たいものを欲する）・脈が洪大で有力などがみられる。

〔論治〕

治法は清熱生津である。

●代表方剤……白虎湯・白虎加人参湯など。

陽明病腑証（陽明熱結）

陽明病経証がさらにすすみ，邪熱が熾盛になって化燥し，腸内の糟粕と結びついて有形の燥屎を形成して停積し，燥屎が腑気を阻滞し心神を上燻する病態であり，「熱結」「腑実」と呼ばれ，一般に「裏実」と称する。温病学の熱結腸胃（腸胃熱結）と同じ病態であるが，寒邪の化熱であるから温病にくらべて発生までの経過が長く熱勢も強くない。

高度の炎症で腸管麻痺などを呈する病変と考えられる。

〔主症状〕

高熱（午後になると高くなる）・口渇・発汗・悪熱・腹部膨満・腹痛・圧痛が強い・便秘，甚だしければ意識喪失・うわごとなどが生じる。舌質は紅で乾燥し芒刺がみられる・舌苔は黄褐色で糙裂・脈は沈遅で有力。

〔論治〕

治法は清熱瀉下である。

●代表方剤……承気湯類。主方は大承気湯で，症状が軽く便がかたくなければ小承気湯，腹部膨満が軽度なら調胃承気湯を用いる。

3）少陽病

　少陽経は火を本気（その経の正気の性質）とし，足少陽胆経と手少陽三焦経からなり，厥陰を中気（表裏関係にある経の本気）とし足厥陰肝経と手厥陰心包経と表裏関係にある。少陽を標（少陽は陽経である）とする。少陽は標本同気であり，邪は少陽経の本気である火にしたがって変化する。

　邪が手・足少陽経へ侵入した病態で，外邪が直接侵犯するか，太陽病から伝入する。手少陽三焦は人体最大の腑であり，表裏の間を網羅して衛気と津液および陰陽の通道になっており，足少陽胆は肝とともに気機を疏泄している。この部位に邪が入って通行を阻滞すると，気・津液が停滞すると同時に，気鬱化火により胆火が発生し，広汎かつ多彩な症候があらわれる。

　表証でも裏証でもない特有の症候で，半表半裏証とも呼ばれる（「I. 八綱弁証」の「半表半裏証」参照）。

〔主症状〕

　口が苦い・咽がかわく・頭がふらつくなどの胆火の症状，往来寒熱・胸脇部の脹った痛みあるいは苦悶感（胸脇苦満）・脇下が痞えてかたく脹る（脇下痞鞕）・食欲不振・悪心・嘔吐・腹痛・動悸・口渇あるいは口渇がない・咳・尿量減少などの気滞と水滞の症状。舌苔は白〜黄・脈は弦。悪寒・四肢関節痛などの表証をともなったり，日晡潮熱・腹部膨満・便秘などの裏証をともなうこともある。また，心窩部の痞え・嘔吐・下痢あるいは便秘の心下熱結，煩驚・うわごとなど邪熱上擾心神を呈することもある。

〔論治〕

　治法は和解半表半裏である。

- ●**代表方剤**……小柴胡湯。表証をともなうときは柴胡桂枝湯，裏証をともなうときは柴胡加芒硝湯を用いる。心下熱結には大柴胡湯，上擾心神には柴胡加竜骨牡蛎湯を用いる。

4）太陰病

　太陰経は湿を本気（その経の正気の性質）とし，足太陰脾経と手太陰肺経からなり，陽明を中気（表裏関係にある経の本気）とし足陽明胃経・手陽明大腸経と表裏関係にある。太陰を標（太陰は陰経である）とする。太陰は標本同気である。邪は太陰経の本気である湿にしたがって変化する。

邪が太陰脾陽を障害して運化を阻滞し，裏寒を生じた病態である。主に太陽病・少陽病に誤って瀉下法を用いたり，陽明病に寒涼薬や瀉下薬を過量に使用することによって発生し，外感熱病の経過に一般的にみられる状態ではない。元来脾胃虚弱の者が寒邪を感受した場合にも発生し，「直中太陰」と呼ばれる。

〔主症状〕
　腹部膨満感・ときに腹痛・食欲不振・嘔吐・泥状〜水様便・口渇がないなど。舌質は淡・舌苔は白滑・脈は沈緩あるいは沈弦。直中太陰では，急激な腹痛・腹の冷えなどとともに，上記症候がみられる。

〔論治〕
　治法は温中散寒・健脾益気である。
　●代表方剤……理中湯・附子理中湯・桂枝加芍薬湯など。
　一般に，健脾益気を主とし温中散寒を補助的に用いるが，直中太陰では温中散寒を主とする。

5) 少陰病

　少陰経は熱を本気（その経の正気）とし，足少陰腎経と手少陰心経からなり，太陽を中気（表裏関係にある経の正気）とし足太陽膀胱経・手太陽小腸経と表裏関係にある。少陰を標（標は陰経）とする。少陰経は標本の陰陽が異なる。邪は少陰経の本気である熱にしたがって変化すると虚熱，標にしたがって変化すると虚寒となる。
　邪が手・足少陰に侵入した病態で，生死を分ける最終段階である。他経から伝変するか，寒邪の直中によって発症する。

少陰病寒化証
　邪が少陰心腎の陽気を虚衰させ，温煦ができなくなって虚寒を呈する状態であり，少陰病ではこの状況が多い。元来陽虚のものが新たに寒邪を外感した場合は双感（両感）という。

〔主症状〕
　元気がない・動きたがらない・うとうとする・横になりたがる・寒がる・四肢の冷え・口渇がないあるいは口渇があり熱飲を欲する・尿量過多など。舌質は淡・舌苔は白・脈は微細。甚だしければ，無欲状顔貌・冷汗などの亡陽のショック状態に陥る。不消化物をまじえる水様下痢が生じることもある（脾腎陽虚）。双感の場合には，悪寒・頭痛・関節痛などの表寒の症候をともない，発

熱はみられないか微熱を呈し脈は沈。

〔論治〕

治法は温陽散寒，亡陽には回陽救逆である。

●代表方剤……四逆湯・白通湯・四逆加人参湯などを用いる。双感には麻黄附子細辛湯・麻黄附子甘草湯などを使用する。

少陰病熱化証

邪が化熱して心火を上炎させ，また腎陰を灼傷し，心火と腎陰虚による心腎不交を呈する病態である。少陰病の変証である。

〔主症状〕

熱感・焦躁・眠れない・口が乾く・咽の乾燥感など。舌質は絳で乾燥・舌苔は少ないか無苔・脈は細数あるいは浮数で無力。

〔論治〕

治法は瀉火滋陰である。

●代表方剤……黄連阿膠湯など。

6）厥陰病

厥陰経は風を本気（その経の正気）とし，足厥陰肝経と手厥陰心包経からなり，少陽を中気（表裏関係にある経の正気）とし足少陽胆経・手少陽三焦経と表裏関係にある。厥陰を標（厥陰は陰経である）とする。厥陰経は標本の陰陽が異なる。邪は厥陰経の中気である火熱にしたがって変化すると寒熱錯雑証を呈する。

邪が手・足厥陰に侵入して気機を阻滞した病態である。手厥陰心包・足厥陰肝ともに血脈に関係があり，血脈の通行が悪くなるために陽熱の布達が障害され，寒と熱が錯雑した病変をあらわす。

裏虚で寒熱挾雑を呈し「上熱下寒」「厥熱勝復」「厥逆」「下利吐噦」などに分類されているが，非常に繁雑であり提示された処方も少ないので，代表的な症候である上熱下寒を述べるにとどめる。

〔主症状〕

はげしい口渇（消渇）・下腹部から胸部につきあげるような感じ（気上衝心）・胸があつ苦しい・飢餓感はあるが食べたくない・腹や下肢の冷えなど。

〔論治〕

治法は，補虚を基礎とし清熱と温裏散寒を組み合せた温清併用である。

●代表方剤……烏梅丸。

　六経弁証は，以上のように外感熱病を表裏・寒熱・虚実によって分析し，状態と経過を説明したものである。一般に，病変の初期から極期にかけては患者の正気には顕著な消耗がなく，症候は全般的に亢奮性を呈して実証・熱証が主となり，この経過が三陽病に相当する。後期から末期にいたり，患者の正気が衰弱して抵抗力が弱まり，沈静的で虚証・寒証が主となった時期が，三陰病に相当する。

　通常，寒邪による外感熱病は，太陽病として発症し次第に他の病証に移行し，これを伝経という。一般的な伝経は，三陽病ではほぼ決まっているが，三陰病にはきまった伝経はない。

　ただし，人体の正気の強弱・病邪の勢いなどの関係によって，六経の伝経はさまざまな順序をとることがあり，同時に数経の症候があらわれることもある。三陽病のうちの2つの病証が同時にみられることもあり，2～3つの経が邪を受けて病証が同時に生じる病態を「合病」，一経の病証がまだおさまらないうちに別の経の症状が現れる状況を「併病」と称し，三陽病のいずれかと三陰病のいずれかの病証が同時にみられることを「双感」「両感」という。また，陽明病・少陽病は普通は太陽病から伝変してくるが，はじめから陽明病・少陽病として発病することもあり，「本経自病（自発）」と呼ぶ。同様に，最初に三陰病から発症することもあり，「直中」という。

　病証の伝変が，表から裏へ陽病から陰病へと移行するのは，病変が悪化進行しつつあるか正気が衰弱しつつあることを示し，逆に裏から表へ陰病から陽病へ移行するのは病変が好転するか正気が回復しつつあることを示す。

2　衛気営血弁証

　温病学は多種の病邪による外感熱病の経過をまとめたもので，主として熱邪による陰液消耗の経過を分析する。非常に多くの病邪があげられているが，主なものは風温（風熱）・湿温（湿熱）・温熱である。熱邪による陰液消耗の過程は，《傷寒論》に示した寒邪による陽気消耗とは違って，非常に重篤でかつ経過が早く，「一分の陰液を得れば，一分の生機（生存の機会）がある」といわれ，終始陰液の保護に注意する必要がある。

　衛気営血とは，基礎理論で述べた衛営・気血のことであるが，衛気営血弁証は

これらの生理学的名称と機能をもとに弁証に応用し，本来の意味をそのまま用いずに，病邪の部位・深浅ならびに病変の軽重・緩急を表現する手段としている。

衛分証は表証に，気分証・営分証・血分証は裏証に相当する（**表4-20**）。

表4-20　衛気営血弁証論治

衛気営血弁証		主症状	論　治	代表方剤
衛分証	風温表証（表熱）	熱感あるいは軽度の悪寒・発熱・頭痛・汗ばむ・口乾・咽痛など。舌苔は微黄・脈は浮数	辛涼解表	桑菊飲 銀翹散
	暑温表証	発熱・頭痛・体が重だるい・胸苦しい・無汗あるいは微汗など。舌質は紅・舌苔は黄膩・脈は軟数	解表清暑	新加香薷飲
	湿温表証	熱感があるが体表部に熱がない・頭が張って重い・体が重くだるい・関節がだるく痛い。舌苔は白膩・脈は軟緩	解表化湿	藿朴夏苓湯 三仁湯
	秋燥表証	発熱・鼻や口の乾燥・咽痛・咳嗽など。舌苔は薄白で乾燥・脈は浮	宣肺潤燥	桑杏湯
気分証	温熱	気分発熱	熱感・口渇・胸があつ苦しいなど。舌質は紅・舌苔はやや黄・脈は数	清熱透表	梔子豉湯
		肺胃熱盛	高熱・咳嗽・黄痰・咽喉痛・呼吸促迫・口渇など。舌質は紅・舌苔は黄・脈は数	清熱宣肺	麻杏甘石湯
		気分熱盛（気分大熱）	高熱・悪熱・口渇・多飲・発汗など。舌質は紅で乾燥・舌苔は乾黄・脈は洪大	清熱生津	白虎湯 白虎加人参湯
		熱結腸胃	午後になると高熱・腹部膨満・腹痛・便秘・甚だしければ意識障害・うわごとなど。舌質は紅で乾燥・舌苔は乾黄厚・脈は沈実	清熱瀉下	承気湯類 増液承気湯
気分証	湿熱	湿熱留恋三焦（気分湿温）	持続性で起伏する発熱・口渇があるが飲みたくない・悪心・嘔吐・食欲不振・頭がしめつけられるように痛む・四肢がだるい・尿量減少など。舌質は紅・舌苔は微黄で膩・脈は濡数	清熱化湿	蒿芩清胆湯 連朴飲 甘露消毒丹
		邪在膜原	不定期の往来寒熱・発熱・胸脇部の脹った痛み・食欲不振・口が苦い・悪心など。舌苔は黄膩・脈は弦数	開達膜原	達原飲
営分証			高熱（夜間は高く朝方に下がる）・焦躁・口渇・うわごとなど。舌質は深紅で乾燥・無苔・脈は細数。甚だしければ意識障害	清熱涼血生津	清営湯 清宮湯
血分証			営分証の症候とともに，吐血・喀血・鼻出血・血尿・血便・皮下出血などがみられる。舌質は深紅・無苔・脈は細数	清熱解毒涼血・滋陰	犀角地黄湯 加減復脈湯

V．外感熱病弁証

1）衛分証

邪が口鼻から手太陰肺を侵襲し，衛気と相争し肺気を阻滞した病態である。

発病初期の段階で，温病ではこの時期は非常に短く，すぐに気分証へと変化する。一般には表熱の症候を呈する。風温・暑温・湿温・秋燥などによるものがみられ，風温が最も多い。経過は暑温が最も早く，風温・湿温・秋燥がこれに次ぐ。

〔主症状〕

発熱・熱感あるいは微悪寒・無汗あるいは汗ばむ・口渇・頭痛・咳嗽・咽の痛みや腫脹発赤あるいは頭が重く脹る・胸苦しい・悪心などの症候である。舌質はやや紅・脈は浮数。

風温・暑温・湿温・秋燥で表証はやや異なるが，これについては**表4-20**を参照されたい。

〔論治〕

治法は辛涼解表が主で，病邪の種類によりやや異なる。

- ●代表方剤……風温には桑菊飲・銀翹散，暑温には新加香薷飲，湿温には藿朴夏苓湯・三仁湯，秋燥には桑杏湯などである。

2）気分証

邪が裏に入って気機を障害する病態である。

外感熱病の極期すなわち熱盛期で，衛分証でみられた多種の病邪のほとんどが化熱して裏に入り，主としてみられるのは温熱（熱盛・熱結）と湿熱である。温熱は風温の気分証で，湿熱は湿温の気分証に相当する。風温の気分証には，気分初熱・肺胃熱盛・気分大熱（気分熱盛）・熱結腸胃があり，湿温の気分証には湿熱留恋三焦（湿熱留恋気分）・邪在膜原などがある。

〔主症状〕

熱盛では高熱・悪熱・口渇・多飲・口が苦い・発汗・尿が濃い・舌質は紅・舌苔は黄乾・脈は洪大など，熱結では日晡潮熱・腹満・腹痛・便秘・舌苔が焦黄～黒・脈は沈で有力などの症候。湿熱では高熱が起伏しながら長期間持続する・口渇・水分は欲しない・口がねばる・胸苦しい・悪心・腹部膨満・尿量減少・便秘あるいは悪臭の下痢・舌苔は白膩あるいは黄膩で類乾苔・脈は濡数などの症候。

気分初熱・肺胃熱盛・気分熱盛（陽明病経証と同じ）・熱結腸胃（陽明病腑

証と同じ）・湿熱留恋三焦・邪在膜原については**表4-20**を参照されたい。

なお，衛分証が残ったまま気分証が発生する場合があり，衛気同病という。

〔論治〕

治法は清熱を主とし，状態に応じて生津・攻下・化湿などを配合する。

● 代表方剤……気分初熱には梔子豉湯，肺胃熱盛には麻杏甘石湯，気分熱盛には白虎湯・白虎加人参湯，熱結腸胃には承気湯類・増液承気湯，湿熱留恋三焦には蒿芩清胆湯・連朴飲・甘露消毒丹，邪在膜原には達原飲などを用いる。衛気同病には銀翹散合白虎湯・柴葛解肌湯などを用いる。

3）営分証

熱邪が営血に侵入して津液を耗損し心神を擾乱する病態である。

熱盛にともなって脱水が生じた段階で，衛分証か気分証から転化して生じる。治療が適切なら気分証に転化させうる（透熱転気）が，進行して心を障害すると熱入心包（心包証）が，肝を障害すると熱極生風が発生する。

〔主症状〕

高熱（夜間に高くなり朝方には解熱する）・口渇がないかあってもはげしくはない・焦躁・うわごと・軽度の発疹など。風熱・温熱からの転化では，舌質は絳で乾燥・無苔・脈は細数。湿熱からの転化では，舌苔が厚膩あるいは垢濁あるいは黒褐色である。衛分証・気分証から営分証に入った初期には，同時に衛分証（衛営同病）や気分証（気営同病）が残っており，舌質は紅〜絳で舌苔は黄である。完全に営分証になれば舌質は乾燥して絳であり，心包証や熱極生風を生じやすい。

心包証については後述し，熱極生風については「III. 臓腑弁証」の「D. 肝と胆の病証」を参照されたい。

〔論治〕

治法は清熱涼血生津である。

● 代表方剤……清営湯・清宮湯。衛営同病には銀翹散合清営湯，気営同病には白虎湯合清営湯などを用いる。熱極生風には羚角鈎藤湯などを加える。

4）血分証

営分証が一歩進行し，熱邪による陰液の消耗が甚だしく迫血妄行して出血する病態である。危急段階である。

血分証
〔主症状〕
営分証の症候に，吐血・喀血・歯齦出血・鼻出血・血尿・血便・皮下出血あるいは発疹をともなう。舌質は絳で乾燥・少苔～無苔・脈は細数。意識障害・うわごと・けいれんなどを生じることもある。

血分証では2つの状況がある。一つは熱盛が主な病態で，陰液の消耗は強くなく，発症までの経過がやや短い。もう一つは傷陰（陰虚）が主な病態で，熱証は強くなく，発症までの経過が長く，舌や歯が乾燥し，咽の乾燥感・口乾が強い・脈が無力あるいは結代などが顕著である。

〔論治〕
治法は涼血散血・滋陰で，熱盛が主であれば涼血散血を強くし，傷陰が主であれば滋陰を重用する。出血が多ければ，旱蓮草・仙鶴草などの止血薬を，紫舌など血瘀の症候がみられれば桃仁・丹参などの活血化瘀薬を配合する。

● 代表方剤……熱盛には犀角地黄湯など，傷陰には加減復脈湯など。

気血両燔（気営両燔）
熱邪の勢いが強いために，気分の邪熱が営血に波及した病態で，重症である。
〔主症状〕
高熱・口渇・焦躁・甚だしければ意識障害がみられ，種々の出血をともなう。舌質は紅・舌苔は黄～褐色で乾燥・脈は数など。
〔論治〕
治法は気血両清で，化斑湯・清瘟敗毒飲などを用いる。

5）心包証

邪熱が伴生した痰をともない心包を蒙閉する病態で，意識障害をひきおこし，主に営分証・血分証にみられる。ときには，衛分証からただちに心包証になることがあり，「逆伝心包」といわれる。

病邪の種類によってやや異なり，熱邪によって生じる「熱入心包」と，湿温でみられる痰湿の邪による「痰迷心竅（痰濁蒙蔽心包）」が区別される。また，熱結腸胃（陽明病腑証）でも邪熱が上燻して心神を擾乱し意識障害をきたすことがあるが，熱入心包ではなく「胃熱乗心」といわれる類似した病変である。
〔主症状〕
意識もうろう状態・うわごと・発狂状態あるいは意識喪失など。外感熱病の

経過で，はげしい焦躁・嗜眠傾向・舌のふるえなどがみられたときは，心包証の前兆であるから注意を要する。熱入心包では，舌質は紅〜絳・少苔〜無苔・脈は細数で，高熱をともなう。胃熱乗心でも，熱結腸胃の症候と同様の舌象・脈象がみられる。痰迷心竅では，発熱はみられないか身熱不揚であり，舌質は淡紅・舌苔は粘膩・脈は濡のことが多い（3者の区別を**表4-21**に示した）。

〔論治〕

治法は開竅である。熱入心包の前兆があれば，当該の処方に菖蒲・鬱金などを加えて泄濁開竅する。意識喪失には芳香開竅薬を用いる。熱入心包には清熱薬を配合した「涼開法」を用い，安宮牛黄丸・紫雪丹・神犀丹などを使用する。痰迷心竅には化湿薬を配合した「温開法」を用い，蘇合香丸・玉枢丹などを使用する。胃熱乗心には，清熱瀉下法を用い，涼開法を併用してもよい。

表4-21 心包証の区別

症状その他	熱入心包	胃熱乗心	痰迷心竅
病　機	邪熱挾痰蒙閉心包	熱邪上燻心神	痰湿濁邪上蒙心包
意　識	意識喪失，けいれんすることが多い	うわごと・体動が多い	もうろう状態 意識喪失
発　熱	高熱，夜間に高い	高熱，日中に高い	微熱あるいは体表部に熱感がない
大　便	変化なし	便秘あるいは悪臭のある水様下痢	変化がないあるいは水様便
腹　部	変化なし	腹部膨満・腹痛・圧痛強い	変化なし
舌　質	絳色で乾燥	紅色，芒刺がある	淡紅色
舌　苔	少苔で乾燥あるいは無苔	黄で乾燥あるいは黄厚膩で乾燥	白膩あるいは垢膩
脈	細数	沈で有力	濡
治　法	涼開	清熱瀉下 涼開を併用してよい	温開
代表方剤	安宮牛黄丸 紫雪丹 神犀丹	承気湯類 紫雪丹を併用してよい	蘇合香丸 玉枢丹

Ⅴ．外感熱病弁証

温病は，一般に衛分証→気分証→営分証→血分証の順に進行する。ただし，すべてがこの順序になるとは限らず，患者の抵抗力・病邪の種類・治療の適否などによってさまざまな経過をとる。たとえば正気が虚弱な場合は，衛分から直接営分に伝入して心包証をひきおこすことがあり，これを「逆伝」という。また，衛分証に気分証や営分証を兼ねる衛気同病や衛営同病，気分証と営血分証を兼ねる気血（営）両燔もみられる。このほか，初発から気分証・営分証を呈することもあり，邪が一定期間体内に潜伏して化熱することにより発病するために，「伏気温病」と呼ばれる（春温・伏暑など）。治療によって伝変をとめることもでき，邪が営分に入ったばかりのときには，営分から気分に転化させることもできる。湿熱の邪の多くは気分に執拗にとどまるので「留恋する」ともいわれる。

　治療の大原則は「衛にあれば汗（辛散）すべきで，気にいたってはじめて清気すべきであり，営に入ってはなお透熱し気に転じ，血に入れば耗血動血を恐れてただちに涼血散血する」（葉天士）とする。ただし，衛分証では邪を涼散し発汗しすぎないように，気分証では早期に清熱法を用い，湿邪の症候がみられない場合は温燥の化湿薬を用いてはならない。いずれも熱邪による陰液消耗を恐れた注意である。同様に陰液に対する注意としては以下のようなものがある。気分証で口渇・舌苔の乾燥・脈数などの傷津の症状がみられるときは，芦根・天花粉・梨皮・甘蔗汁などの生津薬を加え，発熱が消失しても口乾・乾咳・舌の乾燥などがあれば養胃湯や沙参麦冬湯で津液を補う。程度が進んで，瘦せる・手や足のほてり・口や咽のかわき・腰がだるい・舌質は絳・脈は細数無力などの陰虚の症候があらわれたときは，加減復脈湯などの滋陰の方剤を加える。

　衛気営血弁証では，衛分・気分・営分・血分にはそれぞれ特有の症候があって区別があるが，互いに密接に関連することも忘れてはならない。

3　六経弁証と衛気営血弁証の関係

　《傷寒論》の六経弁証はすべての弁証論治の基礎であり，外感熱病に関しては衛気営血弁証が六経弁証を継承発展させて補充した。

　両者の大きな違いは病邪の性質にもとづいている。発病初期の表証については，六経弁証は寒邪については詳しいが，それ以外の病邪についての記載は不十分で，衛気営血弁証がこれを補充している。また，六経弁証は熱邪による陰

液消耗の経過についての分析があまりなく，舌診の記載も少ないが，衛気営血弁証はこの面に関する詳細な分析を行っている。ただし，衛気営血弁証にも不十分な面があり，すでに六経弁証で指摘している陽気の衰弱に対する配慮があまりなく，経過によっては陰虚から陽虚へ転化することを弁証に反映させていない。

　両者には共通する部分もあり，衛気営血弁証における気分熱盛（気分大熱）・腸胃熱結はそれぞれ六経弁証の陽明病経証・腑証と同じである。ただし，病邪の違いによって発症までの経過が異なり，衛気営血弁証では「熱邪による傷陰」を恐れて「下すに早きをいとわず」とするのに対し，六経弁証では「寒邪による傷陽」を恐れ，「完全に化熱する」まで待ち「下すに遅きをいとわず」といっている。同じ状態に同じ治法を用いるが，使用時期が異なるのである。

　以上に示したように，外感熱病に対する弁証論治では，六経弁証と衛気営血弁証の両面を十分理解して対処することが必要である。

第5章 治療法則

　中医学の治療法則は，数千年にわたる治療経験から実践的に確立された治療の原則である。その内容は治則と治法に分けられ，「治則」は弁証にもとづいて当面の状態を最適に導く手順の決定であり，「治法」は治則に応じた具体的手段（薬物など）を選択することである。処方は治則・治法からきめられる。

I. 治　則

　病変には，発生から消滅までの全経過を特徴づける根本的な原因があり，個体差・環境・治療などのさまざまな要因によって多くの変異がみられる。弁証では原因と当面の状態を明確にし，治則ではこれにもとづいて最も有効な治療手順をきめる。原因だけに対する治療ならば，個体差や環境要因を無視した画一的な治療にしかならず，状態の改変だけを重視した治療を行うと，対症療法に陥りやすい。根本的な治療を行うには，原因と当面の状態の両面に対する配慮が必要である。

　具体的な治療手順をきめるにあたっては，以下にあげるさまざまな原則を知ったうえで，臨機応変に対処する必要がある。

A．本治と標治

　「本」と「標」は相対的な概念で多くの意味を含むが，一般的にいうと，「本」は病変の本質で，「標」は外面にあらわれた症状である。また，正気と病邪の関係についていえば正気が本で病邪は標，病因と症候では病因が本で症候が標，病変部位に関しては内臓が本で体表部が標，病変の新旧については元来の病変（旧病）が本で新たな病変（新病）は標ということになる。

　すべての病変において，その発生・進行・消滅の過程でさまざまな症候があ

らわれるが，症候は病変の現象すなわち「標」であり，本質すなわち「本」ではない。四診によって症候を十分に分析し，外面にあらわれた現象から根本原因と当面の状態を把握して，本質をはっきりと弁別する必要がある。中医学では，このことを「病を治すには必ずその本を求む」と述べる。

具体的には，状況に応じて「治本と治標」「正治と反治」を臨機応変に用いる。

1 治本・治標

治本（本治）とは病変の根本的な治療，治標（標治）とは対症療法をさす。治本が大原則ではあるが，状況によって治標を行うことがある。

1）急なれば則ちその標を治し，緩なれば則ちその本を治す

症状がはげしいときや危急の場合には，一時的に対症療法を行い，通常の状況や緩解期には，原因と状態に応じた根本的治療を行う。

たとえば，大出血では出血の原因を治療するまえにまず止血し，腹水による呼吸障害や乏尿にはまず逐水法を用いて腹水を除去し，喘息発作では化痰平喘法でまず発作をとめる。症状が緩解した時点で，根本的な治療を行って治癒をはかる。

2）標本同治

一般的な方法で，根本的治療の本治と対症療法の標治を組み合せて治療する。

たとえば，脾気虚で腹部膨満・噯気などの気滞の症候をともなうときに，四君子湯で補気すると同時に木香・縮砂・枳殻・陳皮などの理気薬を配合したり，脾陽虚で水腫が生じた場合に，乾姜（わが国の生薬名・生姜が乾姜である）・附子などで補陽するとともに白朮・茯苓などの利水薬を配合して水腫を除く方法などが，これに相当する。

2 正治・反治

「正治」とは，臨床症候にもとづいて病変の性質が寒熱・虚実のいずれであるかを弁別し，寒証には熱薬，熱証には寒薬，虚証には補薬，実証には瀉薬を用いるというように，病変の性質とは逆の性質をもつ薬物を投与して，偏った状態を正常にひきもどす治療法である。多くの病変は，基本的にこの方法で治

療する。

　「反治」とは，一見すると病変の本質とは逆の症候にみえる「仮象」に対する治療法で，外見的症候と同じ性質をもつ薬物を用いるためにつけられた名称である。ただし，実際には病変の本質と逆の性質をもつ薬物を用いるので，正治と同じである。「仮象」に惑わされないように，注意を喚起する目的で「反治」という。習慣的に反治といわれるものに，「寒因寒用」「熱因熱用」「塞因塞用」「通因通用」がある。

1）寒因寒用（寒に対し寒を用いる）

　「仮寒（真熱仮寒）」に対して，寒薬を用いる治療法である。
　たとえば，炎症がはげしく起きている裏熱の時期に，悪寒・四肢の冷えなどの寒証に似た症候（仮寒）があらわれることがあり，この場合に表面的にみられる寒証と同じ性質をもつ大量の清熱薬を投与する。ただし，本質は裏熱であるから，この方法は熱証に寒薬を用いる正治である。

2）熱因熱用

　「仮熱（真寒仮熱）」に対して，熱薬を用いる治療法である。
　たとえば，陰虚陽亢，虚陽浮越などで，両頬部の紅潮・口渇・煩躁などの戴陽と呼ばれる仮熱の症候がみられることがあるが，本質は陽虚による虚寒であるから，附子・乾姜（わが国の生薬名・生姜が乾姜である）などの温熱薬を投与する。

3）塞因塞用

　「仮実（真虚仮実）」に対して，補薬を用いる治療法である。
　たとえば，脾気虚の場合に消化管のアトニーにより腹部膨満感・便秘などの気滞の症候がみられることがある。この種の膨満・便秘の症候は脾気虚によってあらわれた「仮実」で，理気・破気の薬物を用いても効果がないか，かえって増悪を招くが，人参・党参・黄耆などの補気薬で蠕動を促せば消失する。

4）通因通用

　「仮虚（真実仮虚）」の症状に対して，瀉薬を用いる治療法である。
　たとえば，細菌性下痢などの湿熱の邪による下痢がみられる場合，脾虚と見

I．治　則　253

誤って収渋性止瀉薬を用いると逆効果となるが，大黄などの清熱瀉下薬によって炎症を除くと効果がある。

以上のように，症候を単純にとらえると「仮象」に惑わされることがあるので，とくに反治を提示することにより注意を促している。

B．扶正と祛邪

扶正と祛邪は邪正相争を解決する治療法である。病変が治癒に向かうのは基本的には正気の働きにより，薬物の効果も正気を通じてあらわれる。扶正は正気を補充する方法で，祛邪は病邪を除去することによって正気を保護するための方法である。扶正には補法を用い，祛邪には攻法を用いる。

病邪が盛んでも正気の衰弱があまりなければ（体力のある実証），祛邪だけを行えばよいので攻法のみを用いる。

正気の衰弱だけがみられるか，正虚で病邪の勢いが微弱なら，扶正だけで十分なので補法のみを用いる。

ただし，一般的な状況では，病邪による実証と正気の衰弱による虚証が混在していること（虚実挟雑）が多く，攻法だけでは正気をより消耗して祛邪の効果が得られず，補法だけでは祛邪できないので，両面を考慮した治療が必要となる。この状況に対する治療原則には，「先攻後補」「先補後攻」「攻補兼施」の3つがある。詳細は第4章「I．八綱弁証」で述べたので，ここでは概略を示すにとどめる。

1）先攻後補

病邪の勢いが強いため急いで祛邪する必要があり，正虚はあっても攻法に耐えられる場合に用いる。とくに邪盛が原因で正虚が生じている状況に適している。まず攻法を用いて病邪を除き，ついで補法を用いる。

2）先補後攻

病邪の勢いが強いので祛邪する必要があるが，正虚の程度が重いために攻法を用いると危険な場合に使用する。まず補法で正気を補充して体力をつけてから，攻法を用いる。

3）攻補兼施

病邪の勢いが強くまたある程度の正虚がみられる場合に，攻法と補法を同時に用いる。一般にこの方法がよく用いられるが，臨機応変に補法と攻法の割合を変えて対処する必要がある。

C．陰陽の調整

陰陽失調を調整することであるが，陰陽失調には大きく分けて陰陽偏盛と陰陽偏衰の2つの状況があり，陰陽偏盛は邪実（実証）に陰陽偏衰は正虚（虚証）に相当する。第2章「Ⅳ．病因と病変」の「B．病変の発生と進行の機序」および「Ⅴ．陰陽について」を参照されたい。

1 陰陽偏盛の調整

陽偏盛とは陽邪による病理的症候のことで陽盛（陽実）といい，陰偏盛とは陰邪による病理的症候で陰盛（陰実）と呼ばれる。

陽盛に対しては陰薬（苦寒薬）を用いて偏盛をのぞき，陰盛に対しては陽薬（辛温薬）を用いて偏盛をのぞく。これは，前述した邪実に対する「攻法」と同じである。

陽邪は人体の陰を消耗しやすいので陰虚（陰偏衰）をひきおこし，陰邪は人体の陽を障害しやすく陽虚（陽偏衰）をひきおこしやすい。逆に，陽偏衰のものは陰邪を感受しやすく，陰偏衰のものは陽邪を感受しやすい。それゆえ，陰陽偏盛を調整するときには，必ず陰陽偏衰がないかを確かめる必要がある。

1）陰陽偏盛だけの場合

偏盛のみの場合は「その有余を瀉す」方法，すなわち「攻法」だけで対応する。
たとえば，表寒（陰偏盛）に対し麻黄湯（辛温）を用い，裏熱（陽偏盛）に対し白虎湯（苦寒）を用いるのがこの例である。

2）陰陽偏盛に陰陽偏衰をともなう場合

偏盛に対しては攻法を，偏衰に対しては補法を用いて対応する（攻補兼施）。
たとえば，陽虚（陽偏衰）の表寒（陰偏盛）に対して，麻黄附子細辛湯を用

いて表寒を除くとともに陽を補い，裏熱（陽偏盛）によって陰虚（陰偏衰）が生じた場合に，玉女煎を用いて熱邪を除くとともに陰を補うのが，この例である。

2 陰陽偏衰の調整

陽偏衰とは「陰陽」の陽不足のことで陽虚といい，陰偏衰とは陰不足のことで陰虚という。

陽虚に対しては陽薬（甘温薬）を用いて偏衰を補い，陰虚に対しては陰薬（甘寒薬）を用いて偏衰を補う。これは，前述した正虚に対する「補法」と同じである。

陽が不足すると陰が相対的に有余となって寒証（陰証）を呈し，これを陽虚陰盛という。また，陰が不足すると陽が相対的に有余となって熱証（陽証）を呈し，これを陰虚陽亢という。この種の寒証・熱証はいずれも陽偏衰・陰偏衰が基礎になっているから，攻法を用いて偏盛を除こうとしてはならない。陽虚陰盛には「火の源を益し，もって陰翳を消す」という方法を用い，たとえば八味地黄丸で陽気を補えば寒証は自然となくなる。また，陰虚陽亢には「水の主を壮んにし，もって陽光を制す」という方法を用い，たとえば六味丸で陰を補えば熱証はおさまる。

陰陽偏衰が長期間続くか程度が進むと，寒証・熱証が甚だしくなったり病理的産物である痰飲・水腫・瘀血などが生じるが，この状況は陰陽偏衰から陰陽偏盛が発生したことになる。治療上にも偏衰に対する補法と偏盛に対する攻法が必要となる（攻補兼施）。

1）陰陽偏衰だけの場合

偏衰のみの場合には，「その不足を補う」方法，すなわち補法だけでよい。

たとえば，陰虚（陰偏衰）に六味丸を，陽虚（陽偏衰）に右帰飲を用いるのがこの例である。

2）陰陽偏衰に陰陽偏盛をともなう場合

偏衰に対する補法を主とし，偏盛に対する攻法を補助とした攻補兼施で対応する。

たとえば，陰虚陽亢に知柏地黄丸を用いて滋陰清熱し，陽虚水汎に真武湯を用いて補陽利水するのがこの例にあたる。

陰陽偏衰に対する治療にあたっては，さらに陰陽互根の原理にもとづいた配合が必要である。すなわち，陽を補うには少量の補陰薬を，陰を補うには少量の補陽薬を補助的に加えることで，これを「陰中求陽」「陽中求陰」と呼んでいる。たとえば，補陰剤の左帰丸のなかに鹿角膠・菟絲子などの補陽薬が，補陽剤の右帰丸のなかに熟地黄・枸杞子などの補陰薬が配合されているのはこのためである。

D．加　減

同じ弁証であっても，季節・環境・地域・年齢・性別・体質などに応じて，治療法を適宜修正することがある。中医学では，「因時制宜」「因地制宜」「因人制宜」をあげ，3者を合わせて「三因制宜」と呼んでいる。

1 因時制宜（季節による加減）

季節的変化は，人体の生理的機能や病理的変化に影響を与える。

温暖の時期は，発汗しやすいので，表寒に対しても辛温解表薬を過用すると発汗しすぎて正気を損傷するおそれがある。寒冷の時期は，寒涼薬を過用すると陽気を損傷する可能性が強い。このように，温暖の時期には温熱薬を，寒冷の時期には寒涼薬を，それぞれ少量にする必要がある。

2 因地制宜（地域・環境による加減）

地域的特殊性・生活環境などによって特徴的な症候が発生するので，これに対応した加減が必要となる。

たとえば，多雨・湿潤の環境では湿証が，乾燥・温熱の環境では燥証・熱証が，寒冷の環境では寒証が，それぞれ多いので，特徴に応じた配薬・加減を行う。

3 因人制宜（個体差による加減）

年齢・性別・体質・習慣などによって特徴がある。

小児は「稚陰稚陽」で，代謝が旺盛であるが抵抗力や種々の機能が未熟であるから，効能のはげしい薬物は用いるべきでなく，薬物の量も控えめにする。老人は，生理的機能が減弱して虚証を呈することが多いので，攻法はあまり強く行わない。婦人は，月経・妊娠・分娩・産後などの状況によって，適切な用

薬が必要である。体質や生活習慣によっても，それぞれ特徴的な病理反応が生じるので，適切な対応をしなければならない。

II. 治 法

　治法には，薬物の内服による内治法のほか，外用・針灸・推拿などさまざまな方法があるが，ここでは内治法のみを述べる。

　すでに内治法については各章節でかなり詳しく呈示したが，系統的なものではなかったので，あらためてここで説明を加える。以下に，発汗法・清熱法・瀉下法・和解法・温裏法・補益法・消散法・理気法・固渋法・鎮納法・開竅法の順に述べる。

A．発汗法（汗法・解表法）

　表証に用い，体表血管を拡張して発汗・発散させることによる治療法である。発汗（必ずしも発汗には働かない）・解熱・鎮痛・浮腫消退・透疹などの効果が得られる。表証を解除するので「解表法」ともいわれる。

　解表法は，解表薬の薬性が辛温であるか辛涼であるかの違いによって，辛温解表法と辛涼解表法に分けられる。辛温の薬物は血管拡張や発汗力が強く，辛涼の薬物では発汗作用は弱いが消炎・抗菌作用が強い。

1　辛温解表

- ●適応証……表寒：悪寒あるいは悪風・頭痛・関節痛・鼻閉・鼻水・発熱，舌苔は白・脈は浮緊あるいは浮緩など。
- ●使用薬物……麻黄・桂枝・荊芥・防風・紫蘇葉・生姜（わが国の生薬名・生姜は乾姜である。新鮮生姜を購入して使用すること）・葱白・独活・羌活・白芷・細辛など。荊芥・防風が最もよく用いられる。麻黄は咳嗽や浮腫がみられるときに適し，桂枝と組み合せると発汗力が増強する。紫蘇葉・葱白・生姜（新鮮生姜）は発汗力が弱いので補助的に用い，胃腸症状をともなうものに適す。羌活・独活・白芷・細辛は鎮痛作用が強い。桂枝は強い発汗力はないが，よく白芍と組み合せて表虚の自汗に用いる。
- ●代表方剤……荊防敗毒散・麻黄湯・桂枝湯など。

一般的な風寒表証には荊防敗毒散を用いる。無汗・悪寒・咳嗽のある表実には麻黄湯を，汗がでても解熱しない表虚には桂枝湯を用いる。中間型には麻黄湯と桂枝湯を適宜配合して対処する。

2 辛涼解表

- 適応証……**表熱**：熱感あるいは軽度の寒け・頭痛・咽痛・咽喉部の発赤腫脹・口乾・咳嗽・舌苔は微黄あるいは乾燥・脈は浮数など。
- 使用薬物……薄荷・桑葉・淡豆豉・牛蒡子・蔓荊子・菊花・蟬退・葛根など。薄荷は発散の作用がやや強く，最もよく用いられる。淡豆豉は発散の作用が弱いので軽症に，牛蒡子・桑葉は咳嗽をともなうものに，桑葉・蔓荊子・菊花は頭痛・咽痛をともなうものに，牛蒡子・蟬退は麻疹に，葛根は項背部のこわばりや下痢をともなうものに，それぞれ適する。

　ただし，表熱は炎症が主となるので，黄芩・山梔子・金銀花・連翹・蒲公英・板藍根などの清熱解毒薬を配合することが多い。また，荊芥・防風・羌活などの辛温解表薬を大量の辛涼解表薬や清熱薬とともに用いると，発散・解熱・鎮痛の作用が強くなるのでよく配合される。

- 代表方剤……桑菊飲・銀翹散・升麻葛根湯など。

　一般には銀翹散を，咳嗽には桑菊飲を用いる。升麻葛根湯は麻疹の透発に用いる。

3 解表変法

たんなる解表法では解決できない状況に用いる。

1）益気解表

- 気虚の表証……元気がない・食欲がない・脈が沈弱などに表寒をともなうもの。解表薬に人参・黄耆などの補気薬を加える。
- 代表方剤……参蘇飲など。

2）補陽解表

- 陽虚の表証……元気がない・動きたがらない・うとうとする・四肢が冷える・悪寒や頭痛が強い・脈が沈で無力など。解表薬に附子などの補陽薬を加える。

Ⅱ．治　法　259

- ●代表方剤……麻黄附子細辛湯・再造散など。

3）補血解表

- ●血虚の表証……無汗・口唇乾燥など。解表薬に地黄・当帰などの補血薬を加える。
- ●代表方剤……葱白七味飲など。

4）滋陰解表

- ●陰虚の表証……無汗・口渇・いらいら・熱感など。解表薬に生地黄・麦門冬・玉竹などの滋陰薬を加える。
- ●代表方剤……加減葳蕤湯など。

5）理気解表

- ●表証に気滞をともなうもの……胸や腹が脹って苦しい・食欲不振など。解表薬に香附子・陳皮などの理気薬を加える。
- ●代表方剤……香蘇散など。

6）化飲解表

- ●痰飲に表証をともなうもの……咳嗽・痰が多い・舌苔が白滑など。解表薬に半夏・陳皮などの化痰薬を加える。
- ●代表方剤……小青竜湯など。

発汗法を使用するうえでの注意点

(1) 発汗法はしっとりと汗がでれば中止すべきである。とくに辛温解表薬は発汗過多をきたし、正気を消耗する可能性があるので注意を要する。老人・小児には慎重に用いる。

(2) 暑熱の時期は汗が出やすいので、辛温解表薬の使用には十分な注意を要する。

(3) 汗は津液が変化して生じるものであるから、表証があって無汗の場合に、風寒束表によるか陰液不足で汗が生成されないのかを確かめる必要がある。口渇・皮膚や粘膜の乾燥・便がかたいなどの陰液不足の症候があれば、麻黄湯などで強く発汗させることは禁忌で、補血解表・滋陰解

表などの方法を用いるべきである。

B．清熱法

清熱法とは熱証に対する治療法で，寒涼性の薬物によって熱証を除く。実熱には消炎・抗菌・抗ウイルス・解熱・解毒などの効果がある苦寒の清熱薬を，虚熱には鎮静・滋潤・解熱などの効果がある甘寒の清虚熱薬を用いる。

1 清熱解毒

- **適応証**……**熱毒**：化膿性炎症・細菌性の膿血性下痢・尿路感染症・日本脳炎・流行性耳下腺炎などでみられるはげしい炎症症状・発熱・発赤・腫脹・疼痛・化膿・びらんなどが特徴である。
- **使用薬物**……金銀花・連翹・黄連・黄芩・黄柏・山梔子・生甘草・蒲公英・大青葉・板藍根・白頭翁などの清熱解毒の薬物を用いる。消炎・解毒・抗菌・抗ウイルス・抗毒素・解熱などの効果がある。
- **代表方剤**……黄連解毒湯など。

2 清熱瀉火

- **適応証**……**気分熱盛**：発熱性疾患でみられる高熱・口渇・多飲・発汗・いらいら・不眠，舌質は紅・脈は洪大，甚だしければうわごと・意識障害など。軽度の脱水をともなう炎症症状である。

  心火・肝火：顔面紅潮・目の充血・頭痛・いらいら・怒りっぽい・焦躁・口が苦い・不眠・口内炎など。

  肺熱・胃熱：咳嗽・黄痰・呼吸促迫・胸痛・口渇・多飲・飢餓感・口臭・悪心・歯齦炎など。気道・胃粘膜などの炎症症状である。
- **使用薬物**……石膏・知母・淡竹葉・芦根・蓮心・夏枯草・黄芩・黄連・山梔子・竜胆草などの清熱瀉火薬を用いる。鎮静・解熱・消炎・血圧降下などの効果がある。発熱性疾患の場合には脱水をきたしやすいので，天花粉・沙参（わが国の生薬名は浜防風）・石斛・麦門冬などの生津薬を配合することが多い。とくに石膏は，細胞内脱水によるはげしい口渇・高熱に著効があるので，主薬として用いる。

- ●代表方剤……白虎湯・梔子豉湯・三黄瀉心湯・竜胆瀉肝湯・麻杏甘石湯・瀉白散など。

  気分熱盛には白虎湯，気分初熱には梔子豉湯を用い，心火には三黄瀉心湯，肝火には竜胆瀉肝湯，胃熱には白虎湯，肺熱には麻杏甘石湯・瀉白散を用いる。

3　清熱涼血

- ●適応証……営分証・血分証：発熱性疾患の経過にみられる高熱（夜間に高く朝方に解熱）・口渇・熱感・舌質は絳・脈は細数の症候で，各種の出血症状をともなう。

  血熱妄行：実熱・虚熱の症候とともにあらわれる出血傾向。

- ●使用薬物……犀角・生地黄・玄参・紫根・牡丹皮などの清熱涼血薬を用いる。消炎・解熱・血圧降下・止血・滋潤などの効果がある。出血には大薊・小薊・側柏葉・茅根・旱蓮草などを加え，炎症があれば清熱解毒瀉火の薬物を加える。陰不足には熟地黄・麦門冬・石斛などの滋陰薬を加える。

- ●代表方剤……犀角地黄湯・清営湯など。

  犀角地黄湯は血分証に，清営湯は営分証に用いる。

4　清熱燥湿

- ●適応証……湿熱：食欲不振・悪心・嘔吐・口がねばる・口が苦い・口渇があるが飲みたくない・胸苦しい・腹が脹る・尿が濃い・排尿困難・軟便〜下痢あるいは便秘・舌苔が厚膩あるいは黄膩・脈は濡数あるいは滑数など。発熱があっても皮膚温は低いことが多い。皮膚疾患では粘稠な分泌物が多量に出る。黄疸や黄色の帯下がみられることも多い。

- ●使用薬物……黄芩・黄柏・竜胆草・秦皮・茵蔯などの苦寒の清熱燥湿薬，藿香・佩蘭・白豆蔲・草果などの温性の芳香化湿薬，蒼朮・厚朴・半夏・陳皮などの苦温の理気燥湿薬，滑石・猪苓・茯苓・薏苡仁などの淡滲利水薬を配合する。皮膚疾患には，苦参・土茯苓・白鮮皮などをよく使用する。

  湿熱は，清熱と化湿を用いて湿邪と熱邪を分離して除去することが原則で，熱証が湿証より強いときには清熱燥湿薬を主とし，湿証が熱証より強いときには化湿薬（芳香化湿・理気化湿・淡滲利水）を主とする。苦寒の清熱燥湿薬と辛温の理気化湿薬を配合することも多く，これを「辛開苦泄」と称する。

- ●代表方剤……竜胆瀉肝湯・茵蔯蒿湯・茵蔯五苓散・五淋散・白頭翁湯など。

竜胆瀉肝湯・茵蔯蒿湯は肝胆湿熱に，茵蔯五苓散は湿熱脾胃阻滞に，五淋散は膀胱湿熱に，白頭翁湯は大腸湿熱に用いる。

5 清虚熱（滋陰清熱）

- **適応証**……**虚熱**（陰虚陽亢）：慢性消耗性疾患にみられる体の熱感・手や足のほてり・口渇・いらいら・ねあせ・痩せる・舌質は紅～絳で乾燥・舌苔が少ないあるいは無苔・脈は細数あるいは浮数で無力など。微熱が生じることも多い。発熱性疾患の回復期にもみられる。
- **使用薬物**……青蒿・鼈甲・地骨皮・牡丹皮・秦艽・銀柴胡・白薇・知母などの清虚熱薬を用いる。滋潤・解熱・鎮静などの効果がある。

虚熱に対しては，陰虚と熱証の程度に応じて滋陰薬と清虚熱薬の割合を変えて配合する。熱証が非常に強いときには，清熱涼血・清熱瀉火の薬物を少量配合してもよい。

- **代表方剤**……滋陰降火湯・知柏地黄丸など。

滋陰降火湯は滋陰が主である。知柏地黄丸（六味丸＋知母・黄柏）は陰虚火旺の基本方である。

清熱法を使用するうえでの注意点

(1) 清熱法には寒涼薬を使用するので，過量にあるいは長期間使用すると，消化機能を障害するおそれがある。
(2) 寒証に使用すると悪化をまねくので，弁証を明確にする必要がある。

C．瀉下法

瀉下法とは，大便を排出させて病邪を駆除することで，たんに便通をつけるものではない。病邪が裏にとどまって裏実を形成した場合にはすべて瀉下法を行ってよいが，寒熱・虚実を弁別して適切な瀉下法を選ぶ必要がある。

1 寒　下（清熱瀉下）

裏熱に対して寒涼性の瀉下薬や清熱薬を組み合せて治療する方法である。

1）熱結の瀉下

- **適応証**……**熱結腸胃**（陽明病腑証）：発熱性疾患の経過に生じる腹部膨満・腹痛・便秘・高熱・発汗・甚だしければ意識障害・舌苔は黄色あるいは褐色で乾燥・脈は沈実など。ときには，かたい便が停滞していながら悪臭ある下痢が生じることもある（熱結傍流という）。
- **使用薬物**……清熱解毒・瀉下の効能をもつ大黄を主に用いる。水分保持による物理的刺激による瀉下作用をもつ芒硝を配合することが多い。このほか，番瀉葉・芦薈などの瀉下薬を用いてもよい。腹部膨満・腹痛が強いときには，枳実・厚朴などの理気薬を配合する。
- **代表方剤**……大承気湯・小承気湯・調胃承気湯・加味大承気湯など。
基本は大承気湯で，便がかたくなければ小承気湯，腹部膨満が軽度なら調胃承気湯を用いる。加味大承気湯はイレウスに用いることもある。

2）熱毒の瀉下

- **適応証**……**熱毒**：はげしい炎症（清熱法参照）。
- **使用薬物**……大黄を主とし，清熱解毒涼血の薬物を配合する。
- **代表方剤**……三黄瀉心湯・大黄牡丹皮湯など。
基本は三黄瀉心湯である。大黄牡丹皮湯は虫垂炎などの腸癰に用いる。

3）上部の熱盛の瀉下

- **適応証**……肺熱・胃熱・肝火・心火などの上部の熱盛（清熱瀉火参照）。
- **使用薬物**……大黄・決明子・芦薈などの瀉下薬を主とし，清熱瀉火薬を配合する。
- **代表方剤**……清上防風湯・竜胆瀉肝湯・三黄瀉心湯など。
清上防風湯は上焦の風熱に，竜胆瀉肝湯は肝火に，三黄瀉心湯は心火に用いる。

2 温 下

温熱薬に瀉下薬を配合して寒証を治療する方法である。
- **適応証**……**寒積**（寒邪と食積）：腹部膨満・腹痛・四肢や腹部の冷え・便秘あるいは下痢してすっきり出ない・舌苔は厚膩など。急性消化不良症にみられる。

陽虚の便秘：慢性の便秘で，元気がない・四肢の冷え・寒がる・口渇はない・熱飲をこのむ・舌質は淡白で胖大・脈は沈弱など。老人・虚弱者でみられる。
- 使用薬物……大黄を主とし，附子・肉桂・乾姜（わが国の生薬名・生姜が乾姜である）などの温熱薬を加える。厚朴・枳実などの理気薬を加えてもよい。陽虚の便秘には硫黄を用いるのもよい。
- 代表方剤……大黄附子湯・温脾湯・半硫丸など。
大黄附子湯は寒積に，温脾湯・半硫丸は陽虚に用いる。

3　潤　下（潤腸通便）

- 適応証……腸燥便秘：陰液不足による便秘で，兎糞状の少量の排便が特徴である。老人・虚弱者・産後・熱性病の脱水などでよくみられる。習慣性便秘にもよい。
- 使用薬物……油脂を豊富に含んだ麻子仁・栝楼仁・杏仁・柏子仁・郁李仁などの潤腸通便の薬物を主体にする。このほか，栄養があり滋潤性をもった当帰・何首烏・肉蓯蓉などの補益薬を配合するのもよい。
- 代表方剤……潤腸湯・麻子仁丸など。
潤腸湯は津虚の便秘に，麻子仁丸は習慣性便秘によく用いる。

4　逐　水

体内に貯留した水液を腸管から下痢として排出する方法である。利尿効果も認められる。
- 適応証……胸水・腹水・水腫があり，体力があまり衰弱していないもの。胸膜炎・肺水腫・肝硬変の腹水・腎炎の水腫などに用いる。
- 使用薬物……甘遂・芫花・大戟・牽牛子・商陸・続随子・葶藶子などの逐水薬を主とし，大黄を配合することもある。肝臓や腎臓の障害など虚が甚だしいものや出血傾向には禁忌である。いずれも毒性のある生薬が多く，副作用をおそれるので，使用する場合は十分な説明と患者の同意を要する。
- 代表方剤……十棗湯・大陥胸湯・葶藶大棗瀉肺湯・控涎丹・舟車丸など。

5　攻　痰（滌痰）

頑固な痰証を瀉下して除くこと。

●適応証……痰結：てんかん・精神病あるいは小児の熱性けいれんで，意識障害をきたし痰がつまるもの。
●使用薬物……礞石・葶藶子などの祛痰薬を主とし，清熱薬や大黄などを加える。
●代表方剤……礞石滾痰丸など。

6 逐瘀

瘀血を瀉下によって除く方法である。

●適応証……瘀血：肝腫・脾腫・子宮筋腫などの腹腔内腫瘤，無月経・月経量過少・暗紫色で凝血塊をまじえる月経血・血性帯下など，あるいは子宮内膜症や子宮外妊娠など。
●使用薬物……桃仁・紅花・蘇木・三棱・莪朮・穿山甲・䗪虫・水蛭などの血管拡張・抗凝血・分解吸収の作用をもつ破血薬に，大黄・芒硝を加える。
●代表方剤……通導散・桃核承気湯など。

7 導滞

●適応証……腸胃積滞：暴飲暴食による腹部膨満・腹痛・腐臭のある噯気・悪心・便秘あるいは下痢してすっきりしない・舌苔は垢膩など。
●使用薬物……山楂子・麦芽・神麴・萊菔子・檳榔子などの消導薬に，木香・枳殻・枳実などの理気薬ならびに大黄・芒硝などを加える。
●代表方剤……枳実導滞丸など。

8 瀉下変法

●適応証……熱結に津虚・血虚をともなうもの。
●使用薬物……瀉下薬に，玄参・麦門冬・生地黄・当帰・党参などの補益薬を加える。
●代表方剤……増液承気湯など。

瀉下法を使用するうえでの注意点

(1) 妊娠中・月経期には慎重に用いる。
(2) 老人・虚弱者・産後・熱病の後などには，扶正と同時に行うことが必要である。
(3) 瀉下によって正気を消耗するおそれがあるので，長期間の服用は避ける。

(4) 消化機能に障害をきたすので，服用時には消化しにくいものや脂もの は避ける。

D．和解法

臓腑間の機能調整・扶正と祛邪・清熱と散寒などの組み合せにより，陰陽失調を正常に回復させる方法である。

1 和解半表半裏

- ●適応証……半表半裏証：往来寒熱・胸脇部の脹った痛み・口が苦い・咽がかわく・悪心・尿量減少・脈は弦など。
- ●使用薬物……三焦を開通して邪を透発する柴胡・青蒿などの透表薬を主とし，知母・黄芩などの清胆熱薬，草果・半夏・厚朴などの苦温燥湿・理気薬，人参・党参・炙甘草・白芍などの扶正達邪の補益薬を配合する。
- ●代表方剤……小柴胡湯・達原飲など。
 小柴胡湯は少陽病に，達原飲は邪在膜原に用いる。

2 和営解鬱

- ●適応証……肝鬱血虚：ゆううつ感・いらいら・怒りっぽい・両胸脇部の脹った痛み・乳房が脹る・月経痛・月経不順など。
- ●使用薬物……柴胡・青皮・鬱金・川楝子などの疏肝理気解鬱薬に，当帰・白芍・熟地黄などの補血柔肝薬を配合する。血瘀をともなうときは桃仁・紅花・延胡索などの活血化瘀薬を，肝鬱化火には山梔子・牡丹皮・竜胆草などを加える。
- ●代表方剤……逍遙散・加味逍遙散など。
 基本は逍遙散で，肝火旺をともなえば加味逍遙散を用いる。

3 調和肝胃

- ●適応証……肝胃不和：上腹部の膨満感や疼痛・食欲不振・噯気・呑酸・悪心・嘔吐・いらいら・口が苦いなど。
- ●使用薬物……疏肝解鬱薬に，紫蘇葉・呉茱萸・陳皮・半夏・生姜（わが国の

生薬名・生姜は乾姜である。新鮮生姜を購入して使用すること）などの温性の理気和胃薬，黄連・竹筎などの清胃熱の薬物を配合する。
- **代表方剤**……柴胡疏肝散・半夏厚朴湯・左金丸など。
柴胡疏肝散・半夏厚朴湯は肝気鬱結が主なものに，左金丸（黄連＋呉茱萸）は胃気上逆が主なものに用いる。

4 調和肝脾

- **適応証**……**肝脾不和**：腹部膨満・腹痛・腹鳴・下痢が生じ，精神的緊張や情緒変動にともなうことが多い。
- **使用薬物**……疏肝解鬱薬あるいは養血柔肝薬に，白朮・茯苓・黄耆・党参などの健脾薬を配合する。
- **代表方剤**……芍薬甘草湯・痛瀉要方・逍遙散・四逆散など。
芍薬甘草湯・痛瀉要方が基本で，肝気鬱結が強いときには逍遙散・四逆散を用いる。

5 調和脾胃

- **適応証**……**脾胃昇降失調**：悪心・嘔吐・上腹部のつかえと腹鳴・下痢など。
- **使用薬物**……苦寒清熱の黄芩・黄連などと辛温降気の乾姜（わが国の生薬名・生姜が乾姜である）・半夏などを組み合せて寒熱を調和させ昇降をととのえる。
- **代表方剤**……半夏瀉心湯など。

和解法を使用するうえでの注意点

和解法は扶正と祛邪・散寒と清熱・昇降の調和・臓腑間の機能調節を目的とするもので，それぞれ特色がある。発汗・攻下しないから安全と考えて，安易に使用してはならない。

E．温裏法（温法）

温性・熱性の薬物によって陽気を補って寒邪を除去する方法で，裏寒を治療する。

1　温中散寒

- **適応証**……陽虚陰盛：元気がない・食欲不振・腹痛・よだれが多い・冷える・泥状〜水様便・舌質は淡・脈は沈弱など。
  実寒：寒冷にさらされたり，冷たい飲食物を摂取後に生じた腹痛・嘔吐・悪心・悪寒・便秘あるいは下痢などの症状。
  通常は陽虚と実寒が混在していることが多い。
- **使用薬物**……乾姜（わが国の生薬名・生姜が乾姜である）・高良姜・蜀椒・丁香・呉茱萸・細辛などの温裏散寒薬に，人参・党参・白朮・炙甘草などの補気薬を加える。寒証が強いときには附子・肉桂などの補陽散寒の薬物を加える。
- **代表方剤**……良附丸・大建中湯・理中湯（人参湯）・附子理中湯・呉茱萸湯など。
  良附丸は実寒に，大建中湯・理中湯・附子理中湯は虚寒あるいは虚実挾雑の裏寒に，呉茱萸湯は虚寒の嘔吐に用いる。

2　回陽救逆

- **適応証**……亡陽：大量の冷や汗・悪寒・四肢の冷え・顔面蒼白・チアノーゼ・脈は微細などのショック状態。
- **使用薬物**……附子・乾姜（わが国の生薬名・生姜が乾姜である）などの補陽散寒薬に，党参・人参・炙甘草などの補気薬を加え，大量を頻回に服用させる。止汗には竜骨・牡蛎などを，脱水があれば麦門冬・五味子・熟地黄などを加える。
- **代表方剤**……四逆湯（四逆散とは違うので間違えないこと）・参附湯・白通湯など。

3　温陽利水

- **適応証**……陽虚水泛：全身（とくに下半身）の浮腫あるいは腹水・元気がない・四肢の冷え・舌質は淡で胖大・脈は沈で無力など。
- **使用薬物**……附子・乾姜（わが国の生薬名・生姜が乾姜である）・肉桂などの補陽散寒薬と白朮・茯苓などの健脾利水薬を配合する。
- **代表方剤**……真武湯・苓桂朮甘湯など。
  真武湯は腎陽虚に，苓桂朮甘湯は脾陽虚に用いる。

4　温経散寒

- **適応証**……**痛痺**（寒痺）：関節痛・関節の拘縮・温めると楽になり冷えると増悪するなど。関節リウマチ・関節炎などでみられる。
寒滞肝脈：寒冷によって生じる下腹部や下肢の冷えと痛み。鼠径ヘルニア・股ヘルニアなどでみられる。
寒凝血瘀：四肢の冷えと疼痛・しもやけなどの循環不良を主徴とするもの。
- **使用薬物**……烏頭・桂枝・烏薬・独活・細辛・麻黄などの温経通絡薬，桃仁・川芎・当帰・紅花などの活血薬，熟地黄・白芍などの養血薬，黄耆・党参などの補気薬を配合する。
- **代表方剤**……烏頭湯・暖肝煎・当帰四逆湯・当帰四逆加呉茱萸生姜湯・温経湯など。
烏頭湯は痛痺に，附子湯は寒湿痺に，暖肝煎は寒滞肝脈に，当帰四逆湯・当帰四逆加呉茱萸生姜湯は寒凝血瘀に，温経湯は陰血不足のある寒凝血瘀に用いる。

温裏法を使用するうえでの注意点

(1) 温熱薬の大部分は燥性であり，長期間使用すると陰液を消耗するおそれがある。
(2) 血熱妄行による出血には禁忌である。
(3) 陰虚には使用しない。

F．補益法（補法）

虚証に対する治療法である。

1　補　気（益気）

- **適応証**……**気虚**：元気がない・気力がない・倦怠無力感・食欲がない・息切れ・自汗・舌質は淡・脈は無力など。
- **使用薬物**……人参・党参・黄耆・炙甘草などの補気薬を主とし，白朮・茯苓・白扁豆・山薬などの健脾薬を配合する。このほか，柴胡・升麻・葛根などの昇提薬，当帰・白芍などの補血薬も適宜加える。

- ●代表方剤……四君子湯・参苓白朮散・補中益気湯など。
  四君子湯は補気の基本で，参苓白朮散は脾虚の下痢に，補中益気湯は中気下陥に用いる。

2　補　血（養血）

- ●適応証……血虚：顔色が悪い・皮膚につやがない・目が疲れる・目がかすむ・しびれ感・筋けいれん・爪がもろい・不眠・動悸・舌質は淡白・脈は細など。
- ●使用薬物……熟地黄・当帰・白芍・何首烏・阿膠・竜眼肉などの補血薬を主とし，川芎・丹参・益母草などの活血薬，酸棗仁・柏子仁・遠志などの安神薬，補気薬などを適宜加える。
- ●代表方剤……四物湯・当帰補血湯（当帰＋黄耆）など。
  基本は四物湯である。当帰補血湯は補気生血の代表方剤である。

3　補　陽（温陽・壮陽・助陽）

- ●適応証……陽虚：寒がる・四肢の冷え・尿量過多・腰や膝がだるく無力・インポテンツ・舌質は淡で胖大・脈は沈遅で無力など。
- ●使用薬物……附子・肉桂・鹿茸・蛤蚧・巴戟天・益智仁・肉蓯蓉などの補陽薬を主とし，補気薬・補血薬・滋陰薬などを適宜加える。
- ●代表方剤……理中湯・附子理中湯・八味地黄丸など。
  理中湯・附子理中湯は脾陽虚に，八味地黄丸などは腎陽虚に用いる。

4　補　陰（滋陰）

- ●適応証……陰虚：のぼせ・いらいら・口渇・咽のかわき・熱感・手のひらや足のうらのほてり・ねあせ・痩せる・舌質は紅〜絳で乾燥・剥苔あるいは少苔あるいは無苔・脈は細数あるいは浮数で無力など。
- ●使用薬物……沙参（わが国の生薬名は浜防風）・麦門冬・石斛・玉竹・山薬・玄参・地黄・天門冬・亀板・鼈甲・女貞子・旱蓮草・桑椹などを用いる。女貞子・旱蓮草・桑椹は滋陰の効果は弱いが消化吸収されやすいので軽症に用い，生地黄・玄参・石斛などは清熱作用ももつので熱性病の回復期によい。補血・補気などの薬物も適宜加える。
- ●代表方剤……六味丸・知柏地黄丸・養胃湯・一貫煎など。
  基本方は六味丸である。知柏地黄丸は陰虚火旺に，養胃湯は熱病後の胃陰虚

に，一貫煎は肝腎陰虚に用いる。

補気・補血・補陽・補陰の関係

単純な病証には，補気・補血・補陽・補陰をそれぞれ単独で使用するが，やや複雑な病証には相互に配合する必要がある。

気血両虚には気血双補で十全大補湯・当帰補血湯・帰脾湯などを，気陰両虚には気陰双補で生脈散・啓脾湯・資生丸・参苓白朮散などを用いる。また一般に，気虚には少量の補血薬を，血虚には少量の補気薬を，陰虚・陽虚の場合にもそれぞれ少量の補陽・補陰の薬物を配合する。陰陽両虚には，補陽・補陰をともに用いるが，どちらが主かを区別する必要がある。陰陽両虚で陰虚が強いときには左帰丸を，陽虚が強いときには右帰丸を用いる。陰虚は火旺をともなうことが多いので，知柏地黄丸などで滋陰降火する。陰陽両虚でも火旺を生じることがあって，寒がる・手足の冷え・腰がだるい・下肢無力などの陽虚の症候とともに，不眠・体のほてり・いらいら・のぼせ・口渇などの火旺の症候がみられる。この場合には，陰陽を補うとともに中焦を益して納気帰腎する潜陽丹を用いる。

補血・補陰・補陽の薬物には，どちらにも使用できるものとそうでないものがある。当帰は補血のみ，沙参（わが国の生薬名は浜防風）・麦門冬・石斛・玄参・生地黄は補陰のみ，仙茅・淫羊藿・胡芦巴は補陽のみに用いる。熟地黄・阿膠・何首烏・旱蓮草は補血と補陰に，紫河車・蛤蚧・鎮陽・肉蓯蓉・菟絲子・鹿茸は補陰と補陽に使用できる。

補益法を使用するうえでの注意点

(1) 補益法を用いるときは必ず脾胃の機能を調整すべきである。脾胃の運化機能が十分でなければ薬物を吸収して薬効を生じさせることができないからである。とくに，補益薬は味がしつこくて消化されにくいので，白朮・陳皮・枳殻・縮砂などの理気・健脾の薬物を配合した方がよい。

(2) 補益法を乱用すべきでない。正虚の程度が軽く病邪の勢いが強いときには，攻法を主とすべきで，補益法を軽々しく使用すると悪化をまねくことが多い。

G．消散法（消法）

体内にある有害物質・病理的産物あるいは腫瘤などを徐々に除去する方法である。瀉下法と異なる点は，はげしい瀉下によって正気を損傷するおそれがあったり，急激には解決できない病証に用いることである。

1 消　食

- **適応証**……食滞：消化不良による腹部膨満・食欲不振・腐臭のある噯気・呑酸・悪心・嘔吐・腹痛・便秘あるいは下痢してすっきりしない・舌苔は厚膩あるいは垢膩など。
- **使用薬物**……神麯・麦芽・穀芽・莱菔子はでんぷん質の消化に，山楂子・鶏内金は肉食の消化に用いる。このほか，枳実・檳榔子などの理気薬も配合する。口臭・口が苦い・舌苔が黄などの化熱の症候があれば連翹・黄芩などの清熱薬を加え，脾胃気虚には党参・白朮・茯苓などの健脾薬を加える。程度が重いときには瀉下薬を加える（瀉下法の「消導」を参照）。
- **代表方剤**……保和丸・大安丸など。
主方は保和丸で，大安丸は健脾をかねる。

2 化　瘀（祛瘀・活血祛瘀）

- **適応証**……血瘀：打撲・骨折・手術侵襲などの外傷，循環障害，月経異常，腹腔内腫瘤など（詳細は第4章「Ⅱ．気血津液弁証」参照）。
- **使用薬物**……化瘀の薬物は，作用の強さによって活血・化瘀・破血に分けられる。活血薬は主に血管拡張作用をもち，作用はおだやかでどんな血瘀にも用いられる。丹参・赤芍・川芎・鶏血藤などである。化瘀薬は血管拡張・抗凝血・子宮筋収縮の調整・鎮痛などの効果をもち，血瘀の症候があきらかな場合に使用する。桃仁・紅花・益母草・沢蘭・牛膝・蒲黄・三七・五霊脂・延胡索・乳香・没薬などで，蒲黄・三七には止血作用，延胡索・乳香・没薬には鎮痛作用がある。破血薬には血管拡張・抗凝血・分解吸収などの作用があり，頑固な陳旧性血瘀に用いる。三棱・莪朮・穿山甲・虻虫・䗪虫・水蛭などである。

活血・化瘀・破血の薬物は単独で用いることは少なく，理気薬・補気薬・補血薬・止血薬などに配合して使用する。瀉下薬と配合する場合は「逐瘀」と

呼ばれる（瀉下法を参照）。
- ●代表方剤……桃紅四物湯・芎帰調血飲第一加減・血府逐瘀湯・膈下逐瘀湯・少腹逐瘀湯・復元活血湯・身痛逐瘀湯・失笑散・桂枝茯苓丸・鼈甲煎丸など。桃紅四物湯・芎帰調血飲第一加減は血虚血瘀に，血府逐瘀湯・膈下逐瘀湯・少腹逐瘀湯はそれぞれ上焦・中焦・下焦の血瘀に，復元活血湯は打撲に，失笑散・身痛逐瘀湯は活血止痛に，桂枝茯苓丸は骨盤内腫瘤に，鼈甲煎丸は慢性の腹腔内腫瘤に用いる。

3 軟　堅

実質性の腫瘍や結石を除く方法である。
- ●適応証……甲状腺腫（癭瘤），リンパ節腫大（痰核・瘰癧），肝腫・脾腫・腹腔内腫瘤（癥積），胆石・尿管結石など。
- ●使用薬物……リンパ節腫大・甲状腺腫には，夏枯草・貝母・牡蛎・山慈姑・黄薬子・昆布・海藻などに，活血化瘀・清熱解毒の薬物を配合する。結石には金銭草・鶏内金・硝石などを用いる。胆石には柴胡・鬱金・青皮などの疏肝理気薬や瀉下薬を配合し，尿路結石には猪苓・沢瀉・木通・石葦・滑石などの利水薬を配合する。腹腔内腫瘤には活血化瘀薬を主とし理気薬・補益薬を配合する（化瘀の項参照）。
- ●代表方剤……海藻玉壺湯・内消瘰癧丸・胆道排石湯・石葦散など。
海藻玉壺湯は甲状腺腫に，内消瘰癧丸はリンパ節腫大に，胆道排石湯は胆石に，石葦散は尿路結石に用いる。

4 化　痰

痰飲を除去する方法で，障害部位の違いにより異なる治療法をとる。

1）化痰止咳

- ●適応証……肺の痰証：咳嗽・喀痰など（第4章「Ⅳ．病邪弁証」の「E．痰飲の病証」参照）。
- ●使用薬物……寒痰・湿痰には白芥子・天南星・半夏・蘇子・陳皮などの温性化痰薬を，熱痰・燥痰には貝母・栝楼仁・天花粉・竹筎などの寒性化痰薬を用いる。
- ●代表方剤……小青竜湯・平咳合剤・定喘湯・清燥救肺湯・止嗽散など。

小青竜湯は寒痰に，平咳合剤は湿痰に，定喘湯は熱痰に，清燥救肺湯は燥痰に用いる。止嗽散は咳嗽に使用する。

2）和胃化痰

- 適応証……脾胃の痰証：悪心・嘔吐・食欲不振・胸苦しい・振水音・舌苔は白膩・脈は滑など。
- 使用薬物……半夏・陳皮・厚朴・蒼朮などの化痰燥湿薬に，人参・白朮・茯苓・炙甘草などの健脾益気薬を配合する。
- 代表方剤……二陳湯・六君子湯・茯苓飲など。

基本は二陳湯である。脾虚生痰には六君子湯，胃の留飲には茯苓飲を用いる。

3）熄風化痰

- 適応証……風痰上擾：頭のふらつき・めまい・悪心・嘔吐など。めまい・頭痛・嘔吐などが主になるものは痰濁上擾で，驚きやすい・動悸・不眠・口が苦い・舌苔は黄膩などは痰熱上擾である。
- 使用薬物……天南星・白附子・半夏・陳皮などの温性の化痰薬，胆南星・竹茹などの涼性の化痰薬，および天麻・釣藤鈎・白蒺藜・石決明・白僵蚕・全蝎・蜈蚣・地竜などの熄風鎮痙薬を配合する。
- 代表方剤……半夏白朮天麻湯・温胆湯・定癇丸など。

半夏白朮天麻湯は痰濁上擾に，温胆湯は痰熱上擾に，てんかんには定癇丸を用いる。

4）豁痰開竅

開竅法を参照のこと。

5　化　湿（祛湿）

湿邪を除去する方法で，湿邪にともなう病邪の種類や傷害部位によって治療法が異なる。

1）解表化湿

- 適応証……風湿表証：発熱・頭がしめつけられるように痛い・四肢がだるい・軽度の浮腫・脈は濡・舌苔は膩など。

- 使用薬物……防風・羌活・独活・藁本などの祛風湿薬を用いる。
- 代表方剤……羌活勝湿湯など。

2) 温中化湿（芳香化湿・苦温燥湿）

- 適応証……寒湿（脾胃湿困・湿困脾胃）：食欲不振・胸苦しい・腹が脹る・悪心・嘔吐・体がだるい・口がねばる・軟便～水様便・舌苔は白膩・脈は濡など。
- 使用薬物……藿香・佩蘭・縮砂・白豆蔲などの芳香化湿薬と厚朴・蒼朮・半夏・陳皮などの苦温燥湿薬を配合し，適宜白朮・茯苓・薏苡仁などの健脾祛湿薬を加える。
- 代表方剤……平胃散・不換金正気散・藿香正気散など。
  基本は平胃散で，不換金正気散は制吐作用がやや強い。藿香正気散は表証をともなうものに用いる。

3) 清熱化湿

湿熱に用いる。清熱法参照のこと。

4) 利水滲湿（淡滲利水）

- 適応証……水腫：尿量減少・全身の浮腫など。ときには水様下痢にも用いる。低張性浮腫あるいは消化管での吸収障害に相当する。
- 使用薬物……茯苓・猪苓・滑石・木通・車前子・沢瀉・薏苡仁などの淡滲利水薬を用いる。脾虚をともなえば健脾益気薬を配合する。桂枝などの通陽の薬物を配合することも多い。
- 代表方剤……四苓湯・五苓散・猪苓湯など。
  基本は四苓湯である。五苓散は通陽利水，猪苓湯は滋陰利水に用いる。

5) 温陽利水

温裏法参照のこと。

消散法を使用するうえでの注意点

(1) 化瘀法は，妊娠・月経過多・出血などには慎重に用いるべきである。
(2) 化痰法は痰があれば必ず用いると考えてはならない。痰は正虚が基本で

生じることが多いので，扶正を主とし化痰は補助的に考えるべきである。
(3) 淡滲利水法を用いるときは，尿量減少が脱水によるものでないことを確かめる必要がある。陽虚による水腫には必ず温陽利水法を用いるべきである。

H．理気法

気滞に対する治療法である。

1 行　気（理気）

- 適応証……気滞：胸苦しい・胸がつかえる・胸痛・呼吸が短いなどの胸部の気滞，腹部膨満感・腹痛・食欲不振・排ガス・便がすっきり出ないなどの胃腸の気滞の症候。
- 使用薬物……栝楼仁・薤白・枳殻・陳皮などの理気寛胸の薬物は胸部気滞に，縮砂・白豆蔲・陳皮・厚朴・香附子・木香などの和胃理気の薬物は胃気滞に，木香・枳実・烏薬・大腹皮・檳榔子などは腸気滞に用いる。
- 代表方剤……栝楼薤白半夏湯・越鞠丸・木香順気丸・半夏厚朴湯など。
栝楼薤白半夏湯は胸部気滞に，越鞠丸は胃気滞に，木香順気丸は腸気滞，半夏厚朴湯は肺胃気滞に用いる。

2 疏肝理気（理気解鬱）

- 適応証……肝気鬱結：ゆううつ感・いらいら・情緒不安定・怒りっぽい・胸脇部の脹った痛み・乳房が脹る・月経不順・脈は弦など。
- 使用薬物……柴胡・青皮・鬱金・川楝子などの疏肝理気解鬱の薬物に養血柔肝の薬物を配合し，他の理気薬を加える。
- 代表方剤……四逆散・逍遙散・加味逍遙散・滋陰至宝湯など。
基本は四逆散で，逍遙散は気血不足をともなうものに用いる。化火して熱証をともなえば加味逍遥散，陰血不足が加われば滋陰至宝湯を用いる。

3 降　気

- 適応証……気逆：噯気・吃逆・悪心・嘔吐などの胃気逆，咳嗽・呼吸困難な

どの肺気逆，意識喪失・呼吸困難などの気厥（肝気逆）。
- ●使用薬物……半夏・蘇子・呉茱萸・旋覆花・代赭石・沈香・柿蒂などの降気薬を主とし，補気・化痰・散寒・清熱の薬物を適宜加える。
- ●代表方剤……小半夏湯・小半夏加茯苓湯・旋覆花代赭石湯・丁香柿蒂湯・橘皮竹筎湯・蘇子降気湯・四磨飲など。

胃気逆の嘔吐に対する基本方は小半夏湯で水飲があれば小半夏加茯苓湯とする。旋覆花代赭石湯は胃気虚の，丁香柿蒂湯は胃寒の，橘皮竹筎湯は胃熱の気逆にそれぞれ用いる。蘇子降気湯は肺気逆に，四磨飲は気厥に用いる。

理気法を使用するうえでの注意点

(1) 理気薬は温燥の性質をもつものが多いので津液を消耗するおそれがある。とくに陰虚に使用するときには生津潤燥の薬物と配合すべきである。
(2) 気滞・気逆は正虚によることも多いので，この場合には補法を主とし理気法は補助的に用いる。

Ｉ．固渋法

固渋収斂の薬物によって陰液・陽気の消耗を防止する方法である。一般に，虚証が基本になって発生する症候が多いので，扶正を考慮すべきである。

1 斂 汗（止汗）

- ●適応証……自汗・盗汗。
- ●使用薬物……麻黄根・浮小麦・五味子・煅牡蛎・煅竜骨などの収渋止汗薬を用いる。ただし，自汗は気虚・陽虚，盗汗は陰虚によることが多いので，たんに止汗薬だけでなく補益法と同時に用いる必要がある。
- ●代表方剤……牡蛎散・桂枝加竜骨牡蛎湯など。

牡蛎散は止汗の基本方である。桂枝加竜骨牡蛎湯は陽虚自汗に用いる。ただし，斂汗は汗を止める唯一の方法ではない。桂枝湯による調和営衛，玉屏風散による益気固表，当帰六黄湯による滋陰降火などによっても止汗の効果が得られる。

2 斂　肺（止咳）

- 適応証……肺虚による慢性咳嗽で無痰あるいは少痰のもの。
- 使用薬物……百部・紫菀・馬兜鈴・枇杷葉・款冬花などの止咳薬，五味子・訶子・罌粟殻などの収渋薬を用いる。適宜化痰薬を配合して痰を排出させないと，咳が止んでも痰の喀出ができずかえって胸苦しくなる。外感病による急性の咳嗽には禁忌である。
- 代表方剤……九仙散・補肺湯など。

3 渋　腸（止瀉）

- 適応証……腸虚滑脱：慢性の下痢・大便失禁・脱肛など。
- 使用薬物……赤石脂・禹余粮・芡実・訶子・石榴皮・蓮子肉などの収渋止瀉薬に，補気・補陽薬を配合する。
- 代表方剤……真人養臓湯・四神丸など。

4 固　精

- 適応証……腎気不固による遺精・滑精。
- 使用薬物……竜骨・牡蛎・金桜子・芡実・蓮鬚などの固渋薬に，菟絲子・潼蒺藜・山茱萸などの補腎固渋薬を配合する。
- 代表方剤……金鎖固精丸など。

5 縮　尿

- 適応証……腎虚による遺尿・夜間頻尿・尿量過多など。
- 使用薬物……桑螵蛸・復盆子・芡実・金桜子・山茱萸などの固渋薬に，補骨脂・菟絲子・益智仁・山薬などの補益収渋薬を加える。
- 代表方剤……桑螵蛸散・縮泉丸など。
  桑螵蛸散は小児の遺尿に，縮泉丸は老人の頻尿に用いる。

6 固　経

- 適応証……月経過多・不正性器出血。
- 使用薬物……烏賊骨・牡蛎・椿根皮・赤石脂・禹余粮などの固渋薬と，阿膠・側柏葉・仙鶴草などの止血薬を配合する。ただし，この方法はたんなる

Ⅱ．治　法

止血法として一時的に用いるべきで，根本的な治療は弁証論治によらなければならない。
- ●代表方剤……固衝湯など。

7 止 帯

- ●適応証……脾腎陽虚による帯下で，うすく無臭の白色帯下が持続するもの。
- ●使用薬物……煅烏賊骨・煅牡蛎・芡実・蓮鬚などの固渋薬に，補気・補腎の薬物を配合する。
- ●代表方剤……安衝湯など。

8 止 血

- ●適応証……出血。
- ●使用薬物……熱証の出血には小薊・大薊・蒲黄・白芨・旱蓮草・側柏葉・茜草根・茅根・荷葉・地楡・棕梠皮・槐角などの寒性の止血薬を，寒証の出血には艾葉・仙鶴草・蓮房・三七・乱鬚霜・灶心黄土・牛角䚡などの温性の止血薬を用いる。なお，艾葉・牛角䚡は性器出血に，蒲黄・大薊・小薊は血尿に，白芨・茅根は吐血や喀血に，地楡・槐角・灶心黄土は血便に用いられることが多い。側柏葉・棕梠皮・白芨・灶心黄土などには固渋作用もある。ただし，出血に対しては弁証論治による根本的な治療が必要で，止血は補助的手段とすべきである。
- ●代表方剤……十灰散など。

固渋法を使用するうえでの注意点

(1) 病変の初期には用いるべきでない。
(2) 邪実（実証）には禁忌である。
(3) 補助的な手段として用いるべきである。

J．鎮納法

鉱物類や甲殻類の薬物によって鎮静・鎮痙する方法である。

1 鎮心安神

- 適応証……心神不寧：動悸・不眠・驚きやすい・不安感など。
- 使用薬物……磁石・竜骨・牡蛎・真珠・朱砂などの重鎮安神薬を主とし，酸棗仁・柏子仁・遠志・夜交藤などの養心安神薬を加え，適宜清熱薬・化痰薬・補血薬などを配合する。
- 代表方剤……磁朱丸・朱砂安神丸など。

2 潜陽熄風

- 適応証……肝陽化風（頭痛・めまい・筋肉がぴくぴくする・手足のふるえなど）・血虚生風（血虚による筋脈不養で生じるめまい・ひきつり）・**熱極生風**（高熱によるけいれん）・陰虚動風（傷陰にともなって生じるひきつり）。
- 使用薬物……羚羊角・釣藤鈎・天麻・白蒺藜・石決明などの平肝熄風薬に重鎮安神薬を加え，清熱薬・滋陰薬を配合する。けいれんが強いときには，地竜・全蝎・白僵蚕・蜈蚣などの虫類の熄風薬を加える。
- 代表方剤……天麻鈎藤飲・阿膠鶏子黄湯・大定風珠・三甲復脈湯・羚角鈎藤湯など。

天麻鈎藤飲は肝陽化風に，阿膠鶏子黄湯は血虚生風に，大定風珠・三甲復脈湯は陰虚動風に，羚角鈎藤湯は熱極生風に用いる。

3 固腎納気

- 適応証……腎不納気：吸気性呼吸困難・息ぎれ・冷汗・四肢の冷え・舌質は淡白・脈は沈細など。肺気腫などでみられる。
- 使用薬物……附子・肉桂・熟地黄などの補腎の薬物と，山茱萸・五味子・胡桃肉・蛤蚧・冬虫夏草・黒錫・磁石・紫石英・鵝管石・沈香などの摂納の薬物を配合する。
- 代表方剤……黒錫丹など。

鎮納法を使用するうえでの注意点

(1) 救急的に使用するもので，連続して長期間使用するのは避けるべきである。
(2) 妊婦・虚弱者・胃弱者には慎重に用いる。

K．開竅法

芳香性の強い薬物によって意識を覚醒させる方法である。救急措置として成薬を用いることが多い。

1 清心開竅（涼開）

- ●適応証……**熱閉**（熱入心包・痰火擾心）：熱証をともなう意識障害。
- ●使用薬物……牛黄・竜脳・麝香などの芳香開竅薬に，清熱瀉火解毒の薬物や化痰薬を配合する。
- ●代表方剤……安宮牛黄丸・紫雪丹・神犀丹・至宝丹など。
  安宮牛黄丸は解毒開竅に，紫雪丹は清熱鎮痙に，至宝丹は鎮痙開竅に，神犀丹は涼血解毒に重点がある。

2 豁痰開竅（温開）

- ●適応証……**寒閉**（痰迷心竅）：意識障害・痰が多い・舌苔は厚膩など。
- ●使用薬物……蘇合香・麝香・安息香などの芳香開竅薬に，菖蒲・川貝母・竹瀝・天南星などの化痰燥湿薬を配合する。
- ●代表方剤……蘇合香丸など。

開竅法を使用するうえでの注意点

(1) 邪盛による閉証だけに用いる。口や手が力なく開き，呼吸微弱で無欲状を呈する「脱証」には使用してはならない。脱証には扶正法を用いるべきである。
(2) 意識が回復すれば中止し，あとは弁証論治による根本的治療法を行う。
(3) 妊婦には禁忌である。

以上に代表的な治法を述べたが，これ以外にも特殊な治法がある。ただし，基本的な治則と治法を把握しておれば，適宜対応しうる。具体的な臨床の場での弁証論治は多種多様であり，各種の治法を組み合せて対処すべきであるが，大切なのは中心となる基本的な原因と状態をしっかり把握することで，重点をきめて適宜他の治法を補助的に用い，臨機応変に対応するのがよい。

参考図書

　神戸中医学研究会とその関連の出版物がかなり存在し，中医学の大体の分野をカバーできる内容をもっており，入手が可能で参考になるので，以下に簡単に紹介する。出版社名の表記がないものは，すべて医歯薬出版から発行されている。

● 中医学全般

「基礎中医学」（燎原）
　基礎・弁証論治に関する純粋な中医学の解説書。ただし，西洋医学的な解説は付記していない。

「臨床中医学」（自然社）河北新医大学教学部編・三澤法蔵訳編・伊藤良監修
　基礎と弁証論治・中薬解説・症状および疾患別の治療など中医学全般にわたる解説書。

● 基礎理論主体

「中医臨床のための病機と治法」陳潮祖著
　中医学理論のなかで最も重要な病機（病理機序）を，臓腑別に解明したうえで治法を提示した，ユニークかつ実用的な解説書。

「［新装版］中医臨床のための舌診と脈診」（東洋学術出版社）
　四診のうち最も重要な舌診・脈診を，豊富なカラー写真と図表を用いて，平易に解説した書。

「中医臨床講座（3）」（燎原）
　基礎理論のうち，一般的ではないが非常に重要な意味をもつ概念を示した，ユニークな中国の論文集。

● 薬物

「漢薬の臨床応用」中山医学院編
　西洋医科学的解釈も含めた中薬の解説書。

「中医臨床のための常用生薬ハンドブック」（東洋学術出版社）

283

日本で常用される中薬について，簡潔に中医学的な効能の解説を行っている便利な書。

「[新装版] 中医臨床のための中薬学」（東洋学術出版社）
　純粋に中医学的な観点からまとめた中薬の解説書。

● 方剤

「中医処方解説」
　西洋医学的な解釈を含めた方剤の解説書。
「図説漢方処方の構成と適用」森雄材著・伊藤良監修
　図や表から方剤の効能・使用目的・構成を明らかにし，保険適用のエキス剤を主体に適用を示した実用書。
「[新装版] 中医臨床のための方剤学」（東洋学術出版社）
　純粋に中医学的な観点からまとめた方剤の解説書。

● 臨床

「中医臨床備要」秦伯未著
　症状をもとに簡便に治療を行えるように意図されたハンドブック。中国では中医臨床を行う人々の必携とされている。
「中医臨床講座（1）（2）」（燎原）
　疾患別の弁証論治を中国の雑誌から抜粋した論文集。
「症状による中医診断と治療」（燎原）
　内科・婦人科・小児科・外科・皮膚科・耳鼻咽喉科・眼科の分野別に，症状をもとに弁証分型・治療を示した実用書。
「漢方処方の臨床応用（1）〜（3）」（The Kampo叢書・ジャパンマーケティングサービス）
　方剤を効能別に分けたうえで，実際の運用を伊藤良・山本巌が主になって示した座談集。臨床の実際にヒントになる価値が高い書。
「中医学版・家庭の医学（中医学大全科）」（法研）森雄材著・伊藤良監修
　症状にもとづいて簡易に弁証論治が行えるようにした実用書。基礎理論・薬物・方剤も簡述しており，中医学のあらましを学習するのに好適な書。
「中医臨床のための温病学入門」（東洋学術出版社）
　医歯薬出版版の改訂版。後半の「温病名著（選読）」を割愛し，比較的コンパクトに温病の全体像を読み通すことができる。

●古典

「金匱要略浅述」譚日強著
　中医学の聖典の一つである張仲景《金匱要略》の数少ない研究書・解説書。雑病の弁証論治が示されており、実用的な価値も高い。

「傷寒六経病変」（人民衛生出版社－中国）楊育周著・森雄材・安井広迪訳
　最も著明な聖典である張仲景《傷寒論》の解説書。《傷寒論》のあまたの注釈書のなかで、論旨が最も明快であり出色。中国語と日本語が対訳（併用）されておりユニーク。日常臨床に参考となり実用的価値も高い。

「中医臨床のための温病学」
　現在における「温病学」の唯一の総括的解説書。実用的価値も高い。後半に古典著作の重要点を抜粋して解説を行っており、研究書としても高く評価されている。

「中医臨床のための温病条弁解説」
　聖典の一つである呉鞠通《温病条弁》の日本では唯一の解説書。むずかしい研究書と思われがちだが、実用書としても十分な内容をもっている。

「医学衷中参西録を読む」
　清代の名医・張錫純の著作《医学衷中参西録》からの抜粋である。きわめて平易に散文調で臨床を解説した好著の翻訳であり、西洋医学が中国に入って当時に貴重な中医学を絶やすまいとする著者の意欲が感じられる。

「中医臨床のための医学衷中参西録［第1巻　傷寒・温病篇］」（東洋学術出版社）
「中医臨床のための医学衷中参西録［第2巻　雑病篇］」（東洋学術出版社）
「中医臨床のための医学衷中参西録［第3巻　生薬学・医論・書簡篇］」（東洋学術出版社）
　張錫純の《医学衷中参西録》をテーマ別に分類し直した全訳。

「医理眞伝」
　清代の傷寒学派・鄭欽安の渾身の三部作の筆頭にある。《傷寒論》についての真摯な研究から生まれた独自の考察は、臨床においても極めて有益でのちに火神派と称するグループを形成するに至った。

●研究

「腎の現代医学的研究」（中国漢方）上海医科大学編・「腎」邦訳委員会訳

中医学の「腎」に対する西洋医学的な実体解明を試みた書。弁証論治の客観化・数量化にも途を開いた，中西医結合の研究の草分けともいうべき書。

方剤索引

あ

阿膠鶏子黄湯（あきょうけいしおうとう）193, 281
≪通俗傷寒論≫
阿膠　白芍　石決明　釣藤鈎　生地黄
炙甘草　茯神　鶏子黄　絡石藤　牡蛎
＊阿膠・鶏子黄以外を水煎し，かすを除いて鶏子黄・阿膠をとかし服用
【効能】滋陰養血・柔肝熄風

安宮牛黄丸（あんぐうごおうがん）168, 223, 282
≪温病条弁≫
成薬：牛黄　鬱金　犀角　黄連　朱砂
竜脳　真珠　山梔子　雄黄　黄芩
麝香
＊極細末とし蜜にて丸とする。1丸3g金箔でおおう。
1回1丸，1日2～3回服用
【効能】清熱解毒・祛痰開竅

安衝湯（あんしょうとう）280
≪医学衷中参西録≫
炒白朮　生黄耆　竜骨　牡蛎　生地黄
生白芍　海螵蛸　茜草　続断
【効能】補脾益腎・止血固経

安中散（あんちゅうさん）188
≪局方≫
肉桂（冲服）　延胡索　小茴香　高良姜
縮砂　煅牡蛎（先煎）　茯苓　甘草
＊水煎服
【効能】温中理気・収斂

い

易黄湯（いおうとう）217
≪傅青主女科≫
山薬　芡実　黄柏　車前子　銀杏
＊水煎服
【効能】健脾燥湿・清熱止帯

異功散（いこうさん）180
≪小児薬証直訣≫
四君子湯加陳皮
＊水煎服
【効能】健脾益気・理気

一貫煎（いっかんせん）191, 271
≪柳州医話≫
沙参　麦門冬　当帰　生地黄　枸杞子
川楝子
＊水煎服
【効能】養陰疏肝

胃苓湯（いれいとう）184
≪丹溪心法≫
平胃散合五苓散
【効能】健脾燥湿

茵蔯蒿湯（いんちんこうとう）185, 197, 262
≪傷寒論≫
茵蔯　大黄（後下）　山梔子
＊水煎服
【効能】清熱利湿・瀉火退黄

茵蔯五苓散（いんちんごれいさん）185, 262
≪金匱要略≫
五苓散加茵蔯
＊水煎服
【効能】清熱利水・退黄

287

う

右帰飲（うきいん）126, 202, 203
≪景岳全書≫
熟附子片　肉桂（冲服）　熟地黄　山茱萸　山薬　杜仲　枸杞子　炙甘草
＊水煎服
【効能】温補腎陽

右帰丸（うきがん）126, 136, 202, 203
≪景岳全書≫
熟地黄　山薬　山茱萸　枸杞子　鹿角膠　菟絲子　杜仲　当帰　肉桂　製附子
＊蜜丸にし朝晩に15gずつ服用，あるいは1/10〜1/15量を水煎服
【効能】温補腎陽・塡精補血

烏頭湯（うずとう）210, 270
≪金匱要略≫
製烏頭　麻黄　白芍　黄耆　甘草
＊水煎し滓を去り蜂蜜60gを加え再び煎じて服用
【効能】温陽散寒・補気血・止痛

烏梅丸（うばいがん）242
≪傷寒論≫
烏梅　細辛　乾姜　当帰　炮附子　蜀椒　桂枝　黄柏　黄連　人参
＊烏梅以外のものを粉末とし，酢につけて核をとった烏梅（梅肉）をもち米とともに蒸しつぶしたものにまぜ，蜂蜜を少し加え丸とする。
1丸0.3g　1回10丸　1日3回服用
【効能】寒熱併用・攻補兼施・温臓安蛔

温経湯（うんけいとう）155, 270
≪金匱要略≫
呉茱萸　桂枝　川芎　生姜　半夏　甘草　当帰　白芍　党参　阿膠　牡丹皮　麦門冬
＊水煎服
【効能】温経散寒・養血祛瘀

温胆湯（うんたんとう）188, 230, 275
≪三因極一病証方論≫
半夏　陳皮　茯苓　炙甘草　竹筎　枳実　生姜　大棗
＊水煎服
【効能】清胆除痰・和胃止嘔

温脾湯（うんぴとう）265
≪千金要方≫
大黄　乾姜　人参　附子　炙甘草
＊水煎服
【効能】温脾化積・益気通便

え

益胃湯（えきいとう）126, 184
≪温病条弁≫
沙参　麦門冬　氷砂糖　生地黄　玉竹
＊水煎服
【効能】益胃生津・清虚熱

越鞠丸（えつぎくがん）277
≪丹溪心法≫
香附子　川芎　蒼朮　山梔子　神麯
＊水煎服
【効能】行気解鬱

越婢加朮湯（えっぴかじゅつとう）175
≪金匱要略≫
麻黄　石膏　甘草　生姜　大棗　白朮
＊水煎服
【効能】宣肺利水・健脾

お

黄耆建中湯（おうぎけんちゅうとう）199
≪金匱要略≫
小建中湯加黄耆
＊水煎服

【効能】温中・柔肝止痛・益気固表
黄芩滑石湯（おうごんかっせきとう）185
　≪温病条弁≫
　　黄芩　滑石　茯苓皮　大腹皮　白豆蔲
　　通草　猪苓
　　＊水煎服
　【効能】清熱化湿
王氏清暑益気湯（おうしせいしょえっきとう）
　　　　222
　≪温熱経緯≫
　　西洋参　西瓜皮　蓮梗　黄連　石斛
　　麦門冬　竹葉　知母　甘草　粳米
　　＊水煎服
　【効能】清暑益気・養陰生津
黄土湯（おうどとう）156, 182
　≪金匱要略≫
　　甘草　地黄　白朮　炮附子　阿膠　黄
　　芩　灶心黄土
　　＊水煎服
　【効能】温陽健脾・養陰止血
黄連阿膠湯（おうれんあきょうとう）
　　　　166, 241
　≪傷寒論≫
　　黄連　阿膠（溶解）　黄芩　白芍
　　＊阿膠以外を煎じて滓を去り、阿膠を加えて溶解し、卵黄を2個加え攪拌する。
　【効能】滋陰清熱
黄連温胆湯（おうれんうんたんとう）230
　≪六因条弁≫
　　黄連　半夏　陳皮　茯苓　甘草　生姜
　　竹筎　枳実　大棗
　　＊水煎服
　【効能】燥湿化痰・清熱理気
黄連解毒湯（おうれんげどくとう）139, 156,
　　　　164, 220, 261
　≪外台秘要≫

　　黄連　黄芩　黄柏　山梔子
　　＊水煎服
　【効能】清熱瀉火解毒
黄連湯（おうれんとう）140
　≪傷寒論≫
　　黄連　半夏　乾姜　桂枝　人参　炙甘
　　草　大棗
　　＊水煎服
　【効能】平調寒熱・和胃降逆
遠志湯（おんじとう）163
　≪証治準縄≫
　　遠志　黄耆　当帰　麦門冬　酸棗仁
　　石斛　人参　茯神　甘草
　　＊水煎服
　【効能】補血安神

か

咳血方（がいけつほう）196
　≪丹溪心法≫
　　青黛　栝楼仁　海浮石　山梔子　訶子
　【効能】清熱化痰・止咳止血
海藻玉壺湯（かいそうぎょっことう）
　　　　194, 231, 274
　≪医宗金鑑≫
　　海藻　浙貝母　連翹　昆布　法半夏
　　青皮　当帰　川芎　海帯　陳皮　独活
　　甘草
　　＊水煎服
　【効能】消痰結・散瘿瘤
加減葳蕤湯（かげんいずいとう）260
　≪通俗傷寒論≫
　　玉竹（葳蕤）　生葱白　桔梗　白薇
　　淡豆豉　薄荷　炙甘草　大棗
　　＊水煎服
　【効能】滋陰解表
加減復脈湯（かげんふくみゃくとう）159, 246
　≪温病条弁≫

289

炙甘草　生地黄　生白芍　麦門冬　阿膠　麻子仁
＊水煎服
【効能】滋陰養血

夏枯草膏（かごそうこう）231
≪医宗金鑑≫　≪外科心法要訣≫
夏枯草　甘草　桔梗　当帰　白芍　紅花　陳皮　川芎　昆布　玄参　香附子　浙貝母　白僵蚕　烏薬
＊煎汁に蜂蜜250ｇを加えて膏とする。1日2回9～15ｇを食す。
【効能】軟堅・化痰・散結

河車大造丸（かしゃだいぞうがん）202, 205
≪扶寿精方≫
成薬：紫河車1具
亀板　生地黄　人参　天門冬　麦門冬　牛膝　杜仲　黄柏
＊丸剤とし，1回3～4ｇをうすい食塩湯で服用
【効能】滋陰補精

膈下逐瘀湯（かくかちくおとう）195, 274
≪医林改錯≫
炒五霊脂　当帰　赤芍　桃仁　紅花　香附子　烏薬　甘草　川芎　牡丹皮　延胡索　枳殻
＊水煎服
【効能】活血祛瘀・行気止痛

藿香正気散（かっこうしょうきさん）184, 188, 276
≪和剤局方≫
藿香　紫蘇葉　茯苓　陳皮　厚朴　桔梗　生姜　白朮　半夏　大腹皮　白芷　大棗　炙甘草
＊水煎服
【効能】芳香化湿・疏散表邪・和中

葛根黄芩黄連湯（かっこんおうごんおうれんとう）176

≪傷寒論≫
葛根　黄芩　黄連　炙甘草
＊水煎服
【効能】解肌透表・清熱燥湿

藿朴夏苓湯（かつぼくかりょうとう）244
≪医原≫
杏仁　白豆蔲　薏苡仁　厚朴　藿香　淡豆豉　茯苓　猪苓　沢瀉　半夏
＊水煎服
【効能】清利湿熱・宣通気機

化斑湯（かはんとう）246
≪温病条弁≫
白虎湯加犀角　玄参
＊水煎服
【効能】気血両清

加味逍遙散（かみしょうようさん）199, 267, 277
　⇨別名 丹梔逍遙散（たんししょうようさん）
≪内科摘要≫
逍遙散加牡丹皮　山梔子
＊水煎服
【効能】疏肝解鬱・健脾養血・清熱

加味大承気湯（かみだいじょうきとう）264
≪天津市南開医院≫
厚朴　炒萊菔子　枳殻　桃仁　赤芍　大黄　芒硝
＊水煎服
【効能】苦寒瀉下・行気活血

栝楼薤白白酒湯（かろがいはくはくしゅとう）162
≪金匱要略≫
栝楼仁　薤白　白酒
＊水煎服
【効能】通陽行気・散結祛瘀

栝楼薤白半夏湯（かろがいはくはんげとう）152, 162, 166, 277

≪金匱要略≫
栝楼仁　薤白　半夏　白酒
＊水煎服
【効能】通陽散結・豁痰下気

甘麦大棗湯（かんばくたいそうとう）163
≪金匱要略≫
甘草　小麦　大棗
＊水煎服
【効能】養心安神

甘露消毒丹（かんろしょうどくたん）
　　　　　185, 245
≪温熱経緯≫
滑石　茵蔯　黄芩　石菖蒲　木通
川貝母　射干　連翹　薄荷　白豆蔲
藿香
＊粉末とし、糊丸とする。1回9g服用
【効能】利湿化濁・清熱解毒

き

枳実薤白桂枝湯（きじつがいはくけいしとう）
　　　　　166
≪金匱要略≫
枳実　厚朴　薤白　桂枝　栝楼仁
＊水煎服
【効能】通陽散結・豁痰下気

枳実導滞丸（きじつどうたいがん）187, 266
≪内外傷弁惑論≫
枳実　大黄　黄芩　黄連　茯苓　白朮
神麴　沢瀉
＊水煎服
【効能】消食導滞・清熱利湿

橘皮竹茹湯（きっぴちくじょとう）278
≪金匱要略≫
橘皮　竹茹　大棗　生姜　甘草　人参
＊水煎服
【効能】理気降逆・補気清熱

帰脾湯（きひとう）153, 156, 157, 163, 164, 182
≪済生方≫
人参　黄耆　白朮　炙甘草　遠志　酸棗仁　竜眼肉　木香　生姜　大棗
＊水煎服
【効能】養心健脾・益気補血

芎帰調血飲第一加減（きゅうきちょうけついんだいいちかげん）155, 274
≪万病回春≫
当帰　川芎　熟地黄　白朮　茯苓　陳皮　烏薬　香附子　牡丹皮　益母草
乾姜　甘草　大棗　生姜　桃仁　紅花
肉桂　牛膝　枳殻　木香　延胡索　生姜
＊水煎服
【効能】活血化瘀・補血・理気止痛

九仙散（きゅうせんさん）279
≪医学正伝≫
人参　款冬花　桔梗　桑白皮　五味子
阿膠　川貝母　罌粟殻　烏梅　生姜
大棗
＊水煎服
【効能】補養気陰・斂肺止咳

羌活勝湿湯（きょうかつしょうしつとう）
　　　　　208, 276
≪内外傷弁惑論≫
羌活　独活　防風　川芎　蔓荊子　藁本　炙甘草
＊水煎服
【効能】祛風勝湿

杏蘇散（きょうそさん）172, 174
≪温病条弁≫
紫蘇葉　半夏　茯苓　甘草　前胡　桔梗　枳殻　陳皮　杏仁　生姜　大棗
【効能】発散風寒・宣肺化痰

玉女煎（ぎょくじょせん）186
≪景岳全書≫
石膏（打砕先煎）　知母　麦門冬　熟

291

地黄　牛膝
＊水煎服
【効能】滋陰清胃

玉枢丹（ぎょくすうたん）188
▷別名 紫金錠（しきんじょう）
≪片玉心書≫
雄黄　朱砂　麝香　五倍子　紅芽大戟
山慈姑　続随子
続随子＝千金子（圧搾し油を除いて霜にする）
＊細末として1回0.3〜0.6gを白湯で服用
【効能】解毒辟穢

玉屏風散（ぎょくへいふうさん）170
≪世医得効方≫
黄耆　白朮　防風
＊水煎服
【効能】益気固表・止汗

銀翹散（ぎんぎょうさん）144, 173, 244, 259
≪温病条弁≫
連翹　金銀花　桔梗　荊芥　薄荷　竹葉　甘草　淡豆豉　牛蒡子　芦根
＊水煎服
【効能】辛涼透表・清熱解毒

金鎖固精丸（きんさこせいがん）202, 279
≪医方集解≫
成薬：連鬚　潼蒺藜　芡実　竜骨　牡蛎　蓮肉
＊丸薬とし，1回5〜9gを服用
【効能】固腎渋精

金水六君煎（きんすいりっくんせん）171
▷別名 帰地二陳湯（きちにちんとう）
≪景岳全書≫
当帰　熟地黄　陳皮　半夏　茯苓　炙甘草
＊水煎服
【効能】滋陰化痰

け

桂枝加芍薬湯（けいしかしゃくやくとう）199, 240
≪傷寒論≫
小建中湯から膠飴を除く。
＊水煎服
【効能】温中和脾・柔肝止痛

桂枝加竜骨牡蛎湯（けいしかりゅうこつぼれいとう）278
≪金匱要略≫
桂枝　白芍　甘草　生姜　大棗　竜骨　牡蛎
＊水煎服
【効能】調和営衛・安神

桂枝湯（けいしとう）143, 172, 237, 258
≪傷寒論≫
桂枝　白芍　炙甘草　生姜　大棗
＊水煎服
【効能】解肌発表・調和営衛

桂枝人参湯（けいしにんじんとう）162
≪傷寒論≫
桂枝　炙甘草　白朮　人参　乾姜
＊水煎服
【効能】温裏解表・益気消痞

桂枝茯苓丸（けいしぶくりょうがん）155, 274
≪金匱要略≫
桂枝　茯苓　桃仁　牡丹皮　赤芍
＊粉末とし蜜で丸にする。
1回9g，1日3回服用
【効能】活血化瘀・消癥

桂枝附子湯（けいしぶしとう）210
≪傷寒論≫
桂枝　炙甘草　生姜　大棗　炮附子
＊水煎服
【効能】祛風湿・散寒止痛

桂芍知母湯 (けいしゃくちもとう) 220
　≪金匱要略≫
　　桂枝　白芍　甘草　麻黄　生姜　白朮
　　知母　防風　炮附子
　　＊水煎服
　【効能】祛風湿・温陽・滋陰
啓脾湯 (けいひとう) 182
　≪万病回春≫
　　人参　白朮　茯苓　蓮肉　山薬　山楂
　　子　陳皮　沢瀉　生姜　大棗　炙甘草
　　＊水煎服
　【効能】補気健脾・化湿・滋補脾陰
荊防敗毒散 (けいぼうはいどくさん)
　　　　　　　143, 172, 208, 210, 258
　≪摂生衆妙方≫
　　荊芥　防風　羌活　独活　川芎　柴胡
　　前胡　桔梗　枳殻　茯苓　甘草
　　＊水煎服
　【効能】発散風寒・退熱止痛
桂麻各半湯 (けいまかくはんとう) 237
　≪傷寒論≫
　　＊桂枝湯と麻黄湯の半量ずつを合わせる。
　【効能】辛温解表
血府逐瘀湯 (けっぷちくおとう) 155, 166, 274
　≪医林改錯≫
　　当帰　生地黄　桃仁　紅花　枳殻　赤
　　芍　柴胡　甘草　桔梗　川芎　牛膝
　　＊水煎服
　【効能】活血行瘀・理気止痛
牽正散 (けんせいさん) 209
　≪楊氏家蔵方≫
　　白附子　白僵蚕　全蝎
　　＊水煎服
　【効能】祛風痰・止痙
蠲痺湯 (けんぴとう) 210
　≪医学心悟≫

　　海風藤　独活　羌活　肉桂　当帰　川
　　芎　桑枝　乳香　木香　炙甘草
　　＊水煎服
　【効能】祛風湿

こ

更衣丸 (こういがん) 196
　≪先醒斉医学広筆記≫
　　芦薈　朱砂
　　＊粉末とし酒にて丸とし1回3.5gを服用
　【効能】瀉火通便・辟穢和胃
蒿芩清胆湯 (こうごんせいたんとう)
　　　　　　　147, 245
　≪通俗傷寒論≫
　　青蒿　黄芩　半夏　竹筎　枳殻　茯苓
　　陳皮　碧玉散 (滑石・甘草・青黛を含む)
　　＊水煎服
　【効能】清胆利湿・和胃化痰
香砂六君子湯 (こうしゃりっくんしとう) 180
　≪和剤局方≫
　　木香　縮砂　半夏　人参　白朮　茯苓
　　炙甘草　陳皮　生姜　大棗
　　＊水煎服
　【効能】健脾益気・理気化湿
控涎丹 (こうぜんたん) 231, 265
　≪三因方≫
　　＊大戟・甘遂・白芥子の等量を粉末とし、神麹で糊丸にし1回3〜6gを服用
　【効能】祛痰逐飲
香蘇散 (こうそさん) 260
　≪和剤局方≫
　　香附子　紫蘇葉　陳皮　甘草　生姜
　　大棗
　　＊水煎服
　【効能】理気解表

交泰丸（こうたいがん）166
　≪韓氏医通≫
　　黄連　肉桂
　　＊粉末とし丸にする。1〜2回に分け
　　　て服用
　　【効能】交通心腎
鉤藤飲（こうとういん）193
　≪医宗金鑑≫
　　釣藤鉤　羚羊角（沖服）　全蝎　人参
　　天麻　炙甘草
　　＊水煎服
　　【効能】熄風清熱・益気解痙
厚朴三物湯（こうぼくさんもつとう）176
　≪金匱要略≫
　　厚朴　枳実　大黄
　　＊水煎服
　　【効能】理気通便
五加減正気散（ごかげんしょうきさん）184
　≪温病条弁≫
　　藿香　厚朴　茯苓　陳皮　大腹皮　蒼
　　朮　穀芽
　　＊水煎服
　　【効能】運脾燥湿
杞菊地黄丸（こぎくじおうがん）191
　≪医級≫
　　枸杞子　菊花　熟地黄　茯苓　山薬
　　沢瀉　山茱萸　牡丹皮
　　（六味丸加菊花・枸杞子）
　　＊水煎服
　　【効能】滋腎養肝・明目
黒錫丹（こくしゃくたん）205, 281
　≪和剤局方≫
　　黒錫（鉛）　硫黄　川楝子　胡芦巴
　　木香　附子　肉豆蔲　補骨脂　陽起石
　　沈香　小茴香　肉桂
　　＊粉末にして酒糊丸とし1日1回3〜
　　　9gを服用

　　【効能】温腎陽・散陰寒・鎮逆気・
　　　　　　定虚喘
五積散（ごしゃくさん）136
　≪和剤局方≫
　　白芷　川芎　炙甘草　茯苓　当帰　肉
　　桂　白芍　半夏　陳皮　枳殻　麻黄
　　蒼朮　桔梗　乾姜　厚朴
　　＊水煎服
　　【効能】発表温裏・燥湿健脾・
　　　　　　理気化痰・活血消積
牛車腎気丸（ごしゃじんきがん）204
　▷別名 済生腎気丸（さいせいじんきがん）
　≪済生方≫
　　八味地黄湯加牛膝　車前子
　　＊水煎服
　　【効能】温補腎陽・利水
呉茱萸湯（ごしゅゆとう）136, 183, 186, 188, 198, 269
　≪傷寒論≫
　　呉茱萸　人参　生姜　大棗
　　＊水煎服
　　【効能】温中補虚・降逆止嘔
固衝湯（こしょうとう）280
　≪医学衷中参西録≫
　　炙白朮　生黄耆　竜骨　牡蛎　山茱萸
　　白芍　海螵蛸　茜草　棕櫚炭　五倍子
　　＊水煎服
　　【効能】益気健脾・固衝止血
五仁丸（ごにんがん）177
　≪世医得効方≫
　　桃仁　杏仁　柏子仁　松子仁　郁李仁
　　陳皮
　　＊水煎服
　　【効能】潤腸通便
五磨飲子（ごまいんし）152, 195
　≪医方集解≫
　　烏薬　檳榔　沈香　木香　枳実
　　＊砕いたものに白酒を加えてすりつぶ

294　方剤索引

して濃汁とし湯煎で温めて服用
【効能】下気降逆・開閉
五味消毒飲（ごみしょうどくいん）220
≪医宗金鑑≫
金銀花　野菊花　蒲公英　紫花地丁
紫背天葵子
＊水煎服
【効能】清熱解毒・消散疔瘡
五淋散（ごりんさん）262
≪和剤局方≫
赤茯苓　当帰　生甘草　赤芍　山梔子
＊水煎服
【効能】清熱涼血・利水通淋
五苓散（ごれいさん）276
≪傷寒論≫
白朮　桂枝　猪苓　沢瀉　茯苓
＊水煎服
【効能】通陽化気・利水

さ

犀角地黄湯（さいかくじおうとう）
　　　　　156, 246, 262
≪千金方≫
犀角（先煎）　生地黄　赤芍　牡丹皮
＊水煎服
【効能】清熱解毒・涼血散瘀・清心
柴胡加芒硝湯（さいこかぼうしょうとう）239
≪傷寒論≫
小柴胡湯の1/3量に芒硝を加える。
＊水煎服
【効能】和解半表半裏・清裏熱
柴胡加竜骨牡蛎湯（さいこかりゅうこつぼれいとう）239
≪傷寒論≫
柴胡　黄芩　人参　半夏　竜骨　牡蛎
鉛丹　桂枝　茯苓　大黄　生姜　大棗
＊水煎服

【効能】和解半表半裏・鎮心安神
柴胡桂枝湯（さいこけいしとう）194, 239
≪傷寒論≫
小柴胡湯合桂枝湯
【効能】解肌・和解半表半裏
柴胡疏肝散（さいこそかんさん）152, 268
≪景岳全書≫
柴胡　白芍　枳殻　炙甘草　香附子
川芎　陳皮
＊水煎服
【効能】疏肝行気・活血止痛
柴胡疏肝湯（さいこそかんとう）194
≪医学統旨≫
柴胡　陳皮　川芎　香附子　枳実　白芍　炙甘草　青皮
＊水煎服
【効能】疏肝行気・和血止痛
柴芍六君子湯（さいしゃくりっくんしとう）199
≪和剤局方≫
六君子湯に柴胡・白芍を加える。
＊水煎服
【効能】益気健脾・疏肝止痛
再造散（さいぞうさん）260
≪傷寒六書≫
黄耆　党参　桂枝　白芍　附子　細辛
羌活　防風　川芎　煨姜　生姜　炙甘草　大棗
＊水煎服
【効能】温陽解表
左帰飲（さきいん）126, 202, 205
≪景岳全書≫
熟地黄　山薬　山茱萸　茯苓　炙甘草
枸杞子
＊粉末を1日3〜6ｇ服用
【効能】補肝腎・益精血
左帰丸（さきがん）126, 202, 205

295

≪景岳全書≫
　熟地黄　山薬　枸杞子　山茱萸　菟絲子　鹿角膠　亀板膠　牛膝
　＊蜜丸にし朝晩15gずつを塩湯で服用
　【効能】滋陰填精
左金丸（さきんがん）188, 198, 268
　≪丹溪心法≫
　黄連　呉茱萸
　＊粉末とし水で丸とし1.5〜3gを服用。煎剤としてもよい。
　【効能】辛開苦降・清胃熱・開肝鬱
三黄瀉心湯（さんおうしゃしんとう）
　　　　　139, 156, 164, 262, 264
　≪金匱要略≫
　大黄　黄芩　黄連
　＊水煎服
　【効能】清熱瀉火解毒
三加減正気散（さんかげんしょうきさん）185
　≪温病条弁≫
　藿香　厚朴　茯苓皮　陳皮　杏仁　滑石
　＊水煎服
　【効能】清熱利湿・理気
三甲復脈湯（さんこうふくみゃくとう）
　　　　　159, 193, 281
　≪温病条弁≫
　牡蛎　鼈甲　亀板　炙甘草　生地黄　白芍　麦門冬　麻子仁　阿膠
　＊水煎服
　【効能】滋養精血・育陰潜陽・熄風鎮痙
三子養親湯（さんしようしんとう）226
　≪韓氏医通≫
　蘇子　白芥子　莱菔子
　＊水煎服
　【効能】下気降逆・化痰平喘
酸棗仁湯（さんそうにんとう）163

≪金匱要略≫
　酸棗仁（炒）　知母　川芎　甘草　茯苓
　＊水煎服
　【効能】養血安神・清熱除煩
三仁湯（さんにんとう）244
　≪温病条弁≫
　杏仁　白豆蔲　薏苡仁　厚朴　通草　滑石　竹葉　半夏
　＊水煎服
　【効能】宣通気機・清化湿熱
三妙散（さんみょうさん）217, 220
　≪医学正伝≫
　黄柏　蒼朮　牛膝
　＊粉末を1日1〜2回6〜9gずつ服用
　【効能】通利経絡・清熱化湿
三拗湯（さんようとう）172
　≪和剤局方≫
　麻黄　杏仁　生甘草
　＊粉末にして生姜と水煎服
　【効能】宣肺平喘・止咳

し

滋陰降火湯（じいんこうかとう）
　　　　　172, 205, 263
　≪万病回春≫
　当帰　白芍　生地黄　熟地黄　天門冬　麦門冬　白朮　陳皮　黄柏　知母　甘草　生姜　大棗
　＊水煎服
　【効能】滋陰清熱
四加減正気散（しかげんしょうきさん）184
　≪温病条弁≫
　藿香梗　厚朴　茯苓　陳皮　草果　焦山楂子　神麹
　＊水煎服
　【効能】温中化湿
四逆加人参湯（しぎゃくかにんじんとう）

136, 241
≪傷寒論≫
四逆湯加人参
＊水煎服
【効能】回陽救逆
四逆散（しぎゃくさん）152, 194, 268, 277
≪傷寒論≫
柴胡　白芍　枳実　炙甘草
＊水煎服
【効能】疏肝解鬱・理気和営
四逆湯（しぎゃくとう）126, 136, 241, 269
≪傷寒論≫
熟附子　乾姜　炙甘草
＊水煎服
【効能】回陽救逆・温中止瀉
四君子湯（しくんしとう）150, 162, 166, 180, 271
≪和剤局方≫
人参　茯苓　白朮　炙甘草　大棗　生姜
＊水煎服
【効能】補気健脾
梔子豉湯（ししししとう）245, 262
≪傷寒論≫
山梔子　淡豆豉
＊水煎服
【効能】清熱除煩
四七湯（ししちとう）194
⇨別名**七気湯**（しちきとう）
≪和剤局方≫
半夏　厚朴　茯苓　紫蘇葉　生姜　大棗
（半夏厚朴湯加大棗）
＊水煎服
【効能】理気化痰・散結解鬱
磁朱丸（じしゅがん）281
≪千金方≫
磁石　朱砂　神麹

＊丸剤にして毎日 12ｇを３回に分服
【効能】安心定志・明目
四神丸（ししんがん）181, 279
≪婦人良方≫
補骨脂　五味子　肉豆蔻　呉茱萸　生姜　大棗
＊丸剤にして毎日６～９ｇを湯で服用
【効能】温補脾腎・渋腸止瀉
四生丸（しせいがん）156
≪婦人良方≫
＊生荷葉・生艾葉・生側柏葉・生地黄　各等分を水丸として１回９ｇを服用
【効能】涼血止血
資生丸（しせいがん）182
≪先醒斎医学広筆記≫
人参　白朮　茯苓　山薬　薏苡仁　蓮肉　芡実　炙甘草　陳皮　麦芽　白豆蔻　桔梗　藿香　黄連　白扁豆　山楂子　沢瀉
＊粉末にし１回９ｇを煎服
【効能】益気健脾・滋補脾陰・消導和胃
紫雪丹（しせつたん）168, 223, 282
≪和剤局方≫
成薬：石膏　寒水石　磁石　滑石　青木香　羚羊角　犀角　麝香　沈香　玄参　升麻　丁香　炙甘草　朴硝　硝石　朱砂
＊金箔を含む。１回1.5～３ｇずつを水で服用
【効能】鎮痙開竅・清熱解毒
止嗽散（しそうさん）274
≪医学心悟≫
桔梗　荊芥　紫菀　百部　白前　陳皮　甘草
＊水煎服
【効能】止咳化痰・疏風解表

297

滋燥養営湯（じそうようえいとう）159
　≪医方集解≫
　　当帰　生地黄　熟地黄　白芍　黄芩
　　秦艽　防風　甘草
　　＊水煎服
　【効能】養血潤燥・清熱熄風
七物降下湯（しちもつこうかとう）193
　≪修琴堂≫
　　当帰　川芎　白芍　地黄　黄耆　釣藤
　　鈎　黄柏
　　＊水煎服
　【効能】補血熄風
十灰散（じっかいさん）156, 196, 280
　≪十薬神書≫
　　大薊　小薊　荷葉　側柏葉　茜草根
　　棕櫚皮　牡丹皮　山梔子　生大黄
　　茅根
　　＊黒焼きにして粉末とし毎回9～15ｇ
　　　を大根汁あるいは藕汁にといて服用
　【効能】涼血止血
失笑散（しっしょうさん）162, 166, 274
　≪和剤局方≫
　　炒蒲黄　生蒲黄　炒五霊脂
　　＊水・酒各半量で煎じ短時間沸騰させ
　　　て服用
　【効能】活血化瘀・散結止痛
十棗湯（じっそうとう）231, 265
　≪傷寒論≫
　　＊甘遂・芫花・大戟各等分の粉末を
　　　0.5～3ｇ、大棗8～15ｇの煎汁で
　　　服用
　【効能】攻逐水飲（懸飲）
実脾飲（じっぴいん）181, 204
　≪済生方≫
　　熟附子片　白朮　茯苓　厚朴　大腹皮
　　木瓜　草果　木香　乾姜　炙甘草
　　＊水煎服

　【効能】温陽健脾・行気利水
至宝丹（しほうたん）168, 282
　≪和剤局方≫
　　成薬：麝香　犀角　牛黄　玳瑁　竜脳
　　朱砂　琥珀　雄黄　安息香
　　＊銀箔・金箔を含む。100丸とする。
　　　毎日1～2回1丸ずつ服用
　【効能】清熱解毒・化濁開竅
四磨飲（しまいん）278
　≪済生方≫
　　党参　烏薬　檳榔子　沈香
　　＊水煎服
　【効能】下気解鬱・寛胸
四妙丸（しみょうがん）220
　≪成方便読≫
　　＊黄柏・蒼朮・牛膝・薏苡仁の等量を
　　　粉末にし1回6～9ｇを湯で服用
　【効能】清熱利湿
指迷茯苓丸（しめいぶくりょうがん）231
　≪証治準縄≫
　　製半夏　茯苓　枳殻　風化朴硝
　　＊粉末にして生姜糊で丸とし、毎回
　　　2～5ｇを服用
　【効能】燥湿行気・消頑痰
四物湯（しもつとう）153, 163, 189, 271
　≪和剤局方≫
　　熟地黄　当帰　白芍　川芎
　　＊水煎服
　【効能】補血和血・活血調経
炙甘草湯（しゃかんぞうとう）162
　⇨別名**復脈湯**（ふくみゃくとう）
　≪傷寒論≫
　　炙甘草　人参　阿膠　生姜　桂枝　麦
　　門冬　麻子仁　生地黄　大棗
　　＊水煎服
　【効能】益気補血・滋陰復脈
芍薬甘草湯（しゃくやくかんぞうとう）

298　　方剤索引

199, 268
≪傷寒論≫
白芍　炙甘草
【効能】柔肝止痙・緩急止痛
沙参麦冬湯（しゃじんばくどうとう）
　　　126, 171, 184
≪温病条弁≫
沙参　玉竹　生甘草　桑葉　麦門冬
生扁豆　天花粉
＊水煎服
【効能】清熱生津・潤肺養胃
瀉白散（しゃはくさん）173, 262
　⇨別名**瀉肺散**（しゃはいさん）
≪小児薬証直訣≫
地骨皮　桑白皮　炙甘草　粳米
＊水煎服
【効能】清瀉肺熱・止咳平喘
砂半理中湯（しゃはんりちゅうとう）
　　　181, 183
≪経験方≫
理中湯に縮砂3g・半夏6gを加える。
＊水煎服
【効能】温中散寒・補気健脾・
　　　　和胃止嘔
舟車丸（しゅうしゃがん）265
≪景岳全書≫
黒牽牛子（研末）　甘遂（煨）　芫花
大戟　大黄　青皮　陳皮　木香
檳榔　軽粉
＊細末を水で丸として1回6gを早朝
　空腹時に湯で服用
【効能】消除水腫・行気逐水
十全大補湯（じゅうぜんたいほとう）157
≪和剤局方≫
当帰　川芎　白芍　熟地黄　人参　白
朮　茯苓　炙甘草　黄耆　肉桂(冲服)
生姜　大棗

＊水煎服
【効能】補気養血・補陽温腎
十味敗毒湯（じゅうみはいどくとう）210
≪華岡青洲≫
柴胡　桔梗　独活　川芎　防風　茯苓
樸樕　荊芥　甘草　生姜
＊水煎服
【効能】発汗解表・消瘡止痛
縮泉丸（しゅくせんがん）202, 279
≪婦人良方≫
＊烏薬・益智仁の等量の粉末を山薬で
　丸とする。1日1〜2回6gずつ服用
【効能】補腎縮尿
朱砂安神丸（しゅしゃあんしんがん）166, 281
≪医学発明≫
黄連　朱砂　生地黄　当帰　炙甘草
＊丸とし1回6〜9gを服用
【効能】清熱瀉火・鎮心安神
潤腸湯（じゅんちょうとう）177, 265
≪万病回春≫
当帰　生地黄　熟地黄　麻子仁　桃仁
杏仁　枳殻　厚朴　黄芩　大黄　甘草
＊水煎服
【効能】潤腸通便
小活絡丹（しょうかつらくたん）210
≪和剤局方≫
成薬：乳香　没薬　烏頭　地竜　胆南星
＊細末とし蜜で丸とする。
　1日1〜2回3gずつ服用。
　糊丸としてもよい。
【効能】散寒止痛・活絡
小陥胸湯（しょうかんきょうとう）228
≪傷寒論≫
黄連　製半夏　栝楼仁
＊水煎服
【効能】清熱化痰・寛胸降逆
承気湯類（じょうきとうるい）139, 238, 245

299

⇨大承気湯・小承気湯・調胃承気湯の
　総称
小薊飲子（しょうけいいんし）156, 196
　≪済生方≫
　　生地黄　小薊　滑石　通草　炒蒲黄
　　淡竹葉　藕節　当帰　山梔子　炙甘草
　　＊水煎服
　　【効能】清熱利湿・涼血止血
小建中湯（しょうけんちゅうとう）199
　≪傷寒論≫
　　桂枝　炙甘草　大棗　白芍　生姜
　　＊煎じて滓を去り膠飴60ｇを溶かし
　　　温服
　　【効能】温中補虚・緩急止痛
小柴胡湯（しょうさいことう）147, 239, 267
　≪傷寒論≫
　　柴胡　黄芩　製半夏　人参　生姜　炙
　　甘草　大棗
　　＊水煎服
　　【効能】和解半表半裏
生地黄散（しょうじおうさん）156
　≪素問病機気宜保命集≫
　　枸杞子　地骨皮　天門冬　白芍　黄芩
　　黄耆　熟地黄　生地黄　甘草
　　【効能】清熱涼血・滋陰
小承気湯（しょうじょうきとう）238, 264
　≪傷寒論≫
　　厚朴　大黄　枳実
　　＊水煎服
　　【効能】利気破結・通便
小青竜湯（しょうせいりゅうとう）175, 228,
　　　　　　　　　　　　231, 260, 274
　≪傷寒論≫
　　麻黄　桂枝　白芍　細辛　乾姜　五味
　　子　製半夏　炙甘草
　　＊水煎服
　　【効能】温肺化飲・止咳平喘

滌痰湯（じょうたんとう）167
　≪済生方≫
　　製半夏　胆南星　橘紅　枳実　茯苓
　　人参　菖蒲　竹筎　甘草
　　＊水煎服
　　【効能】豁痰開竅
小半夏加茯苓湯（しょうはんげかぶくりょう
　　　　とう）183, 188, 278
　≪金匱要略≫
　　半夏　生姜　茯苓
　　＊水煎服
　　【効能】和胃降逆・化痰利水
小半夏湯（しょうはんげとう）152, 183, 278
　≪金匱要略≫
　　半夏　生姜
　　＊水煎服
　　【効能】和胃降逆
消風散（しょうふうさん）210, 217
　≪外科正宗≫
　　当帰　生地黄　防風　蟬退　知母　苦
　　参　胡麻仁　荊芥　蒼朮　牛蒡子　石
　　膏　生甘草　木通
　　＊水煎服
　　【効能】疏風養血・清熱除湿
少腹逐瘀湯（しょうふくちくおとう）274
　≪医林改錯≫
　　肉桂　小茴香　乾姜　延胡索　没薬
　　当帰　川芎　赤芍　蒲黄　五霊脂
　　＊水煎服
　　【効能】温中・活血化瘀・行気止痛
升麻葛根湯（しょうまかっこんとう）259
　≪閻氏小児方論≫
　　升麻　葛根　赤芍　甘草
　　＊水煎服
　　【効能】解肌透疹・清熱解毒
生脈散（しょうみゃくさん）127, 166, 171,
　　　　　　　223

≪内外傷弁惑論≫
麦門冬　人参　五味子
＊水煎服
【効能】益気生津
逍遙散（しょうようさん）194, 199, 267, 268, 277
≪和剤局方≫
柴胡　当帰　白芍　白朮　茯苓　薄荷　生姜　炙甘草
＊水煎服
【効能】疏肝解鬱・健脾養血
四苓湯（しれいとう）276
≪温疫論≫
茯苓　沢瀉　猪苓　陳皮
＊水煎服
【効能】行気利水・止瀉
参蛤散（じんかいさん）205
≪済生方≫
人参　蛤蚧
＊粉末にして1日2, 3回1gずつ服用
【効能】補益肺腎・定喘
新加香薷飲（しんかこうじゅいん）223, 244
≪温病条弁≫
香薷　金銀花　鮮扁豆花　厚朴　連翹
＊水煎服
【効能】清熱解暑
沈香降気散（じんこうこうきさん）195
≪和剤局方≫
沈香　香附子　縮砂　炙甘草
＊細末とし1日2回3gずつ服用
【効能】理気止痛・寛胸
神犀丹（しんさいたん）168, 282
≪温熱経緯≫
犀角　菖蒲　黄芩　生地黄　金銀花　連翹　板藍根　淡豆豉　玄参　天花粉　紫根　金汁（または人中黄）
＊細末にして蜜丸とし、1回1.5〜3g服用
【効能】清熱涼血・解毒
真人養臓湯（しんじんようぞうとう）176, 279
▷別名**養臓湯**（ようぞうとう）
≪和剤局方≫
煨肉豆蔲　罌粟殻　訶子　白芍　白朮　当帰　人参　炙甘草　肉桂　木香　生姜　大棗
＊粗末とし、1回6gを水煎服
【効能】温中健脾・渋腸固脱
身痛逐瘀湯（しんつうちくおとう）210, 274
≪医林改錯≫
秦艽　川芎　桃仁　紅花　甘草　羌活　没薬　当帰　五霊脂　香附子　牛膝　地竜
＊水煎服
【効能】活血化瘀・祛風湿
参附湯（じんぶとう）127, 162, 166, 269
≪校注婦人良方≫
人参　附子（炮）　生姜　大棗
＊水煎服
【効能】回陽益気・救脱
真武湯（しんぶとう）181, 204, 269
≪傷寒論≫
熟附子　茯苓　白芍　白朮　生姜
＊水煎服
【効能】温陽利水
参附竜牡湯（じんぶりゅうぼとう）127
≪方剤学≫
人参　附子　竜骨　牡蛎
＊水煎服
【効能】回陽益気・固脱・斂汗
参苓白朮散（じんりょうびゃくじゅつさん）150, 170, 180, 182, 184, 187, 271
≪和剤局方≫
人参　茯苓　白朮　蓮肉　山薬　薏苡仁　白扁豆　縮砂　桔梗　炙甘草

＊水煎服

【効能】健脾益気・和胃止瀉

参赭鎮気湯（じんしゃちんきとう）

≪医学衷中参西録≫

野党参　代赭石　生芡実　生山薬　山茱萸　生竜骨　生牡蛎　生白芍　紫蘇子

【効能】補腎降逆・下気平喘

せ

清胃散（せいいさん）186

≪蘭室秘蔵≫

生地黄　牡丹皮　黄連　当帰　升麻

＊水煎服

【効能】清胃・解熱毒

清瘟敗毒飲（せいうんはいどくいん）246

≪疫疹一得≫

石膏　生地黄　犀角　黄連　山梔子　桔梗　黄芩　知母　赤芍　玄参　連翹　甘草　牡丹皮　竹葉

＊水煎服

【効能】清熱解毒・瀉火・涼血・養陰

清営湯（せいえいとう）245, 262

≪温病条弁≫

犀角　生地黄　玄参　竹葉心　金銀花　連翹　黄連　丹参　麦門冬

＊水煎服

【効能】清熱解毒・涼営清心

清気化痰丸（せいきけたんがん）228

≪医方考≫

栝楼仁　陳皮　黄芩　杏仁　枳実　茯苓　胆南星　製半夏

＊姜汁で丸にし、1回6gを湯で服用

【効能】清化熱痰・下気止咳

清宮湯（せいきゅうとう）245

≪温病条弁≫

玄参心　蓮子心　竹葉心　連翹心　犀角（沖服）　帯心麦門冬

＊水煎服

【効能】清心解毒・養陰

清金化痰湯（せいきんけたんとう）228

≪統旨方≫

黄芩　山梔子　知母　桑白皮　栝楼仁　貝母　麦門冬　茯苓　陳皮　桔梗　甘草

＊水煎服

【効能】清肺化痰

青蒿鼈甲湯（せいこうべっこうとう）139

≪温病条弁≫

青蒿　鼈甲　生地黄　知母　牡丹皮

＊水煎服

【効能】滋陰涼血・生津清熱

清骨散（せいこつさん）139

≪証治準縄≫

銀柴胡　胡黄連　秦艽　鼈甲　地骨皮　青蒿　知母　甘草

＊水煎服

【効能】清虚熱

清上防風湯（せいじょうぼうふうとう）210, 264

≪万病回春≫

防風　荊芥　連翹　山梔子　黄連　黄芩　薄荷　川芎　白芷　桔梗　枳殻　甘草

＊水煎服

【効能】祛風清熱・解毒排膿

清心蓮子飲（せいしんれんしいん）164

≪和剤局方≫

黄芩　麦門冬　地骨皮　車前子　炙甘草　石蓮子　茯苓　黄耆　人参

＊粉末にして1回9gを空腹時に服用

【効能】益気滋陰・清心火・止淋濁

清燥救肺湯（せいそうきゅうはいとう）171, 174, 228, 274

≪医門法律≫
桑葉　石膏　人参（または沙参）　甘草　胡麻仁　阿膠　麦門冬　杏仁　枇杷葉
＊水煎服
【効能】清肺潤燥

清寧丸（せいねいがん）196
　▷別名 青麟丸（せいりんがん）
　≪全国中薬成薬処方集≫（北京方）
　成薬：大黄　緑豆　車前草　白朮　半夏　香附子　黒豆　厚朴　桑葉　麦芽　橘皮　側柏葉　桃樹枝　牛乳
　＊1回9gを1日1〜2回服用
　【効能】清火・利湿熱・緩下

清肺湯（せいはいとう）171, 228
　≪万病回春≫
　甘草　黄芩　桔梗　茯苓　陳皮　当帰　貝母　桑白皮　天門冬　山梔子　杏仁　麦門冬　五味子　生姜　大棗
　＊水煎服
　【効能】清肺養陰・理気化痰

石葦散（せきいさん）206, 274
　≪普済方≫
　石葦　木通　車前子　瞿麦　滑石　楡白皮　冬葵子　赤茯苓
　＊水煎服
　【効能】清熱瀉火・利水通淋

川芎茶調散（せんきゅうちゃちょうさん）143
　≪和剤局方≫
　川芎　細辛(香附子とするものもある)　白芷　羌活　防風　荊芥　薄荷　甘草
　＊細末にして1回9gを茶で服用。水煎してもよい。
　【効能】祛風散寒・止痛

千金葦茎湯（せんきんいけいとう）173
　≪千金要方≫
　芦根（葦茎）　生薏苡仁　冬瓜仁　桃仁

＊水煎服
【効能】清肺化痰・逐瘀排膿

茜根散（せんこんさん）156
　≪景岳全書≫
　茜草根　側柏葉　生地黄　黄芩　阿膠　生姜
　＊水煎服
　【効能】滋陰降火・涼血止血

旋覆花代赭石湯（せんぷくかたいしゃせきとう）152, 188, 278
　≪傷寒論≫
　旋覆花　人参　代赭石　法半夏　生姜　炙甘草　大棗
　＊水煎服
　【効能】降逆化痰・益気和胃

そ

増液承気湯（ぞうえきじょうきとう）245, 266
　≪温病条弁≫
　玄参　生地黄　麦門冬　生大黄　芒硝
　＊水煎服
　【効能】滋陰瀉下・泄熱通便

桑菊飲（そうぎくいん）144, 173, 244, 259
　≪温病条弁≫
　桑葉　菊花　連翹　薄荷　杏仁　桔梗　生甘草　鮮芦根
　＊水煎服
　【効能】疏風清熱・宣肺

桑杏湯（そうきょうとう）174, 228, 244
　≪温病条弁≫
　桑葉　杏仁　沙参　浙貝母　淡豆豉　山梔子　梨皮
　＊水煎服
　【効能】疏風潤燥・清肺止咳

葱白七味飲（そうはくしちみいん）260
　≪外台秘要≫
　葱白　葛根　麦門冬　生地黄　淡豆豉

303

生姜
*水煎服
【効能】養血解表

桑螵蛸散（そうひょうしょうさん）202, 279
≪本草衍義≫
桑螵蛸 遠志 菖蒲 竜骨 人参 茯神 当帰 亀板
*水煎服
【効能】調補心腎・固精止遺

疎経活血湯（そけいかっけつとう）210
≪万病回春≫
生地黄 蒼朮 牛膝 威霊仙 陳皮 桃仁 川芎 防已 羌活 防風 竜胆 白芷 茯苓 甘草 当帰 白芍 生姜
*水煎服
【効能】活血・祛風湿・補血

蘇合香丸（そごうこうがん）166, 167, 282
≪和剤局方≫
朱砂 青木香 蘇合香油 訶子 蓽撥 沈香 香附子 麝香 犀角 檀香 丁香 竜脳 安息香 白朮 燻陸香（＝乳香）
*細末を蜜で丸とする。1回3gを服用
【効能】開竅辟穢

蘇子降気湯（そしこうきとう）152, 175, 278
≪和剤局方≫
炒蘇子 半夏 炙甘草 肉桂 前胡 陳皮 厚朴 当帰 生姜 大棗 蘇葉
*水煎服
【効能】降気平喘・温化痰飲

た

大安丸（だいあんがん）187, 273
≪丹渓心法≫
保和丸加白朮
【効能】消積補脾

大黄䗪虫丸（だいおうしゃちゅうがん）155
≪金匱要略≫
䗪虫 水蛭 大黄 乾地黄 杏仁 桃仁 乾漆 甘草 虻虫 赤芍 黄芩 蠐螬
*細末を蜂蜜で丸とし1日3～6gを温酒で服用
【効能】破血消癥・逐瘀通経

大黄附子湯（だいおうぶしとう）265
≪金匱要略≫
大黄 炮附子 細辛
*水煎服
【効能】温経散寒・通便止痛

大黄牡丹皮湯（だいおうぼたんぴとう）176, 264
≪金匱要略≫
大黄 牡丹皮 桃仁 冬瓜仁 芒硝
*水煎服
【効能】清熱逐瘀・散血消癰

大陥胸湯（だいかんきょうとう）265
≪傷寒論≫
大黄 芒硝 煨甘遂
*水煎服
【効能】清熱逐水

大建中湯（だいけんちゅうとう）136, 186, 269
≪金匱要略≫
蜀淑 乾姜 人参 膠飴
*水煎服
【効能】温中補虚・降逆止痛

大柴胡湯（だいさいことう）194, 197, 198, 239
≪傷寒論≫
柴胡 黄芩 半夏 大黄 枳実 白芍 生姜 大棗
*水煎服
【効能】和解少陽・泄下熱結

大承気湯（だいじょうきとう）176, 238, 264
≪傷寒論≫

厚朴　大黄　枳実　芒硝
＊水煎服
【効能】清熱行気瀉下

大秦艽湯（だいじんぎょうとう）209
　　≪保命集≫
　　秦艽　甘草　川芎　当帰　白芍　細辛
　　羌活　防風　黄芩　石膏　白芷　白朮
　　生地黄　熟地黄　茯苓　独活
　　＊水煎服
　　【効能】祛風清熱・養血活血

大青竜湯（だいせいりゅうとう）141
　　≪傷寒論≫
　　麻黄　桂枝　杏仁　炙甘草　生石膏
　　生姜　大棗
　　＊水煎服
　　【効能】辛温解表・清熱除煩

大定風珠（だいていふうしゅ）193, 281
　　≪温病条弁≫
　　牡蛎　鼈甲　亀板　炙甘草　生地黄
　　生白芍　麦門冬　麻子仁　阿膠　五味
　　子　卵黄
　　＊阿膠・卵黄以外のものを煎じ、かす
　　　を去り阿膠を加えて再び火にかけ、
　　　とかしてのち卵黄を加える。
　　【効能】滋液熄風

大補陰丸（だいほいんがん）139, 192, 205
　　≪丹溪心法≫
　　黄柏　知母　熟地黄　亀板
　　＊細末を蜂蜜で丸とし朝夕９ｇずつ服用
　　【効能】滋陰清熱

達原飲（たつげんいん）147, 245, 267
　　≪温疫論≫
　　檳榔子　厚朴　草果　白芍　知母　黄
　　芩　甘草
　　＊水煎服
　　【効能】辟穢化濁・開達膜原・截瘧

暖肝煎（だんかんせん）197, 270

≪景岳全書≫
小茴香　肉桂　烏薬　当帰　枸杞子
茯苓　沈香末　生姜
＊水煎服
【効能】温補肝腎・理気散寒

胆道排石湯（たんどうはいせきとう）
　　　　　197, 274
　　≪天津南開医院≫
　　茵蔯　金銭草　山梔炭　柴胡　丹参
　　枳殻　赤芍　白芍　木香
　　＊水煎服
　　【効能】清熱利湿・行気止痛・
　　　　　利胆排石

ち

治頭瘡一方（ちずそういっぽう）210
　　≪経験方≫
　　連翹　蒼朮　川芎　防風　忍冬藤　荊
　　芥　生甘草　紅花　大黄
　　【効能】疏風活血・清熱解毒・祛湿

知柏地黄丸（ちばくじおうがん）139, 166,
　　　　　205, 263, 271
　　≪医宗金鑑≫
　　知母　黄柏　熟地黄　山茱萸　山薬
　　茯苓　沢瀉　牡丹皮
　　＊水煎服
　　【効能】滋陰瀉火

調胃承気湯（ちょういじょうきとう）
　　　　　186, 238, 264
　　≪傷寒論≫
　　大黄　炙甘草　芒硝
　　＊水煎服
　　【効能】清熱瀉下・調中和胃

丁香柿蔕湯（ちょうこうしていとう）
　　　　　152, 188, 278
　　≪証因脈治≫
　　丁香　柿蔕　人参　生姜

305

＊水煎服
【効能】温胃散寒・下気降逆
丁萸理中湯（ちょうゆりちゅうとう）181, 183
≪経験方≫
理中湯に丁香・呉茱萸を加える。
＊水煎服
【効能】温中散寒・補気健脾・温胃止嘔
猪苓湯（ちょれいとう）206, 276
≪傷寒論≫
猪苓　茯苓　滑石　沢瀉　阿膠
＊水煎服
【効能】滋陰清熱利水
鎮肝熄風湯（ちんかんそくふうとう）192
≪医学衷中参西録≫
牛膝　代赭石　竜骨　牡蛎　亀板　白芍　玄参　天門冬　川楝子　麦芽　茵蔯　甘草
＊水煎服
【効能】鎮肝熄風
珍珠母丸（ちんじゅもがん）192
≪普済本事方≫
真珠母　当帰　熟地黄　人参　酸棗仁　柏子仁　犀角　茯神　沈香　竜歯
＊蜜丸にして朱砂でまぶし，1日2回3gずつ服用
【効能】滋陰養血・鎮心安神

つ

通竅活血湯（つうきょうかっけつとう）166
≪医林改錯≫
赤芍　川芎　桃仁　紅花　生姜　葱白　大棗　麝香
＊水煎服
【効能】活血通竅・祛瘀通経
痛瀉要方（つうしゃようほう）199, 268
≪景岳全書≫

防風　白朮　白芍　陳皮
＊水煎服
【効能】柔肝止痛・健脾止瀉
通導散（つうどうさん）155, 266
≪万病回春≫
大黄　枳殻　当帰　芒硝　厚朴　陳皮　木通　紅花　蘇木　甘草
＊水煎服
【効能】行気・破血逐瘀

て

定癇丸（ていかんがん）230, 275
≪証治準縄≫
天南星　蝎尾　烏梢蛇　姜半夏　白附子　熊胆　明礬　蜈松
＊粉末を小豆大の丸とし，朱砂をまぶす。毎回2〜3丸を服用
【効能】熄風定驚・祛痰
定喘湯（ていぜんとう）173, 228, 274
≪摂生衆妙方≫
銀杏　麻黄　款冬花　姜半夏　桑白皮　蘇子　黄芩　杏仁　甘草
＊水煎服
【効能】宣肺平喘・清熱化痰
抵当丸（ていとうがん）155
≪傷寒論≫
水蛭　虻虫　桃仁　大黄
＊粉末を蜂蜜で丸とし，1日1回3gずつ服用
【効能】破血逐瘀
抵当湯（ていとうとう）237
≪傷寒論≫
水蛭　虻虫　桃仁　大黄
＊水煎服
【効能】攻下瘀熱
葶藶大棗瀉肺湯（ていれきたいそうしゃはいとう）231, 265

≪金匱要略≫
葶藶子　大棗
＊水煎服
【効能】瀉痰行水・降気平喘

天台烏薬散（てんだいうやくさん）197
≪医学発明≫
烏薬　木香　小茴香　青皮　高良姜　檳榔子　川楝子
＊水煎服
【効能】疏肝理気・散寒止痛

天王補心丹（てんのうほしんたん）164, 166
≪摂生秘剖≫
人参　玄参　丹参　茯神　遠志　桔梗　当帰　天門冬　麦門冬　五味子　柏子仁　酸棗仁　生地黄
＊粉末にして蜂蜜で丸にし、1回9gを湯で服用
【効能】滋陰・養心安神

天麻鉤藤飲（てんまこうとういん）192, 281
≪雑病証治新義≫
天麻　釣藤鉤　石決明　山梔子　黄芩　杜仲　牛膝　夜交藤　茯神　益母草　桑寄生
＊水煎服
【効能】平肝熄風・滋陰清熱

と

桃核承気湯（とうかくじょうきとう）155, 266
≪傷寒論≫
桃仁　桂枝　生大黄　芒硝　炙甘草
＊水煎服
【効能】破血逐瘀

桃花湯（とうかとう）176
≪傷寒論≫
赤石脂　乾姜　粳米（あるいは高粱米）
＊水煎服
【効能】温中・渋腸止痢

当帰飲子（とうきいんし）159
≪済生方≫
当帰　白芍　生地黄　何首烏　川芎　白蒺藜　防風　荊芥　黄耆　炙甘草
【効能】養血潤燥・祛風

当帰建中湯（とうきけんちゅうとう）199
≪千金翼方≫
小建中湯に当帰を加える。
＊水煎服
【効能】温中補血・柔肝緩急

当帰四逆加呉茱萸生姜湯（とうきしぎゃくかごしゅゆしょうきょうとう）197, 270
≪傷寒論≫
当帰四逆湯に呉茱萸・生姜を加える。
【効能】温経散寒・養血通脈

当帰四逆湯（とうきしぎゃくとう）136, 197, 270
≪傷寒論≫
当帰　桂枝　白芍　細辛　炙甘草　通草　大棗
＊水煎服
【効能】温経散寒・養血通脈

当帰補血湯（とうきほけつとう）157, 189, 271
≪内外傷弁惑論≫
当帰　黄耆
＊水煎服
【効能】補気生血

当帰六黄湯（とうきりくおうとう）278
≪蘭室秘蔵≫
当帰　生地黄　熟地黄　黄連　黄芩　黄柏　黄耆
＊水煎服
【効能】滋陰清熱・固表止汗

当帰竜薈丸（とうきりゅうかいがん）196
≪宣明論≫
当帰　竜胆草　黄柏　黄連　黄芩　山梔子　大黄　青黛　芦薈　木香　麝香

307

＊小豆大の丸とし，1日2～3回3g
　　　ずつを生姜湯にて服用
　【効能】清瀉肝胆実火
桃紅四物湯（とうこうしもつとう）155，274
　≪医宗金鑑≫
　　桃仁　紅花　川芎　当帰　赤芍　熟
　　地黄
　　＊水煎服
　【効能】活血化瘀・補血・調経
導赤散（どうせきさん）156，164
　≪小児薬証直訣≫
　　竹葉　木通　生地黄　甘草梢
　　＊水煎服
　【効能】清熱利尿
導痰湯（どうたんとう）230
　≪済生方≫
　　半夏　天南星　枳実　茯苓　陳皮　甘
　　草　生姜
　　＊水煎服
　【効能】熄風滌痰・利気化湿
都気丸（ときがん）172，205
　　⇨別名七味都気丸（しちみときがん）
　≪医宗己任編≫
　　熟地黄　山茱萸　山薬　沢瀉　牡丹皮
　　茯苓　五味子
　　＊蜜で丸とし，1回9gをうすい塩湯
　　　で服用
　【効能】滋腎納気
独参湯（どくじんとう）127，136，162，166
　≪十薬神書≫
　　人参
　　＊水煎服
　【効能】益気固脱
独活寄生湯（どっかつきせいとう）210
　≪千金方≫
　　独活　桑寄生　防風　秦艽　杜仲　細
　　辛　当帰　党参　熟地黄　茯苓　白芍

　　牛膝　川芎　肉桂末（沖服）　甘草
　　＊水煎服
　【効能】祛風湿・補気血・益肝腎

───────── な ─────────

内消瘰癧丸（ないしょうるいれきがん）
　　　　231，274
　≪瘍医大全≫
　　玄参　天花粉　甘草　青塩　白蘞　当
　　帰　海藻　枳殻　桔梗　浙貝母　大黄
　　薄荷　連翹　海粉　生地黄
　　＊細末とし，夏枯草240gの煎液と玄
　　　明粉30gで丸にする。1日2回6～
　　　9gを湯で服用
　【効能】軟堅散結・化痰消瘦

───────── に ─────────

二甲復脈湯（にこうふくみゃくとう）193
　≪温病条弁≫
　　加減復脈湯に牡蛎・鼈甲を加える。
　　＊水煎服
　【効能】滋陰養血・潜陽熄風
二至丸（にしがん）191，205
　≪医方集解≫
　　＊女貞子・旱蓮草の等量を蜂蜜で丸と
　　　し，1日2回9gずつ服用
　【効能】益肝腎・補陰
二朮湯（にじゅつとう）210
　≪万病回春≫
　　蒼朮　白朮　天南星　陳皮　茯苓　香
　　附子　黄芩　威霊仙　羌活　甘草　姜
　　半夏　生姜
　　＊水煎服
　【効能】祛風湿・化痰
二陳湯（にちんとう）275
　≪和剤局方≫
　　陳皮　製半夏　茯苓　炙甘草　生姜

＊水煎服
【効能】燥湿化痰・理気和中
二妙散（にみょうさん）217
　≪丹渓心法≫
　＊黄柏・蒼朮の等量を粉末とし、1日2回6〜9gずつを湯で服用
　【効能】清熱化湿
人参胡桃湯（にんじんことうとう）205
　≪済生方≫
　人参　胡桃肉　生姜
　＊水煎服
　【効能】補肺腎・定喘
人参湯（にんじんとう）136, 181, 269
　≪傷寒論≫
　人参（党参）　白朮　乾姜　炙甘草
　＊水煎服
　【効能】温中散寒・健脾補気
人参養栄湯（にんじんようえいとう）164
　≪和剤局方≫
　黄耆　人参　白朮　茯苓　熟地黄　当帰　白芍　肉桂　遠志　五味子　陳皮　炙甘草　大棗　生姜
　＊水煎服
　【効能】補気養血・寧心安神・止咳化痰

は

貝母栝楼散（ばいもかろさん）228
　≪医学心悟≫
　貝母　栝楼　天花粉　茯苓　陳皮　桔梗
　＊水煎服
　【効能】潤肺清熱・理気化痰
白通湯（はくつうとう）241, 269
　≪傷寒論≫
　葱白　乾姜　附子
　＊水煎服
　【効能】回陽救逆・引火帰原

白頭翁湯（はくとうおうとう）176, 262
　≪傷寒論≫
　白頭翁　黄連　黄柏　秦皮
　＊水煎服
　【効能】清熱燥湿・涼血解毒・止痢
麦味地黄湯（ばくみじおうとう）172
　≪寿世保元≫
　六味丸加五味子　麦門冬
　【効能】滋補肺腎陰
麦門冬湯（ばくもんどうとう）171
　≪金匱要略≫
　麦門冬　法半夏　人参　甘草　粳米　大棗
　＊水煎服
　【効能】滋養胃津・降逆下気
柏葉湯（はくようとう）156, 182
　≪金匱要略≫
　側柏葉　艾葉　炮姜
　＊水煎服
　【効能】温中止血
八味地黄丸（はちみじおうがん）126, 136, 203, 271
　≪金匱要略≫
　⇨別名**八味丸**（はちみがん），**八味腎気丸**（はちみじんきがん）
　熟地黄　山薬　山茱萸　沢瀉　茯苓　牡丹皮　桂枝　附子
　＊蜜丸とし、1回6g，1日2〜3回服用
　【効能】温補腎陽
八正散（はっしょうさん）206
　≪和剤局方≫
　萹蓄　木通　瞿麦　山梔子　滑石　車前子　大黄　炙甘草　灯心草
　＊水煎服
　【効能】清熱瀉火・利尿通淋
八珍湯（はっちんとう）157, 189

309

《正体類要》
人参　白朮　茯苓　炙甘草　熟地黄
生姜　当帰　大棗　川芎　白芍
＊水煎服
【効能】補益気血
半夏厚朴湯（はんげこうぼくとう）
　　　　　194, 268, 277
≪金匱要略≫
製半夏　厚朴　茯苓　紫蘇葉　生姜
＊水煎服
【効能】理気降逆・化痰散結
半夏瀉心湯（はんげしゃしんとう）268
≪傷寒論≫
半夏　黄芩　乾姜　人参　炙甘草　黄連　大棗
＊水煎服
【効能】辛開苦降・和胃降逆・開結散痞
半夏白朮天麻湯（はんげびゃくじゅつてんまとう）230, 275
≪脾胃論≫
製半夏　天麻　白朮　麦芽　陳皮　神麴　蒼朮　人参　黄耆　茯苓　沢瀉
黄柏（または黄芩）　乾姜
＊水煎服
【効能】健脾燥湿・化痰熄風
半硫丸（はんりゅうがん）265
≪和剤局方≫
＊半夏・硫黄の等量を生姜汁で煮つめて小豆大の丸とし，1回3〜6gを酒か生姜汁で服用
【効能】散寒通便

ひ

百合固金湯（びゃくごうこきんとう）172
≪医方集解≫
百合　生地黄　熟地黄　玄参　川貝母
桔梗　麦門冬　白芍　当帰　甘草
＊水煎服
【効能】滋陰清熱・潤肺化痰
白虎加桂枝湯（びゃっこかけいしとう）220
≪金匱要略≫
白虎湯加桂枝
＊水煎服
【効能】清熱・通陽解肌
白虎加人参湯（びゃっこかにんじんとう）
　　　　　159, 222, 238, 245
≪傷寒論≫
白虎湯加人参
＊水煎服
【効能】清熱・益気生津
白虎湯（びゃっことう）139, 186, 238, 245, 262
≪傷寒論≫
生石膏　知母　炙甘草　粳米
＊水煎服
【効能】清気熱・瀉胃火・止渇

ふ

不換金正気散（ふかんきんしょうきさん）276
≪和剤局方≫
藿香　蒼朮　厚朴　製半夏　陳皮
甘草
＊細末とし，1日3回3gずつを生姜1g，大棗3gの煎汁で服用
【効能】芳香化湿・健脾止瀉
復元活血湯（ふくげんかっけつとう）274
≪医学発明≫
桃仁　紅花　柴胡　炮穿山甲　大黄
当帰　天花粉　甘草
＊水煎服
【効能】疏肝通絡・活血化瘀
茯苓飲（ぶくりょういん）229, 275

≪金匱要略≫
茯苓　人参　白朮　枳実　陳皮　生姜
＊水煎服
【効能】行気利水・健脾和胃

附子理中湯（ぶしりちゅうとう）126, 136, 181, 186, 213, 240, 269, 271
≪閻氏小児方論≫
熟附子　乾姜　党参　白朮　炙甘草
＊水煎服
【効能】温陽散寒・健脾益気

へ

平胃散（へいいさん）276
≪和剤局方≫
蒼朮　厚朴　陳皮　甘草　生姜　大棗
＊水煎服
【効能】燥湿健脾

平咳合剤（へいがいごうざい）274
≪上海竜華医院≫
半夏　陳皮　厚朴　蒼朮
＊水煎服
【効能】燥湿化痰・止咳

鼈甲煎丸（べっこうせんがん）195, 274
≪金匱要略≫
鼈甲　射干　黄芩　柴胡　地虱　乾姜
大黄　赤芍　桂枝　葶藶子　石葦　厚
朴　牡丹皮　瞿麦　凌霄花　半夏　人
参　䗪虫　阿膠　露蜂房　赤硝　蜣蜋
桃仁
＊丸とし、1日3回3ｇずつ服用
【効能】活血通絡・消痞塊

鼈甲養陰煎（べっこうよういんせん）192
≪中医婦科治療学≫
鼈甲　亀板　生地黄　白芍　枸杞子
牡丹皮　地骨皮　夜交藤　茯神
＊水煎服
【効能】滋陰清熱・潜陽

ほ

防已黄耆湯（ぼういおうぎとう）175
≪金匱要略≫
木防已　黄耆　白朮　生姜　炙甘草
大棗
＊水煎服
【効能】益気健脾・利水退腫

防風湯（ぼうふうとう）210
≪宣明論≫
防風　秦艽　桂枝　当帰　茯苓　杏仁
甘草　葛根　羗活　麻黄　生姜　大棗
黄芩
＊水煎服
【効能】祛風通絡・散寒利湿

補肝湯（ほかんとう）153, 189
≪医宗金鑑≫
熟地黄　当帰　白芍　川芎　酸棗仁
木瓜　麦門冬　炙甘草
＊水煎服
【効能】養血柔肝

保元湯（ほげんとう）162, 170
≪博愛心鑑≫
黄耆　党参　炙甘草　肉桂（冲服）
＊水煎服
【効能】補気温陽・托裏排毒

補中益気湯（ほちゅうえっきとう）150, 156, 181, 271
≪脾胃論≫
黄耆　炙甘草　人参　白朮　当帰　陳
皮　升麻　柴胡
＊水煎服
【効能】益気昇陽・調補脾胃

補肺湯（ほはいとう）170, 279
≪永類鈐方≫
人参　黄耆　熟地黄　五味子　紫菀
桑白皮

311

＊水煎服
【効能】益気補肺腎・止咳化痰
補陽還五湯（ほようかんごとう）155
　　≪医林改錯≫
　　黄耆　当帰尾　赤芍　地竜　川芎　桃
　　仁　紅花
　　＊水煎服
　　【効能】補気・活血通絡
牡蛎散（ぼれいさん）170, 278
　　≪和剤局方≫
　　煅牡蛎　麻黄根　黄耆　浮小麦
　　＊水煎服
　　【効能】益気・固表止汗
保和丸（ほわがん）187, 188, 273
　　≪丹溪心法≫
　　山楂子　神麹　半夏　茯苓　陳皮　連
　　翹　莱菔子
　　＊粉末とし，1回9〜12ｇを湯か麦芽
　　湯で服用。煎剤にしてもよい。
　　【効能】消積和胃・清熱利湿

ま

麻黄加朮湯（まおうかじゅつとう）210
　　≪金匱要略≫
　　麻黄　桂枝　杏仁　炙甘草　白朮
　　＊水煎服
　　【効能】発汗解表・宣肺平喘・祛湿
麻黄湯（まおうとう）143, 172, 237, 258
　　≪傷寒論≫
　　麻黄　桂枝　杏仁　炙甘草
　　＊水煎服
　　【効能】辛温解表・宣肺平喘
麻黄附子甘草湯（まおうぶしかんぞうとう）
　　241
　　≪傷寒論≫
　　麻黄　附子　炙甘草
　　＊水煎服

【効能】助陽解表
麻黄附子細辛湯（まおうぶしさいしんとう）
　　241, 260
　　≪傷寒論≫
　　麻黄　附子　細辛
　　＊水煎服
　　【効能】解表散寒・補陽
麻杏甘石湯（まきょうかんせきとう）
　　173, 245, 262
　　≪傷寒論≫
　　麻黄　杏仁　生石膏　炙甘草
　　＊水煎服
　　【効能】清熱・宣肺平喘
麻杏薏甘湯（まきょうよくかんとう）210
　　≪金匱要略≫
　　麻黄　杏仁　薏苡仁　炙甘草
　　＊水煎服
　　【効能】祛湿解表
麻子仁丸（ましにんがん）177, 265
　　≪傷寒論≫
　　麻子仁　杏仁　大黄　枳実　厚朴
　　白芍
　　＊水煎服あるいは丸として1回9ｇを
　　服用
　　【効能】潤腸通便

も

礞石滾痰丸（もうせきこんたんがん）
　　168, 266
　　≪丹溪心法≫
　　礞石　大黄　黄芩　沈香
　　＊細末を丸剤とし，毎日5〜9ｇを湯
　　で服用
　　【効能】逐頑痰・散結・降火
木香順気丸（もっこうじゅんきがん）277
　　成薬：木香　香附子　陳皮　青皮　枳
　　殻　山梔子　麦芽　神麹　烏薬　檳榔

子　茯苓　萊菔子　甘草
＊細末とし,水丸とする。1日2回3～
　6ｇずつ湯で服用
【効能】理気消積・寛中和胃
木香檳榔丸（もっこうびんろうがん）152, 187
≪医方集解≫
木香　檳榔子　陳皮　青皮　黄連　香
附子　牽牛子　莪朮　黄柏　大黄　枳
殻　三棱　芒硝
＊細末とし,水丸とする。1回6～9ｇ
　を湯で服用。煎剤にしてもよい。
【効能】行気導滞・清熱通便

よ

養胃湯（よういとう）126, 184, 271
≪臨証指南≫
沙参　麦門冬　玉竹　白扁豆　桑葉
甘草
＊水煎服
【効能】益胃生津
養心湯（ようしんとう）162
≪証治準縄≫
茯神　茯苓　黄耆　当帰　川芎　法半
夏　柏子仁　酸棗仁　遠志　人参　肉
桂末（沖服）　炙甘草　五味子
＊水煎服
【効能】益気補血・養心安神
薏苡仁湯（よくいにんとう）210
≪明医指掌≫
薏苡仁　蒼朮　麻黄　肉桂　当帰　白
芍　生姜　炙甘草
＊水煎服
【効能】袪湿通陽・補血

り

理中湯（りちゅうとう）126, 136, 181, 186,
　　　　213, 240, 269, 271

⇨別名**人参湯**（にんじんとう）
≪傷寒論≫
人参　乾姜　白朮　炙甘草
＊水煎服
【効能】温中散寒・健脾益気
六君子湯（りっくんしとう）180, 183, 229, 275
≪医学正伝≫
人参　白朮　茯苓　炙甘草　半夏　陳
皮　大棗　生姜
＊水煎服
【効能】健脾益気・理気化痰
竜胆瀉肝湯（りゅうたんしゃかんとう）
　　　　　139, 156, 196, 197, 264
≪医方集解≫
竜胆草　柴胡　山梔子　黄芩　生地黄
沢瀉　当帰　車前子　木通　甘草
＊水煎服
【効能】清瀉肝火・清利湿熱
涼膈散（りょうかくさん）186
≪和剤局方≫
生大黄　芒硝　山梔子　連翹　黄芩
薄荷　竹葉　甘草
＊水煎服
【効能】清熱解毒・瀉下通便
苓甘姜味辛夏仁湯（りょうかんきょうみし
　んげにんとう）175, 228
≪金匱要略≫
茯苓　甘草　細辛　五味子　乾姜　半
夏　杏仁
＊水煎服
【効能】温肺化飲
苓甘五味姜辛湯（りょうかんごみきょうしん
　とう）175, 228
≪金匱要略≫
茯苓　甘草　五味子　乾姜　細辛
＊水煎服
【効能】温肺化飲

313

苓桂朮甘湯（りょうけいじゅつかんとう）
　　　175, 181, 229, 269
≪傷寒論≫
茯苓　桂枝　白朮　炙甘草
＊水煎服
【効能】健脾祛湿・温化痰飲

両地湯（りょうじとう）191
≪傅青主女科≫
生地黄　玄参　麦門冬　白芍　地骨皮
阿膠（溶解）
＊水煎服
【効能】滋陰清熱

良附丸（りょうぶがん）136, 185, 269
≪良方集腋≫
＊高良姜・香附子の等量を粉末とし，水と姜汁で丸とする。1日6gを湯で服用
【効能】温中散寒・止痛

れ

羚角鈎藤湯（れいかくこうとうとう）
　　　193, 245, 281
≪通俗傷寒論≫
羚羊角片　釣藤鈎　桑葉　川貝母　鮮生地黄　菊花　白芍　生甘草　茯神

竹茹
＊水煎服
【効能】清肝熄風・化痰

連朴飲（れんぼくいん）185, 245
≪霍乱論≫
黄連　厚朴　石菖蒲　製半夏　山梔子
淡豆豉　芦根
＊水煎服
【効能】清熱化湿・調和腸胃

ろ

六一散（ろくいちさん）206
≪傷寒標本≫
＊滑石と甘草を6：1の割合で粉末にし1回9～12gを湯で服用
【効能】淡滲利水・清熱解暑

六味丸（ろくみがん）126, 205, 271
⇨別名六味地黄丸（ろくみじおうがん）
≪小児薬証直訣≫
熟地黄　山茱萸　山薬　茯苓　沢瀉
牡丹皮
＊粉末を蜂蜜で丸剤とし，1回6～9g服用。煎剤でもよい。
【効能】滋陰補腎・瀉火

中医学用語索引

あ

汗‥‥‥‥‥‥‥‥‥‥ 103
　——は心液である　22
按‥‥‥‥‥‥‥‥‥‥ 111

い

胃‥‥‥‥‥‥‥‥‥‥ 34
　——は降濁を主り，脾は昇清を主る‥ 35
　——は潤をこのんで燥をきらい，脾は燥をこのんで湿をきらう‥‥‥‥‥‥‥ 35
　——は通降をもって補となす‥‥‥‥ 183
胃陰虚‥‥‥‥‥‥‥ 184
胃陰不足‥‥‥‥‥‥ 184
萎黄‥‥‥‥‥‥‥‥ 80
胃火‥‥‥‥‥‥‥‥ 186
胃寒‥‥‥‥‥‥‥‥ 185
胃気‥‥‥‥‥‥‥‥ 34
　——がある‥‥‥‥ 105
胃気逆‥‥‥‥‥‥‥ 151
胃気虚‥‥‥‥‥‥‥ 183
胃気虚寒‥‥‥‥‥‥ 183
胃気上逆‥‥‥‥ 151, 187
胃気滞‥‥‥‥‥‥‥ 151
胃強脾弱‥‥‥‥‥‥ 105
胃虚寒‥‥‥‥‥‥‥ 183
育陰‥‥‥‥‥‥ 126, 130

胃失和降‥‥‥‥‥‥ 151
胃中停食‥‥‥‥‥‥ 186
溢飲‥‥‥‥‥‥‥‥ 232
胃内停水‥‥‥‥‥‥ 229
痿軟舌‥‥‥‥‥‥‥ 86
胃熱‥‥‥‥‥‥‥‥ 186
胃熱乗心‥‥‥‥‥‥ 246
異病同治‥‥‥‥‥‥ 6
胃陽虚‥‥‥‥‥‥‥ 183
胃陽不足‥‥‥‥‥‥ 182
陰‥‥‥‥‥‥‥ 7, 9, 18
　——勝れば則ち寒ゆ‥‥‥‥‥‥‥ 135
陰維脈‥‥‥‥‥‥‥ 41
陰黄‥‥‥‥‥‥‥‥ 80
引火帰原‥‥‥‥‥‥ 221
陰虚‥‥‥‥‥‥ 128, 139
　——すれば則ち内熱す‥‥‥‥‥‥‥ 139
陰蹻脈‥‥‥‥‥‥‥ 41
陰虚火旺‥‥ 126, 128, 139
陰虚燥結‥‥‥‥‥‥ 176
陰虚動風‥‥‥‥‥‥ 192
陰虚内熱‥‥‥‥‥‥ 139
陰虚陽亢‥‥ 126, 128, 139
陰経‥‥‥‥‥‥‥‥ 40
陰血‥‥‥‥‥‥‥‥ 14
因時制宜‥‥‥‥‥‥ 257
陰実‥‥‥‥‥‥ 53, 68
陰邪‥‥‥‥‥‥ 52, 68
陰暑‥‥‥‥‥‥‥‥ 223

陰証‥‥‥‥‥‥ 66, 125
飲食不節‥‥‥‥‥‥ 47
因人制宜‥‥‥‥‥‥ 257
陰水‥‥‥‥‥‥‥‥ 232
陰盛‥‥‥‥‥‥ 53, 68
陰盛陽虚‥‥‥‥‥‥ 68
陰損及陽‥‥‥‥ 67, 200
因地制宜‥‥‥‥‥‥ 257
陰中求陽‥‥‥‥‥‥ 257
陰病‥‥‥‥‥‥‥‥ 68
陰偏勝‥‥‥‥‥‥‥ 53
陰偏衰‥‥‥‥‥‥‥ 53
陰陽‥‥‥‥‥‥‥‥ 56
陰陽互根‥‥‥‥‥‥ 53
陰陽失調‥‥‥‥ 52, 255
陰陽消長‥‥‥‥‥‥ 52
陰陽制約‥‥‥‥‥‥ 53
陰陽双補‥‥‥‥‥‥ 126
陰陽調整‥‥‥‥ 54, 255
陰陽偏勝‥‥‥‥‥‥ 53
陰陽偏衰‥‥‥‥ 53, 255
陰陽偏盛‥‥‥‥‥‥ 255
陰陽両虚‥‥‥‥ 67, 126

う

鬱火‥‥‥‥‥‥‥‥ 221
鬱熱‥‥‥‥‥‥‥‥ 221
運化‥‥‥‥‥‥ 24, 34
　——を主る‥‥‥‥ 24
運脾化湿‥‥‥‥‥‥ 184
運輸‥‥‥‥‥‥‥‥ 24

え

衛……………………… 12
営……………………… 15
営陰…………………… 12
営衛不和……………… 143
営気………………… 12, 15
営血…………………… 15
営分証………………… 245
衛陽…………………… 12
瘻瘤……………… 194, 231
液……………………… 16
衛気……………… 12, 24
　——と津液の通路 37
衛気営血弁証………… 242
益火生土法…………… 72
衛気虚………………… 170
衛気同病……………… 245
疫癘…………………… 50
益気………… 130, 150, 270
益気解表……………… 259
益気摂血……………… 182
益気斂陰……………… 127
益血……………… 130, 153
衛表不固……………… 168
衛分証………………… 243

お

横逆…………………… 198
黄苔…………………… 90
黄白苔………………… 90
往来寒熱………… 103, 147
瘀点…………………… 87
悪熱…………………… 103
瘀斑…………………… 87

温胃通降……………… 183
温開…………………… 282
温開法………………… 247
温肝散寒・温胃降逆 198
温肝散寒・養血通脈 197
温煦作用……………… 11
温経散寒……………… 270
温下…………………… 264
温清併用……………… 241
温燥…………………… 173
温中化湿……………… 276
温中散寒……………… 269
　——・健脾………… 213
　——・健脾益気…… 240
温通心陽……………… 162
温肺化飲……………… 228
温病学………………… 234
温法…………………… 268
温補心腎・行水化瘀 162
温補腎陽……………… 203
温陽…… 126, 130, 181, 271
温陽益気……………… 136
温陽散寒……………… 241
温陽利水… 181, 204, 269, 276
温裏散寒……………… 135
温裏法………………… 268

か

火………………… 69, 219
　——火の源を益し, もって陰翳を消す… 256
瘕……………………… 122
開……………………… 28
外因……………… 45, 46

　——は内因を通じてはじめて発現する 45
外火…………………… 219
外寒……………… 50, 211
外感寒邪……………… 212
外感湿邪……………… 214
外感燥邪……………… 224
外感熱邪……………… 219
外感熱病……………… 232
　——弁証……… 4, 232
外感病………………… 47
外感風邪……………… 208
開竅…………………… 247
　——法……………… 282
開闔…………………… 28
外湿…………… 50, 214, 218
外邪…………………… 47
外燥………… 50, 158, 224
外熱……………… 50, 219
外風……………… 50, 210
回陽益気……………… 127
回陽救逆…………… 158, 221, 241, 269
回陽固脱………… 162, 166
化飲解表……………… 260
化瘀…………………… 273
仮寒…………………… 141
仮虚…………………… 133
革脈…………………… 120
化湿…………… 214, 275
仮実…………………… 133
火邪……………… 49, 219
下焦…………………… 37
仮象…………………… 124
仮神…………………… 78

化痰		274
化痰止咳		274
活血		273
活血化瘀		155
活血祛瘀		273
滑苔		88
豁痰開竅		275, 282
滑脈		117
仮熱		141
花・苔		89
肝		26
――は剛臓である		27
関		110
肝胃不和		151, 198
寒飲		226
涵陰		126, 130
肝陰		27
寒因寒用		253
肝陰虚		191
肝鬱		151, 194
肝鬱化火		151
肝鬱気滞		151, 194
肝火		195
肝火旺		195
肝火上炎		195
肝火犯肺		196
肝寒犯胃		198
肝気		27
――は常に有余し，肝血・肝陰は常に不足す		27
肝気鬱結		151, 194
肝気鬱滞		151, 194
肝気横逆		151, 197
――脾胃		197

肝気逆		195
肝気犯胃		198
肝気犯脾		199
寒下		263
肝血		14, 27
肝血虚		153, 188
寒湿		218
寒湿困脾		184
寒瀉		212
寒邪		48, 211
――の直中		135
寒邪犯肺		172
寒証		135
肝腎同源		33
寒盛		135
寒戦		103
寒疝		135, 197, 213
乾苔		88
寒滞肝脈		197
寒痰		226
肝胆湿熱		196
寒痛		185, 212
寒熱		134
寒熱往来		103
寒熱挟雑		140
寒痺		209, 212
寒秘		106
肝脾不和		151, 198
肝風内動		192
汗法		258
緩脈		113
肝陽		27
肝陽化風		192
肝陽上亢		191

き

気		7
――を主る		23
気鬱		151, 194
気営両燔		246
気化作用		11
気関		81
気陥		150
気機		12
気逆		151
気虚		128, 149
奇経		40, 41
奇経八脈		41
気厥		195
気血津液弁証		4, 148
気血双補		164
気血同病		157
気血弁証		4
気血両虚		157
気血両清		246
気血両燔		246
奇恒		38
――の腑		38
気実		150
気随血脱		157
寄生虫		47
気滞		51, 150, 225
気滞血瘀		51, 151, 155, 157
肌肉		25
気秘		106
肌膚甲錯		81, 121
気不摂血		156, 182
気分証		244

気分初熱…………… 244	祛風……………… 207	血海……………… 42
気分大熱…………… 244	祛風化湿………… 208	血虚………… 128, 152
気分熱盛…………… 244	祛風行水………… 208	血虚血瘀………… 155
逆伝………………… 248	祛風散寒………… 208	血虚生風………… 192
逆伝心包…………… 246	──利湿………… 209	月経後期………… 109
急下存陰…………… 133	祛風散熱………… 208	月経先期………… 109
急なれば則ちその標を治	祛風止痒………… 210	月経先後不定期…… 109
し、緩なれば則ちその	祛風通絡………… 209	血室……………… 39
本を治す……… 252	虚風内動………… 193	血燥……………… 159
挙…………………… 111	虚脈……………… 113	血燥生風………… 159
虚…………………… 127	虚陽上浮………… 221	決断を主る……… 34
──すればその母を補	虚陽浮越……… 80, 221	血肉有情の品…… 202
う………………… 72	金………………… 69	血熱……………… 155
強硬舌……………… 86	筋………………… 26	血熱妄行………… 155
挟雑………………… 124	──を主る……… 26	血府……………… 39
挟食………………… 148	緊脈……………… 117	血不栄目………… 188
胸中大気…………… 12		血不養筋………… 188
胸痺………………… 166	**く**	血分証…………… 245
胸部気滞…………… 151	苦温燥湿………… 276	結脈……………… 118
鏡面舌……………… 86	口に開竅する…… 25	血脈……………… 39
胸陽………………… 12		──を主る……… 22
胸陽不運…………… 166	**け**	解表化湿………… 275
祛瘀………………… 273	経気……………… 13	解表散寒・化湿解暑 223
虚火………………… 221	形態……………… 78	解表法…………… 258
祛寒………………… 212	経絡……………… 39	下法……………… 263
虚寒……… 128, 136, 211	──の気………… 13	懸飲………… 230, 232
虚気………………… 151	軽宣涼燥・宣肺化痰 174	元陰……………… 29
祛湿………… 214, 275	解暑……………… 222	蹻臥……………… 78
虚実………………… 128	化痰熄風・健脾化湿 230	原気……………… 13
虚実挟雑……… 131, 254	化痰逐飲………… 231	元気……………… 13
祛邪………………… 254	血………………… 13	元精……………… 8
虚証………… 53, 66, 128	──を蔵する…… 26	健脾益気………… 180
虚熱……… 125, 128, 139, 220,	厥陰経…………… 40	健脾益肺・燥湿化痰 170
221, 263	厥陰病…………… 241	健脾柔肝………… 199
虚秘………………… 106	血瘀………… 51, 153, 225	健脾補中………… 181

弦脈……………… 117	固経……………… 279	──・平肝熄風… 192
元陽……………… 29	五更瀉…………… 106	滋陰安神……… 163, 164
	固渋法…………… 278	滋陰解表………… 260
こ	固腎納気………… 281	滋陰降火・滋補肺腎 172
闇………………… 28	五心煩熱………… 103	滋陰潤肺・清熱化痰 171
光滑舌…………… 86	固精……………… 279	滋陰生津………… 158
行気………… 151, 277	固摂作用………… 11	滋陰清熱… 139, 156, 263
降気……………… 277	五臓……………… 20	滋陰潜陽………… 205
降気利水・健脾和胃 229	──の精………… 8	滋陰養血・潜陽熄風 193
攻下逐水法……… 232	五臓六腑の海…… 42	止咳……………… 279
攻下法…………… 147	固脱……………… 127	止汗……………… 278
垢膩苔…………… 89	臌脹……………… 232	自汗……………… 103
溝状舌…………… 83	骨………………… 38	色沢……………… 79
光舌……………… 86	──を主り, 髄を生じ,	直中……………… 242
紅舌……………… 87	脳に通じる…… 28	──太陰………… 240
絳舌……………… 87	骨蒸潮熱………… 103	子宮……………… 39
厚苔……………… 88	枯瘠……………… 81	至虚に盛候あり… 133
降濁……………… 35	孤腑……………… 37	止血………… 155, 280
──を主る……… 34		歯痕……………… 83
攻痰……………… 265	**さ**	四肢・肌肉を主る… 25
口中和…………… 105	細脈……………… 116	四七湯…………… 194
交通心腎・滋陰降火 165	数脈……………… 113	止瀉……………… 279
後天の気………… 11	撮空理線………… 78	四診……………… 3
後天の精………… 8	三陰病…………… 235	──合参………… 77
後天の本………… 25	散寒……………… 212	滋水涵木法……… 72
行痺……………… 209	散寒止痛………… 186	紫舌……………… 87
合病……………… 242	三焦……………… 37	止帯……………… 280
攻法………… 54, 131	三焦気化… 11, 16, 38	膩苔……………… 89
攻補兼施…… 133, 254	散脈……………… 119	湿………………… 159
候脈……………… 109	三陽病…………… 235	実………………… 127
洪脈……………… 116		──すればその子を瀉
芤脈……………… 119	**し**	す……………… 72
五行……………… 68	支飲………… 230, 232	湿遏熱伏………… 103
──学説………… 68	滋陰…… 126, 130, 271	湿鬱熱伏………… 103
黒苔……………… 90	──・平肝潜陽… 191	実火………… 219, 221

319

実寒………… 135, 211	邪衰正復………… 233	滋養胃陰………… 184
湿困…………… 214	邪盛正虚………… 233	傷陰…………… 158
湿困脾胃………… 185	邪盛正実………… 233	少陰経…………… 40
湿邪………… 48, 214	邪盛正衰………… 55	少陰病………… 240
実証……… 53, 68, 130	邪正相持………… 55	——寒化証…… 240
失神……………… 77	邪正相争… 53, 55, 233	——熱化証…… 241
湿阻…………… 214	邪退正虚………… 55	焦黄苔…………… 90
湿阻上焦………… 217	瀉南補北法……… 73	傷寒…………… 237
湿阻中焦………… 217	瀉熱逐瘀………… 237	小寒の邪……… 174
湿痰…………… 226	斜飛脈…………… 112	傷寒論………… 234
湿注下焦………… 217	瀉法………… 54, 131	消散法………… 273
湿熱……… 215, 218	捨脈従症………… 120	傷暑…………… 222
実熱…… 138, 219, 221	聚……………… 122	上焦………… 23, 37
実熱燥結………… 176	柔肝………… 27, 194	傷食…………… 186
湿熱阻滞脾胃…… 185	十四経…………… 41	消食…………… 273
湿熱留恋三焦… 244, 245	皺状舌…………… 83	消食導滞………… 187
湿痺……… 209, 214	秋燥…………… 224	傷津…………… 158
実脈…………… 113	渋腸…………… 279	昇清……………… 35
子盗母気………… 72	渋腸固脱………… 175	滌痰…………… 265
子病犯母………… 72	渋腸止瀉………… 181	滌痰開竅………… 167
指法…………… 111	十二経脈………… 40	小腸……………… 35
滋補肝血………… 189	——の海……… 42	昇動……………… 27
滋補腎陰………… 205	渋脈…………… 117	蒸騰気化…… 11, 15
滋補脾陰………… 182	粛降……………… 23	衝任失調………… 188
指紋……………… 81	縮尿…………… 279	上熱下寒………… 140
瀉火滋陰………… 241	手経……………… 40	晶㾦……………… 81
邪気……………… 13	受納と水穀の腐熟を主る	小腹急結………… 237
尺……………… 110	……………… 34	消法…………… 273
積……………… 122	濡養作用………… 13	小脈…………… 116
積粉苔…………… 90	取類比象………… 68	衝脈………… 39, 41
弱脈…………… 118	循衣摸床………… 78	少陽…………… 147
瀉下法………… 263	潤下…………… 265	昇陽益気………… 181
邪在膜原………… 147	潤燥化痰………… 228	少陽経…………… 40
邪実……………… 68	潤腸通便…… 177, 265	少陽病……… 147, 239
捨症従脈………… 120	証………………… 3	暑温…………… 223

食積……………… 225	腎気虚……………… 150	**す**
食滞……………… 225	腎気不固……………… 202	
食滞胃脘…………… 186	津虚……………… 158	水……………… 69
女子胞…………… 39	腎虚……………… 201	——の主を壮んにし,
暑邪……………… 49, 222	腎虚水氾…………… 203	もって陽光を制す
助陽……… 126, 130, 271	真虚仮実…………… 133	……………… 256
心……………… 21	心下……………… 147	——を主る……… 28
津……………… 16	心血……………… 14, 22	髄……………… 38
疹……………… 80	心血虚…………… 152, 163	水飲……………… 226
神……………… 21, 77	神志……………… 21	水気……………… 13
——を主る……… 21	真実仮虚…………… 134	水逆嘔吐…………… 237
尋……………… 111	心主……………… 22	水穀……………… 24
腎……………… 27	心腎陰虚…………… 164	——の気……… 9, 13
心陰……………… 22	心腎相交…………… 165	——の精微…… 24
真陰……………… 29	心腎不交…………… 165	水腫… 52, 159, 225, 232
腎陰……………… 29	心腎陽虚…………… 162	随証加減……………… 5
心陰虚…………… 163	腎精……………… 8, 29	水振音…… 122, 180, 229
腎陰虚…………… 204	腎精不足…………… 201	推動作用……………… 11
審因論治……………… 5	真熱仮寒…………… 141	水道を通調する…… 23
津液……………… 15	心熱下注小腸……… 165	水不涵木…………… 72
津液不足…………… 158	身熱不揚…………… 103	寸……………… 110
辛温解表… 143, 172, 208,	心熱を小腸に移す… 165	寸口部……………… 110
237, 258	心肺気虚…………… 162	
心火……………… 164	心痺……………… 166	**せ**
心火旺…………… 164	心脾両虚……… 163, 180	清……………… 16
心火亢盛…………… 164	心包……………… 22	精……………… 7
心火上炎…………… 164	心包証…………… 246	——を蔵し, 成長・発
辛開苦泄…………… 262	心包絡……………… 22	育・生殖を主る 28
新感……………… 148	神明……………… 21	清胃瀉火…………… 186
心肝火旺…………… 196	心陽……………… 22	清肝瀉火…………… 195
真寒仮熱…………… 141	心陽虚…………… 160	清肝瀉肺…………… 196
心気……………… 22	真陽……………… 29	正気……………… 19
心気虚………… 149, 160	腎陽……………… 13, 29	——の虚……… 127
真気……………… 13	辛涼解表… 144, 173, 208,	清気……………… 9, 13
腎気……………… 12, 29	244, 259	精気……………… 8

321

正虚邪恋……………… 233	――疏肝利胆…… 197	先攻後補……… 132, 254
清虚熱………………… 263	清熱涼血…… 155, 262	宣散…………………… 23
正経…………………… 40	――生津………… 245	宣通心陽・活血化瘀・辛
精汁を蔵する………… 33	清肺潤燥・解毒…… 174	香化痰………… 166
正勝邪退……………… 55	清肺涼潤…………… 174	先天の精…………… 8, 29
清暑・益気生津…… 222	舌	先天不足……………… 46
生殖の精……………… 8	――に開竅し，その華	顫動舌………………… 86
生津………………… 158	は面にある…… 22	宣肺散寒…………… 172
清心開竅…………… 282	――の痿軟……… 86	先補後攻……… 133, 254
清心瀉火…………… 164	――の強硬……… 86	潜陽熄風…………… 281
――・滌痰開竅… 167	――の光滑……… 86	
――・清肝瀉火… 196	――の顫動……… 86	**そ**
清心利小便………… 165	――の痩薄……… 83	
整体観………………… 1	――の短縮……… 86	臓…………………… 20
正治………………… 252	――の点刺……… 83	総按………………… 111
清濁の分別を主る… 35	――の胖大……… 83	双感………… 148, 242
清熱………… 219, 245	――の裂紋……… 83	宗気………………… 12
――・祛風利湿… 220	――の歪斜……… 86	燥屎………………… 238
――・涼肝熄風… 193	舌痿……………… 86	相兼………………… 124
清熱化湿……… 216, 276	舌強……………… 86	相克………………… 70
清熱化痰…………… 228	舌紅……………… 87	燥湿化痰…………… 226
――・熄風平肝… 230	舌絳……………… 87	燥湿健脾…………… 217
清熱解毒…………… 261	舌紫……………… 87	臓実瀉腑…………… 72
――・排膿……… 173	舌質……………… 83	燥邪………… 50, 224
――・燥湿……… 176	舌浄……………… 89	燥邪犯肺…… 173, 224
清熱瀉火…………… 261	切診………… 4, 109	相乗………………… 70
――解毒……… 139	舌診……………… 82	相生………………… 70
清熱瀉下… 238, 247, 263	舌苔……………… 87	糙苔………………… 88
清熱生津…………… 238	舌淡……………… 87	燥痰………………… 228
清熱宣肺……… 173, 196	切脈……………… 109	痩薄舌……………… 83
清熱宣肺・止咳平喘 173	喘……………… 100	糟粕の伝化を主る… 36
清熱燥湿…………… 262	涎……………… 25	相侮………………… 70
清熱透表…………… 221	――は脾液である 25	臓腑………………… 20
清熱法……………… 261	戦汗……………… 104	――の気…………… 12
清熱利湿……… 185, 206	譫語…………… 100	臓腑経絡弁証………… 4
		臓腑弁証………… 4, 159

322 中医学用語索引

壮陽	126, 130, 271
疏肝解鬱・破気降気	195
疏肝健脾	199
疏肝理気	277
──・解鬱	194
疏肝和胃	198
塞因塞用	253
足経	40
属す	40
束表	172
熄風化痰	275
熄風・潜陽	210
促脈	118
疏泄を主る	26
疏風宣肺	175
──利水	208

た

太陰経	40
太陰病	239
大実に羸状あり	134
大腸	36
大腸虚寒	175
大腸湿熱	176
大腸燥結	176
大補元気	158
帯脈	41
代脈	118
大脈	116
戴陽	80, 221
太陽経	40
太陽病	235
太陽病経証	236
太陽病腑証	237
濁	16

濁気	13
濁膩苔	89
脱液	158
痰	225
胆	33
痰飲	52, 159, 225, 226
痰飲伏肺	174
痰核	231
痰火擾心	167
痰湿阻肺	174
短縮舌	86
単診	111
淡滲利水	276
痰濁上擾	230
痰濁蒙蔽心竅	228
痰濁蒙蔽心包	246
膻中	22
痰熱陥入心包	167
痰熱上擾	230
痰熱蒙閉心竅	167
淡白舌	87
短脈	117
痰迷心竅	167, 246

ち

逐瘀	266
蓄血症	237
逐水	265
蓄水証	237
地図舌	89
治則	5, 251
治標	252
治法	5, 258
治本	252
遅脈	113

着痺	209, 214
中気	12, 25
中気下陥	150, 181
中気不足	177
中取	111
中暑	222
中焦	37
中毒	47
中風	237
癥	122
腸胃積滞	186
腸胃熱結	238
腸液虧耗	176
腸気滞	151
腸虚滑脱	106, 175
腸燥便秘	106, 176
潮熱	103
長脈	116
調和営衛	143
調和肝胃	267
調和肝脾	268
調和脾胃	268
沈取	111
鎮心安神	281
鎮納法	280
沈脈	112

つ

通因通用	253
通降胃気	183
通降を主る	34
痛痺	209, 212
通陽利水	237

て

鄭声	100
転化	24, 124
天癸	8
伝経	242

と

土	69
統一体観	1
盗汗	103
統血する	25
動態	78
導滞	266
透熱転気	245
同病異治	6
動脈	119
土虚木乗	72
得神	77
督脈	41

な

名有りて形なし	37
内因	45
内火	219
内寒	211
内湿	214, 218
内傷	46
内傷七情	46
内燥	158, 224
内熱	219
内風	210
涙は肝液である	27
軟堅	274
軟堅消痰	231

濡脈	118

に

日晡潮熱	103
尿液の貯留と排泄を主る	37
任脈	41

ね

熱	219
熱因熱用	253
熱極生風	192
熱結	238
熱結腸胃	238
熱邪	49, 219
熱邪犯肺	173
熱証	138
熱盛	138
熱痰	167, 228
熱毒	49
熱入心包	246
熱秘	106
熱痺	220
粘膩苔	89

の

脳	38
納気を主る	29

は

肺	22
肺陰	24
肺陰虚	170
梅核気	194
肺気	24

肺気陰両虚	171
肺気逆	151
肺気虚	149, 168
肺失宣粛	172
肺腎陰虚	171
培土生金法	72
肺脾気虚	170, 180
肺脾両虚	170
肺癰	172
白喉	173
白苔	89
白㾦	81
剥苔	89
薄苔	88
破血	273
八綱	123
八綱弁証	4, 123
発汗法	258
発熱	138
涕は肺液である	24
斑	80
斑疹	80
反関脈	112
反克	71
煩躁	78
胖大舌	83
反治	252
半表半裏	147
半表半裏証	145, 239
反侮	71

ひ

脾	24
——は胃の為に津液を行らす	35

脾胃気虚・・・・・・・・ 150, 177	表証・・・・・・・・・・・・・・・・・ 142	浮腫・・・・・・・・・・・・・・・・・ 232
脾胃虚寒・・・・・・・・・・・・・ 180	標治・・・・・・・・・・・・・・・・・ 251	腐熟・・・・・・・・・・・・・・・・・・ 34
脾胃虚弱・・・・・・・・・・・・・ 177	表熱・・・・・・・・・・ 138, 144	扶正・・・・・・・・・・・・・・・・・ 254
脾胃湿困・・・・・・・・ 180, 184	脾陽不振・・・・・・・・・・・・・ 180	扶正固脱・・・・・・・・・・・・・ 127
脾胃陽虚・・・・・・・・・・・・・ 181	標本同治・・・・・・・・・・・・・ 252	腐苔・・・・・・・・・・・・・・・・・・ 89
脾陰・・・・・・・・・・・・・・・・・・ 25	表裏・・・・・・・・・・・・・・・・・ 142	扶土抑木法・・・・・・・・・・・ 73
脾陰虚・・・・・・・・・・・・・・・ 181	――をなす・・・・・ 20, 40	不内外因・・・・・・・・・・・・・・ 45
脾運衰弱・・・・・・・・・・・・・ 177	表裏同病・・・・・・・・・・・・・ 148	浮脈・・・・・・・・・・・・・・・・・ 112
脾気・・・・・・・・・・・・・・・・・・ 25	**ふ**	聞診・・・・・・・・・・・・・・・ 3, 99
脾気陰両虚・・・・・・・・・・・ 181		
脾気虚・・・・・・・・・・・・・・・ 177	腑・・・・・・・・・・・・・・・・・・・ 33	**へ**
脾虚肝乗・・・・・・・・・・・・・ 199	風寒・・・・・・・・・・・・・・・・・ 208	平息・・・・・・・・・・・・・・・・・ 111
脾虚挾食・・・・・・・・・・・・・ 186	風関・・・・・・・・・・・・・・・・・・ 81	併病・・・・・・・・・・・・・・・・・ 242
脾虚生湿・・・・・・・・・・・・・ 177	風寒湿痺・・・・・・・・・・・・・ 209	平脈・・・・・・・・・・・・・・・・・ 111
脾虚生痰・・・・・・・ 177, 229	風寒束表・・・・・・・・・・・・・ 172	弁・・・・・・・・・・・・・・・・・・・・ 3
脾腎陽虚・・・・・・・・・・・・・ 180	風寒表証・・・・・・・・・・・・・ 143	弁証・・・・・・・・・・・・・・・・・・ 3
脾不統血・・・・・・・ 156, 182	風湿・・・・・・・・・・・・・・・・・ 208	弁証求因・・・・・・・・・・・・・・ 3
痺証・・・・・・・・・・・・・・・・・ 209	風邪・・・・・・・・・・・・ 47, 207	弁証論治・・・・・・・・・・・・・・ 3
微脈・・・・・・・・・・・・・・・・・ 119	風邪襲絡・・・・・・・・・・・・・ 208	**ほ**
皮毛を主り，鼻に開竅す	風邪侵入経絡・・・・・・・・・ 208	
る・・・・・・・・・・・・・・・・・ 23	風水・・・・・・・・・・・・・・・・・ 208	補陰・・・・・・ 126, 130, 271
表・・・・・・・・・・・・・・・・・・ 142	風水相搏・・・・・・・・ 175, 208	崩・・・・・・・・・・・・・・・・・・ 182
脾陽・・・・・・・・・・・・・・・・・・ 25	風痰上擾・・・・・・・・・・・・・ 230	亡陰・・・・・・・・・・・・・・・・・ 127
脾陽虚・・・・・・・・・・・・・・・ 180	風動・・・・・・・・・・・・・・・・・ 192	胞宮・・・・・・・・・・・・・・・・・・ 39
脾陽虚弱・・・・・・・・・・・・・ 180	風熱・・・・・・・・・・・・・・・・・ 208	防御作用・・・・・・・・・・・・・・ 11
脾陽虚衰・・・・・・・・・・・・・ 181	風熱犯衛・・・・・・・・・・・・・ 144	膀胱・・・・・・・・・・・・・・・・・・ 37
病因・・・・・・・・・・・・ 45, 206	風熱犯肺・・・・・・・・・・・・・ 173	芳香化湿・・・・・・・・ 217, 276
病因弁証・・・・・・・・・・・・・・ 4	風熱表証・・・・・・・・・・・・・ 144	膀胱湿熱・・・・・・・・・・・・・ 205
表寒・・・・・・・・・・・・ 135, 143	風は百病の長・・・・・・・・ 48	房室不節・・・・・・・・・・・・・・ 47
表寒裏熱・・・・・・・・・・・・・ 140	風痺・・・・・・・・・・・・・・・・・ 209	望診・・・・・・・・・・・・・・ 3, 77
表虚・・・・・・・・・・・・・・・・・ 143	浮火・・・・・・・・・・・・・・・・・ 221	亡陽・・・・・・・・・・・・ 127, 136
表実・・・・・・・・・・・・・・・・・ 143	伏気温病・・・・・・・・・・・・・ 248	崩漏・・・・・・・・・・・・・・・・・ 182
病邪・・・・・・・・・ 47, 52, 206	伏脈・・・・・・・・・・・・・・・・・ 112	補益心気・・・・・・・・・・・・・ 162
――の実・・・・・・・・・ 127	腑実・・・・・・・・・・・・・・・・・ 238	補益心肺・・・・・・・・・・・・・ 162
病邪弁証・・・・・・・・・ 4, 206	浮取・・・・・・・・・・・・・・・・・ 111	補益法・・・・・・・・・・・・・・・ 270

325

補気……… 130, 150, 270
補気止血………… 156
補血……… 130, 153, 271
補血安神………… 163
補血解表………… 260
母子……………… 70
母子関係………… 70
補腎益精………… 202
補腎固摂………… 202
補腎納気………… 205
補肺益気・固表・祛痰定
　喘……………… 168
母病及子………… 72
補法……… 54, 130, 270
補陽……… 126, 130, 271
補陽解表………… 259
補陽止血………… 156
本経自発………… 242
本経自病………… 242
本治……………… 251

ま

膜原……………… 147

み

未病を治す……… 72
耳に開竅し，二陰に開竅
　し，その華は髪にある
　………………… 29
脈………………… 39
脈象……………… 111
脈診……………… 109

む

無根苔…………… 88

め

目に開竅し，その華は爪
　にある………… 27
命関……………… 81
命門……………… 29
　──の火……… 13
面癱……………… 209

も

木………………… 69
木乗土…………… 72
木火刑金……… 72, 196
問診……………… 4

ゆ

有胃……………… 111
有根……………… 111
有根苔…………… 88
有神……………… 111

よ

善く陰を補う者は，必ず
　陽中に陰を求む… 200
善く陽を補う者は，必ず
　陰中に陽を求む… 200
陽………………… 18
陽維脈…………… 41
養陰……… 126, 130
陽黄……………… 80
陽気……………… 67
陽虚…… 126, 128, 136
　──すれば則ち外寒ゆ
　………………… 136
陽虚陰盛………… 128

陽蹻脈…………… 41
陽虚寒盛………… 126
陽経……………… 40
養血……… 130, 153, 271
養血潤燥………… 159
養血熄風………… 193
陽実………… 53, 68
陽邪………… 52, 68
陽証………… 66, 125
陽水……… 174, 232
陽盛………… 53, 68
陽盛陰虚………… 68
陽損及陰…… 67, 200
陽中求陰………… 257
養肺益気………… 171
陽病……………… 68
陽偏勝…………… 53
陽偏衰…………… 53
陽明経…………… 40
陽明熱結………… 238
陽明熱盛………… 238
陽明病…………… 237
陽明病経証……… 238
陽明病腑証……… 238

ら

絡す……………… 40
闌門……………… 36

り

裏………………… 142
裏寒………… 135, 145
理気……… 151, 277
理気解鬱………… 277
理気解表………… 260

理気法‥‥‥‥‥‥ 277	涼燥‥‥‥‥‥‥‥ 174	弄舌‥‥‥‥‥‥‥ 86
裏虚‥‥‥‥‥‥‥ 145	**る**	牢脈‥‥‥‥‥‥‥ 119
裏虚寒‥‥‥‥‥‥ 136		六淫‥‥‥‥‥ 47, 206
裏虚熱‥‥‥‥‥‥ 139	留恋‥‥‥‥‥‥‥ 248	六気‥‥‥‥‥‥‥ 47
離経の血‥‥‥‥‥ 51	瘰癧‥‥‥‥‥‥‥ 231	六経‥‥‥‥‥‥ 235
利湿‥‥‥‥‥‥‥ 217	類乾苔‥‥‥‥‥‥ 88	六経弁証‥‥‥‥ 235
裏実‥‥‥‥‥145, 238	**れ**	六腑‥‥‥‥‥ 20, 33
裏実寒‥‥‥‥‥‥ 135		論治‥‥‥‥‥‥‥ 5
裏実熱‥‥‥‥‥‥ 138	戻気‥‥‥‥‥‥‥ 50	**わ**
裏証‥‥‥‥‥‥‥ 144	癘気‥‥‥‥‥‥47, 50	
利水‥‥‥‥‥‥‥ 175	裂紋舌‥‥‥‥‥‥ 83	和胃化痰‥‥‥‥ 275
利水滲湿‥‥‥‥‥ 276	裂紋苔‥‥‥‥‥‥ 88	和胃降逆‥‥‥‥ 188
裏熱‥‥‥‥‥138, 145	斂汗‥‥‥‥‥‥‥ 278	歪斜舌‥‥‥‥‥‥ 86
留飲‥‥‥‥‥229, 232	斂肺‥‥‥‥‥‥‥ 279	和営解鬱‥‥‥‥ 267
涼開‥‥‥‥‥‥‥ 282	**ろ**	和解‥‥‥‥‥‥ 147
涼開法‥‥‥‥‥‥ 247		和解法‥‥‥‥‥ 267
両感‥‥‥‥‥148, 242	漏‥‥‥‥‥‥‥‥ 182	和解半表半裏‥239, 267
涼血散血・滋陰‥‥‥ 246	老黄苔‥‥‥‥‥‥ 90	
涼邪‥‥‥‥‥‥‥ 174	労倦‥‥‥‥‥‥‥ 47	

症状・病証索引

あ

噯気… 180, 187, 198, 277
味がない……… 187, 199
あつがる…………… 138

い

胃陰虚……… 186, 224
萎黄………………… 80
胃火………………… 186
胃下垂……………… 181
胃寒…………… 185, 187
胃気逆………… 151, 277
胃気虚……………… 182
胃気虚寒…………… 183
息ぎれ…… 149, 168, 222
胃気上逆…………… 187
胃気滞……………… 151
胃強脾弱…………… 105
胃虚寒……………… 183
意識を失う………… 167
意識障害… 192, 222, 228, 246, 264, 266, 282
意識喪失……… 167, 195
胃実寒……………… 185
胃実熱……………… 186
遺精………………… 279
痛み………… 208, 209
胃中停食…………… 186
溢飲………………… 232
胃内停水…………… 229

遺尿………………… 279
胃熱… 186, 187, 261, 264
胃熱乗心…………… 246
胃陽虚………… 183, 185
胃陽不足…………… 182
いらいら… 151, 191, 195, 197, 230, 261, 267, 277
陰黄………………… 80
陰虚… 125, 128, 139, 246, 260, 271
陰虚火旺… 126, 128, 165, 191, 204
陰虚燥結…………… 176
陰虚動風… 193, 210, 281
陰虚内熱…………… 139
陰虚陽亢… 126, 128, 204, 263
陰暑………………… 223
陰証………………… 125
陰水………… 180, 204
咽痛… 173, 175, 208, 228, 244, 259
陰のう収縮………… 197
陰のう腫大………… 197
飲の病証…………… 231
インポテンツ… 181, 202
陰陽両虚……… 126, 272

う

鬱火………………… 221
鬱熱………………… 221

うとうとする……… 240
うわごと… 100, 167, 246
運動障害…………… 209
運動麻痺…………… 208

え

営衛不和…………… 143
営分証………… 245, 262
瘿瘤………… 194, 231, 274
衛営同病…………… 245
衛気虚………… 168, 175
衛気同病…………… 245
衛表不固…………… 168
衛分証……………… 243

お

嘔気………………… 185
黄疸… 80, 185, 197, 262
嘔吐… 181, 183, 187, 197, 198, 216, 217, 223, 230, 239, 240, 262, 267, 268, 269, 273, 275, 276, 277
往来寒熱… 103, 147, 197, 239, 267
悪寒… 102, 135, 142, 172, 208, 236, 240, 259
悪心… 181, 183, 184, 187, 187, 197, 198, 216, 217, 229, 239, 244, 262, 267, 268, 269, 273, 275, 276, 277

悪風……… 102, 236, 258
悪寒戦慄…………… 103
怒りっぽい…… 151, 191,
　　195, 197, 261, 267, 277
驚きやすい…… 163, 281
悪熱……… 103, 238, 244
重だるい………… 209, 217
温燥……………… 173
温熱……………… 244

か

外感寒邪……… 212, 240
外感湿邪…………… 214
外感燥邪…………… 224
外感熱邪…………… 219
外感熱病…………… 232
外感風邪…………… 208
咳嗽… 168, 173, 174, 175,
　　196, 208, 226, 230, 261,
　　274, 277, 279
仮寒……………… 141
牙関緊急…………… 192
仮虚……………… 133
仮実……………… 133
かぜをひきやすい… 168
滑精………… 202, 279
喀痰……… 208, 226, 274
仮熱……………… 141
化膿……………… 261
かゆみ…………… 159
肝胃不和… 151, 198, 267
寒飲……………… 226
肝陰虚……… 191, 224
肝鬱……… 151, 194
肝鬱化火………… 151

肝鬱気滞……… 151, 194
肝鬱血虚………… 267
乾嘔……………… 184
肝火… 198, 199, 261, 264
乾咳… 171, 173, 205, 224
肝火犯肺………… 196
肝寒犯胃………… 198
肝気鬱結… 151, 194, 198,
　　199, 277
肝気鬱滞……… 151, 194
肝気横逆……… 151, 197
肝気横逆脾胃… 197
肝気逆…………… 195
肝気犯胃………… 198
肝気犯脾………… 199
寒凝血瘀………… 270
肝血虚…… 153, 188, 193
寒湿……………… 276
寒湿困脾………… 184
寒瀉……………… 212
寒邪の直中……… 135
寒邪犯肺………… 172
肝腫………… 194, 274
寒証……………… 135
肝腎陰虚… 191, 193, 205
寒盛……………… 135
寒積……………… 264
関節痛 208, 209, 220, 270
寒戦……………… 103
寒疝……… 135, 197, 213
寒滞肝脈……… 197, 270
寒痰……………… 226
肝胆湿熱………… 196
寒痛………… 185, 212
寒熱往来………… 103

寒熱挟雑……… 140, 241
寒痺………… 212, 270
寒秘……………… 106
肝脾不和… 151, 198, 268
肝風内動……… 192, 210
寒閉……………… 282
顔面神経麻痺……… 209
肝陽化風… 192, 210, 281
肝陽上亢… 191, 192, 230

き

気陰両虚………… 272
気鬱………… 151, 194
気営同病………… 245
気営両燔………… 246
飢餓感…… 186, 224, 241
気陥……………… 150
気逆……………… 277
気虚… 128, 149, 156, 259,
　　270, 278
気厥………… 195, 278
気血不足………… 163
気血両虚……… 157, 272
気血両燔………… 246
起座呼吸………… 230
気実……………… 150
気上衝心………… 241
気津両傷………… 222
気随血脱………… 157
気滞… 150, 177, 187, 260,
　　277
気滞血瘀………… 157
吃逆………… 187, 277
気秘……………… 106
肌膚甲錯… 81, 154, 159

329

気不摂血……… 156, 182
気分証…………… 244
気分初熱………… 244
気分大熱……… 238, 244
気分熱盛… 238, 244, 261
逆伝心包………… 246
胸脇苦満………… 239
胸脇部の痰証……… 230
脇下痞鞕………… 239
虚実挾雑………… 131
狭心痛…………… 160
胸水…… 230, 232, 265
狂躁… 164, 167, 196, 237
胸痛… 168, 173, 228, 230
胸内苦悶………… 160
胸痺……………… 166
胸部気滞………… 151
胸陽不運………… 166
虚寒… 128, 136, 203, 240
虚証…… 128, 270, 278
虚熱… 125, 128, 139, 156, 204, 220, 263
虚秘……………… 106
虚陽上浮………… 221
虚陽浮越……… 80, 221
気力がない 149, 180, 203

く

くしゃみ………… 172
口が苦い… 185, 186, 195, 197, 216, 230
口がねばる…… 184, 185, 216, 217, 244, 276
口の乾き………… 171
口の乾燥………… 174

首がすわらない…… 202
くも状血管…… 81, 154
グル音…………… 229

け

経絡・四肢の痰証… 231
けいれん… 78, 128, 152, 188, 192, 222, 228, 246, 271, 281
厥陰病…………… 241
血瘀… 153, 156, 160, 166, 168, 182, 266, 273
血虚… 128, 152, 182, 188, 260, 266, 271
血虚生風… 193, 210, 281
月経異常………… 163
月経過少………… 163
月経過多… 182, 195, 279
月経後期………… 109
月経周期の短縮…… 195
月経周期不定……… 194
月経先期………… 109
月経先後不定期…… 109
月経遅延………… 197
月経痛…………… 154, 194, 197, 267
結石………… 206, 274
血燥……………… 159
血燥生風………… 159
血痰… 171, 173, 196, 205
血尿…… 165, 182, 205
血熱……………… 155
血熱妄行…… 155, 262
血不栄目………… 188
血不養筋………… 188

血分証……… 245, 262
血便……… 182, 237
下痢… 106, 175, 185, 187, 199, 203, 212, 216, 223, 244, 262, 264, 268, 276, 279
懸飲……………… 230
眩暈……………… 192
蹠臥……………… 78
元気がない… 128, 149, 180, 199, 203, 240, 269, 270
健忘……………… 163

こ

口渇… 104, 138, 158, 164, 173, 176, 185, 186, 197, 216, 217, 222, 223, 224, 228, 238, 240, 244, 261
口乾……………… 184
口臭……………… 186
甲状腺腫… 194, 231, 274
口唇の乾燥……… 182
口内炎…… 164, 196, 261
高熱… 192, 222, 238, 244, 264
項部強直………… 192
喉部に梗塞感がありのんでも吐いてもとれない………… 194
呼吸困難… 100, 162, 166, 168, 173, 174, 196, 203, 205, 226, 230, 277, 281
五更瀉…… 106, 181, 203
腰や膝がだるく無力

330　症状・病証索引

………164, 165, 171,
　　181, 191, 202, 271
五心煩熱……………… 103
臓脹………………… 232
骨蒸潮熱…………… 103
固定性の疼痛………… 154
枯痞………………… 81

さ

さかむけ…………… 182
嗄声………………… 171
撮空理線……………… 78
寒がる 126, 135, 203, 240
寒け…………… 160, 162
三陰病……………… 242
残尿感……………… 205
三陽病……………… 242

し

支飲…………… 230, 232
自汗… 103, 168, 175, 278
直中太陰…………… 240
子宮筋腫…………… 194
子宮脱………… 150, 181
歯齦の腫脹疼痛…… 186
四肢がだるい……… 197
糸状血管……………… 81
湿遏熱伏…………… 103
湿鬱熱伏…………… 103
湿温………………… 244
実寒…………… 135, 269
湿困………………… 214
湿困脾胃……… 184, 276
実証………………… 130
湿疹………………… 217
湿阻………………… 214
湿阻上焦…………… 217
湿阻中焦…………… 217
湿注下焦…………… 217
湿熱………… 215, 244, 262
湿熱阻滞脾胃… 184, 196
湿熱留恋気分……… 244
湿熱留恋三焦……… 244
実熱………… 138, 155, 219
実熱燥結…………… 176
湿痺………………… 214
紫斑………………… 182
しびれ………… 128, 152,
　　188, 208, 209, 271
嗜眠………………… 247
邪在膜原……… 147, 244
邪熱上擾心神……… 239
秋燥………………… 244
手指の振戦………… 193
出血… 154, 155, 163, 182,
　　195, 245, 262, 280
腫瘍………………… 274
腫瘤………… 154, 194, 266
循衣摸床……………… 78
傷陰…………… 158, 246
少陰病……………… 240
少陰病熱化証……… 241
消化が悪い………… 180
消渇………………… 241
傷寒………………… 235
傷暑………………… 222
少食…………… 181, 183
傷食………………… 186
傷津………… 158, 176, 238
焦躁… 163, 164, 165, 167,
　　241, 245, 246, 247, 261
少痰………………… 224
情緒不安定………… 194
衝任失調…………… 188
上熱下寒……… 140, 241
晶痞………………… 81
小腹急結…………… 237
上腹部の灼熱痛…… 186
上腹部（胃部）の冷えと
　　疼痛……………… 185
上腹部の冷えと痛み 183
上腹部不快感……… 184
静脈瘤………………… 81
少陽病………… 147, 239
暑温………… 223, 244
食滞…………… 188, 273
食滞胃脘…………… 186
食欲がない…… 180, 270
食欲不振… 149, 163, 170,
　　184, 187, 197, 199, 216,
　　217, 230, 240, 269
暑湿………………… 187
ショック… 166, 240, 269
視力障害…………… 205
疹…………………… 80
心陰虚………… 163, 166
腎陰虚………………… 164,
　　171, 204, 205, 224, 241
津液不足…………… 158
心火… 164, 196, 241, 261,
　　264
心火旺……………… 164
心火亢盛…………… 164
心火上炎…………… 164
心肝火旺…………… 196

真寒仮熱…………… 141	水腫… 177, 197, 265, 276	**た**
心気虚…… 149, 160, 166	水腫の病証………… 232	
腎気虚…………… 150	水振音………… 180, 229	太陰病…………… 239
腎気不固……… 202, 279	水疱……………… 217	帯下… 184, 197, 217, 262, 280
津虚………… 158, 266	水様便…… 106, 180, 184, 185, 187, 204, 240, 276	大出血…………… 157
腎虚… 201, 203, 204, 279	頭重……………… 217	大腸虚寒………… 175
真虚仮実…………… 133	頭痛… 107, 142, 151, 172, 191, 192, 195, 198, 208, 217, 222, 223, 236, 240, 244, 258, 259, 275	大腸湿熱………… 175
腎虚水汎…………… 203		大腸燥結………… 176
心血虚…… 152, 163, 166		大便失禁……… 175, 279
心下熱結…………… 239		戴陽…………… 80, 221
真実仮虚…………… 134		太陽病…………… 235
心腎陰虚…………… 205	**せ**	太陽病経証………… 236
心腎不交……… 165, 241		太陽病腑証………… 237
心神不寧…………… 281	性機能の減退……… 202	多飲……………… 158
心腎陽虚……… 162, 203	精神異常……… 164, 167	立ちくらみ………… 181
腎精不足… 201, 203, 205	性欲減退………… 202	脱液……………… 158
身体痛…………… 172	性欲亢進………… 204	脱肛… 150, 175, 181, 279
身体がだるく重い… 184, 185	咳……………… 239	脱毛………… 188, 202
	舌糜爛…………… 164	多尿……………… 202
真熱仮寒…………… 141	喘……………… 100	食べたくない… 184, 185, 229
心熱下注小腸…… 165	戦汗……………… 104	
身熱不揚…… 103, 247	譫語……………… 100	食べられない… 181, 183
心熱を小腸に移す… 165	疝痛……………… 151	ため息…………… 194
心の痰証…………… 228	泉門の閉鎖が遅い… 202	だるい…… 223, 226, 275
心肺気虚………… 162		痰…………… 160, 166, 167, 168, 173, 188, 225
心痺……………… 166	**そ**	
心脾両虚………… 163		うすい―― 174
腎不納気……… 203, 281	躁……………… 196	痰飲……… 174, 260, 274
心包証…………… 246	双感……………… 240	痰飲伏肺………… 174
心陽虚………… 160, 166	燥屎……………… 238	痰火……………… 167
腎陽虚…… 162, 205, 226	燥邪犯肺… 173, 224, 228	痰火擾心… 167, 229, 282
	燥痰……………… 228	胆火……………… 239
す	燥熱……………… 171	痰核………… 231, 274
	爪傍の角化……… 182	痰結……………… 266
水飲……………… 226	瘙痒……………… 185	
水逆嘔吐………… 237	早漏……………… 202	

332　症状・病証索引

痰湿·············· 171, 177
痰湿阻肺············ 174
胆石··············· 274
痰濁上擾············ 230
痰濁蒙蔽心竅········ 228
痰濁蒙蔽心包········ 246
痰熱··············· 173
痰熱陥入心包········ 167
痰熱上擾·········· 230, 275
痰熱蒙閉心竅········ 167
痰迷心竅··· 167, 229, 246, 282

ち

チアノーゼ······ 162, 166
蓄血症············· 237
蓄水証············· 237
知能減退··········· 202
知能の発達が悪い··· 202
痴呆··············· 167
着痺··············· 214
中気下陥··· 150, 181, 182
中気不足··········· 177
中暑··············· 222
中風··············· 235
腸胃積滞········ 186, 266
腸胃熱結··········· 238
腸液虧耗··········· 176
腸気滞············· 151
腸虚滑脱··· 106, 175, 279
癥積··············· 274
腸燥便秘··· 106, 176, 224, 265
潮熱··············· 103
聴力減退··········· 108

つ

痛痺··········· 212, 270
痞え··········· 229, 239
疲れやすい····· 149, 163, 168, 180, 199
爪がもろい······ 152, 188

て

泥状便········ 106, 170, 180, 187, 199, 217, 240
鄭声··············· 100

と

盗汗··········· 103, 278
動悸··· 128, 152, 160, 163, 164, 166, 167, 191, 196, 205, 271, 281
動作がにぶい········ 202
疼痛··········· 154, 261
呑酸··········· 186, 198

な

内燥··············· 224
内臓下垂············ 150
内風··········· 210, 230
難聴··············· 195
軟便······ 180, 184, 276

に

日晡潮熱··· 103, 239, 244
乳房が脹る·········· 194
入眠困難············ 195
尿意促迫············ 205
尿意逼迫············ 165

尿が濃い··· 185, 197, 216, 223, 224, 244, 262
尿失禁············· 202
尿の混濁··········· 205
尿量が少ない······· 107
尿量過多······ 107, 279
尿量減少··· 158, 162, 175, 181, 203, 204, 217, 237, 244, 267, 276

ね

ねあせ········ 103, 125, 163, 165, 171, 191, 204, 263, 271
熱感··· 102, 125, 139, 171, 191, 204
寝つきが悪い········ 163
熱極生風··· 192, 210, 245, 281
熱結··········· 238, 264
熱結腸胃··· 238, 244, 246, 264
熱結傍流············ 264
熱邪犯肺············ 172
熱盛········ 138, 244, 246
熱性けいれん········ 192
熱毒··········· 261, 264
熱入心包······ 246, 282
熱秘··············· 106
熱痺··············· 220
熱閉··············· 282
眠い··········· 105, 203
眠れない············ 241
粘痰··············· 171
粘稠な痰··········· 173

333

の

膿血便……………… 176
膿性痰……………… 173
咽の乾燥…………… 173
のぼせ………… 125, 128, 139, 151, 163, 165, 191, 204, 271

は

肺胃熱盛…………… 244
肺陰虚…… 170, 224, 228
梅核気……………… 194
排ガス……………… 199
肺化膿症…………… 173
肺気陰両虚………… 171
肺気逆……………… 278
肺気虚………… 149, 162
肺虚………………… 279
肺失宣粛…………… 171
肺腎陰虚……… 171, 205
肺水腫…… 204, 230, 232
排尿後の余瀝……… 202
排尿困難……… 205, 217
排尿障害…………… 216
排尿痛………… 165, 205
肺熱……… 196, 261, 264
肺の痰証…… 226, 274
肺脾気虚…………… 170
肺脾両虚…………… 170
肺癰………………… 173
迫血妄行…………… 245
白喉………………… 173
白瘖………………… 81
発育が遅い………… 202

発疹……………… 80, 246
脹って痛い 151, 194, 197
発熱… 102, 138, 142, 173, 176, 185, 208, 216, 223, 232, 236, 244, 258, 261
鼻づまり…………… 174
鼻の乾燥…………… 174
鼻水………………… 172
歯の動揺…………… 202
腹が脹る…………… 180
腹が冷えてしくしく痛む
 ………………… 180
斑…………………… 80
斑疹………………… 80
はんすう…………… 180
煩躁………………… 78
半表半裏証 145, 239, 267

ひ

脾胃気虚……… 150, 177
脾胃虚寒……… 180, 185
脾胃虚弱…………… 177
脾胃湿困… 177, 184, 276
脾胃昇降失調……… 268
脾胃の痰証 229, 232, 275
脾陰虚……………… 181
冷え… 126, 128, 134, 160, 162, 175, 180, 183, 185, 197, 198, 203, 212, 226, 240, 270, 271
皮下出血…………… 80
脾気陰両虚………… 181
脾気虚…… 163, 177, 182
ひきつり… 188, 192, 193, 222

脾虚… 184, 199, 226, 230
脾虚肝乗…………… 199
脾虚挟食…………… 186
脾虚生湿…………… 177
脾虚生痰……… 177, 229
脾腫………… 194, 274
鼻汁………………… 173
痺証……… 209, 212, 220
脾腎陽虚… 180, 203, 240, 280
ヒステリック……… 194
皮膚化膿症………… 217
脾不統血… 156, 163, 182
皮膚につやがない… 152
鼻閉………………… 172
表寒… 135, 143, 172, 208, 235, 240, 258
表寒裏熱…………… 140
表虚………………… 143
脾陽虚………… 180, 182
表陽虚弱…………… 180
表実………………… 143
表証… 142, 208, 236, 239
表熱… 138, 144, 173, 208, 219, 244, 259
脾陽不振…………… 180
表裏同病…………… 148
びらん……………… 217
頻尿… 107, 202, 203, 205
頻便………………… 199

ふ

不安感…… 160, 163, 281
風温………………… 244
風寒……… 208, 210, 212

風寒湿痺………… 209
風寒束表………… 172
風寒表証……… 143, 172
風湿……… 208, 214
風湿熱………… 210
風湿表証………… 275
風邪襲絡………… 208
風邪侵入経絡……… 208
風水……… 208, 232
風水相搏…… 174, 208
風痰上擾…… 230, 275
風動……………… 192
風熱…… 208, 210, 219
風熱犯衛………… 144
風熱犯肺………… 172
風熱表証…… 144, 173
腹腔内腫瘤………… 274
腹水… 180, 204, 232, 265, 269
腹痛… 175, 176, 180, 198, 199, 212, 213, 237, 238, 240, 244, 264, 266, 268, 269, 273
腹部の下墜感……… 181
腹壁静脈の怒張…… 81
腹満… 182, 198, 199, 216, 238, 240, 244, 266, 268, 273
腹部のつかえや膨満感 ………………… 185
腹部膨満感………… 170, 176, 184, 187, 197
腹鳴…… 180, 199, 268
腑実………… 238
浮腫… 162, 175, 180, 184, 203, 204, 208, 230, 232, 269, 276
不消化下痢………… 240
不消化便………… 181
不正性器出血… 182, 279
不妊症…………… 202
不眠… 105, 167, 191, 196, 204, 205, 230, 261, 281
ふらつき… 107, 188, 193, 230
ふるえ… 78, 192, 247, 281

へ

ヘルニア………… 197
便がかたい………… 224
便がきれぎれ……… 194
便秘… 106, 176, 180, 187, 195, 238, 239, 244, 264
便秘と下痢が交互に生じる………… 194

ほ

崩……………… 182
膀胱湿熱………… 205
乏尿……………… 204
膨満感…………… 151
亡陽… 136, 203, 240, 269
崩漏……………… 182
ほてり……… 125, 128, 139, 163, 165, 171, 182, 191, 204, 263, 271

ま

麻疹…………… 221

み

味覚の低下……… 180
耳鳴… 108, 164, 165, 181, 191, 195, 202

む

無汗……………… 174
無月経…… 164, 188, 202
夢精… 164, 165, 171, 202
無痰……………… 171
無力感…… 160, 163, 222

め

目がかすむ…… 152, 188
目が乾く………… 152
目がさめる…… 163, 165
目の乾燥感……… 188
目の充血…… 191, 195
めまい…… 107, 191, 193, 195, 202, 230, 275, 281
面癱……………… 209

や

夜間多尿………… 107
夜間頻尿………… 279
夜尿……………… 202

ゆ

ゆううつ(感)… 151, 194
遊走腎…………… 181
遊走性の疼痛……… 151

よ

陽黄……………… 80

335

陽虚… 126, 128, 136, 240, 259, 265, 271, 278
陽虚陰盛… 126, 128, 269
陽虚水汎…………… 269
陽水……………… 174
陽証……………… 125
陽明熱結…………… 238
陽明熱盛…………… 238
陽明病……………… 237
陽明病経証………… 238
陽明病腑証………… 238, 246, 264
横になりたがる…… 240

よだれ………… 180, 198

り

裏寒… 135, 145, 240, 268
裏急後重……… 176, 187
裏虚……………… 145
裏虚熱…………… 139
裏実………… 145, 238
裏実寒…………… 135
裏実熱……… 138, 238
裏証………… 144, 239
裏熱… 138, 145, 219, 238, 263

留飲… 177, 181, 229, 232
両感……………… 148
涼燥……………… 174
リンパ節腫大… 231, 274

る

瘰癧………… 231, 274

れ

冷汗……………… 160

ろ

漏………………… 182

西洋医学の病名索引

あ

アレルギー性鼻炎… 172
アレルギー性浮腫… 175

い

胃炎……… 183, 186, 196
胃潰瘍…………………… 198
胃拡張………………… 183
胃下垂………………… 181
胃けいれん……… 185
胃十二指腸潰瘍 183, 186
胃腸神経症…… 194, 199
咽喉炎…………… 173
インフルエンザ 173, 233
インポテンツ……… 202

う

うつ病……………… 194

え

栄養不良……… 163, 188

か

下垂体機能低下症… 203
化膿性炎症……… 261
過敏性腸症候群…… 199
肝炎……… 185, 194, 195
肝硬変………… 203, 265
関節炎…… 217, 220, 270
関節リウマチ……… 270

冠不全………… 160, 166
感冒………… 173, 174
顔面神経麻痺……… 209

き

気管支炎… 173, 174, 226
気管支拡張症… 162, 170, 174, 226
気道感染症………… 233
急性胃炎…… 185, 186
急性胃腸炎………… 185
急性カタル性胃腸炎 184
急性肝炎………… 196
急性関節リウマチ… 209, 220
狭心症………… 160, 166
胸膜炎………… 230, 265
筋炎………………… 217

け

月経困難症…… 157, 194
月経不順………… 188
血小板減少性紫斑病 182
結膜炎…………… 195
血友病…………… 182
眩暈症…………… 192

こ

股ヘルニア………… 270
高血圧症… 165, 191, 195, 230

高血圧性脳症… 167, 192, 228
甲状腺機能亢進症… 165, 191
甲状腺機能低下症 203
甲状腺腫………… 194
口内炎………… 164, 186
更年期障害 165, 191, 194

さ

細菌性下痢…… 176, 261
産後……………… 188

し

耳下腺炎………… 233
子宮脱…………… 150
歯齦炎…………… 186
痔出血…………… 182
歯槽膿漏………… 186
湿疹………… 210, 217
ジフテリア……… 173
習慣性便秘……… 177
消化管潰瘍…… 157, 194
消化不良症……… 199
自律神経失調症… 164, 165, 188, 191, 192, 194, 195, 196, 230
腎炎………… 175, 265
心筋梗塞…… 160, 166
神経症…… 164, 194, 195
神経衰弱………… 160

神経性胃炎…… 186, 198
神経性皮膚炎……… 210
心臓神経症………… 160
心臓弁膜症………… 160
心不全……………… 162
蕁麻疹……………… 210

す

膵炎………… 185, 196
頭痛症……………… 195

せ

赤痢………………… 176
舌炎………………… 164
喘息… 168, 170, 174, 196, 226
先天性虚弱症……… 202

そ

早漏………………… 202
鼠径ヘルニア… 197, 270

た

脱肛………… 150, 175
胆石症……………… 196
胆のう炎… 185, 194, 195, 196, 198

ち

虫垂炎………… 176, 264
腸炎………………… 196
腸管癒着…………… 197
腸閉塞……………… 176

て

てんかん… 167, 228, 230, 266
伝染性肝炎………… 233

と

統合失調症…… 164, 167

な

内耳性眩暈………… 230
内臓下垂…………… 150

に

日射病……………… 222
日本脳炎…………… 233
乳腺腫……………… 194
尿失禁……………… 202
尿道炎……………… 205
尿路感染症………… 261
尿路結石…………… 205

ね

熱射病……………… 222
熱性けいれん… 167, 192, 228, 266
熱性疾患の回復期… 170
ネフローゼ症候群… 203

の

脳炎………… 167, 192
脳血管障害………… 167
脳梗塞……………… 167
脳栓塞……………… 167
脳卒中………… 192, 228

脳動脈硬化症… 165, 167, 191, 192, 203
脳軟化症…………… 167
脳膜炎……………… 167

は

肺炎………… 173, 226
肺化膿症…………… 173
肺気腫…… 168, 170, 174
肺結核…… 162, 170, 226
肺水腫……………… 265
発熱(性) 疾患…158, 176

ひ

鼻炎………………… 174
鼻出血……………… 182
ヒステリー………… 194
皮膚化膿症………… 217
皮膚瘙痒症………… 210
貧血………………… 157

ふ

副腎皮質機能低下症 203
不正性器出血… 163, 182
不整脈……………… 160
不眠症…… 164, 165, 191

へ

変形性関節症……… 209
扁桃炎……………… 173

ほ

膀胱炎……………… 205
ポリオ……………… 233

ま

末梢神経炎…………… 188
慢性胃炎……… 186, 198
慢性胃腸炎………… 184
慢性肝炎… 157, 184, 188, 191, 199
慢性関節リウマチ… 209, 220
慢性気管支炎… 162, 168, 170, 174
慢性腎炎……… 191, 203
慢性腸炎…………… 199

む

無月経…………… 157

や

夜尿症…………… 202

ゆ

遊走腎…………… 181

幽門けいれん……… 183

り

流行性耳下腺炎…… 261
流行性脳脊髄膜炎… 233

ろ

老人性便秘………… 177

あとがき

　1999年に第2版を上梓して以来すでに12年を経過した。その間多くの医師・薬剤師が漢方薬を日常診療にごく普通に用いるようになったが，多くは西洋医学的な病名から方剤を選ぶような使われ方がなされてきたために，せっかく漢方薬をつかいながら十分にその長所をつかいきれていないように思われる。中医学は西洋医学とは別の視点からの疾患のとらえ方であり，生命体としての人体を別の角度から理解する有力な手段である。そのために中医学では弁証論治が重要視され，それに基づいて治療薬が選ばれる。せっかく漢方薬をつかう機会を得たなら，ぜひとも弁証論治にいたる考え方を学んでいただいて中医学の神髄にちかづいていただきたい。本書がその一助となるならこれにすぐる喜びはない。

　中医学入門に記載する事項そのものも，時代によってさまざまに解釈されておりすべてが同じではないために学ぶものにとって混乱を来すところもある。臨床に役立つ矛盾のない理論の確立が引き続き望まれる。本書は現時点においてできるだけ矛盾のない，理解を得やすい記載を試みたつもりであるが，まだ未熟な点も多く今後も努力を続けていくつもりである。読者諸氏のさらなる検討と批判を仰ぎたい。

　最後に，辛抱強く改訂原稿におつきあいいただいた東洋学術出版社・編集部の方に心より御礼，感謝を申し上げる。

神戸中医学研究会

神戸中医学研究会
〒651-0087
神戸市中央区御幸通6丁目1-31

[新装版] 中医学入門

| 2012年2月25日 | 第1版 第1刷発行 |
| 2022年5月30日 | 第5刷発行 |

編著者　神戸中医学研究会
発行者　井ノ上　匠
発行所　東洋学術出版社
　　　　〒272-0021　千葉県市川市八幡2-16-15-405
　　　　　販売部：電話047（321）4428　FAX 047（321）4429
　　　　　　　　e-mail　hanbai@chuui.co.jp
　　　　　編集部：電話047（335）6780　FAX 047（300）0565
　　　　　　　　e-mail　henshu@chuui.co.jp
　　　　　ホームページ　http://www.chuui.co.jp/

装幀デザイン／山口　方舟
印刷・製本／株式会社丸井工文社
◎定価はカバーに表示してあります　◎落丁，乱丁本はお取り替えいたします
2012 Printed in Japan©　　　　ISBN 978 - 4 - 904224 - 17 - 5　C3047

［新装版］中医臨床のための方剤学

神戸中医学研究会編著　Ａ５判並製　664頁
定価7,920円（本体7,200円＋税）

中医方剤学の名著が大幅に増補改訂して復刊。復刊にあたり，内容を全面的に点検し直し，旧版で収載し漏れていた重要方剤を追加。

［新装版］中医臨床のための中薬学

神戸中医学研究会編著　Ａ５判並製　696頁
定価8,580円（本体7,800円＋税）

永久不変の輝きを放つ生薬の解説書。1992年の刊行以来，入門者からベテランまで幅広い読者の支持を獲得してきた「神戸中医学研究会」の名著が，装いを新たに復刊。

現代語訳 黄帝内経素問【全3巻】

石田秀実（九州国際大学教授）監訳　Ａ５判上製　函入　縦書
［上巻］512頁／定価11,000円（本体10,000円＋税）
［中巻］458頁／定価10,450円（本体 9,500円＋税）
［下巻］634頁／定価13,200円（本体12,000円＋税）

［原文・和訓・注釈・現代語訳・解説］の構成。原文（大文字）と和訓は上下2段組。発行以来，大好評の解説書。「運気七篇」「遺篇」を含む全巻81篇。

現代語訳 黄帝内経霊枢【上下2巻】

石田秀実（九州国際大学教授）・白杉悦雄（東北芸術工科大学助教授）監訳　Ａ５判上製　函入　縦書
［上巻］568頁／定価12,100円（本体11,000円＋税）
［下巻］552頁／定価12,100円（本体11,000円＋税）

［原文・和訓・注釈・現代語訳・解説］の構成。原文（大文字）と和訓は上下2段組。東洋医学臨床家待望の書。中国で定評のある最もポピュラーなテキスト。

名医が語る生薬活用の秘訣

焦樹徳著　国永薫訳　Ａ５判並製　456頁
定価5,280円（本体4,800円＋税）

名老中医による生薬運用の解説書。308味の生薬について，性味・効能・配伍応用・用量・用法・注意事項を解説。方意を理解するうえで欠かせない，生薬を知るための1冊。

「証」の診方・治し方 ── 実例によるトレーニングと解説 ──

呉澤森・高橋楊子著　Ｂ５判並製　328頁
定価4,180円（本体3,800円＋税）

厳選した30の実症例を例に，呈示された症例をまず自力で解き，その後に解説を読むことで「証」を導く力を鍛える。経験豊富な著者らによる丁寧かつ実践的な解説。初学者から中級者のトレーニング用として，症例集としてすべてのレベルの人におすすめ。

傷寒論を読もう

髙山宏世著　Ａ５判並製　480頁
定価4,400円（本体4,000円＋税）

必読書でありながら，読みこなすことが難しい『傷寒論』を，著者がやさしい語り口で条文ごとに解説。初級者にも中級者にも最適。40種の患者イラスト入り「重要処方図解」付きで，臨床にも大いに参考になる。

中医学の基本用語約 *4,200* 語を収載。

[改訂版] 中医基本用語辞典

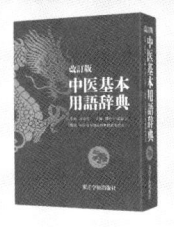

監修／高金亮　主編／劉桂平・孟静岩
翻訳／中医基本用語辞典翻訳委員会
Ａ５判　912頁　ビニールクロス装・函入り
定価 9,460 円（本体 8,600 円＋税）

- 中医学を学ぶ人なら，必ず手元に置きたい「基本用語辞典」
  中国伝統医学の入門者や臨床家にぴったりの辞典。医師・薬剤師・鍼灸師・看護師・栄養士など幅広い医療従事者ならびに医学生・薬学生・鍼灸学生や，薬膳・気功・太極拳・中医美容など，中国伝統医学を学ぶ人すべての必携参考書。

- 新たに 668 語を追加して "大改訂"
  今回の改訂では，旧版では欠けていた２字の中医学の専門用語を中心に追加。旧版の用語約 3,500 語と合わせ，合計約 4,200 語を収載。さらに見出し用語の扱いを改め，探したい用語を引きやすく編集し直した。

[CD-ROM でマスターする] 舌診の基礎

高橋楊子著　CD-ROM（for Windows）　Ｂ５判並製
カラー刷り　88 頁　　　定価 6,600 円（本体 6,000 円＋税）
CD-ROMを使った新しい舌診ガイド。舌診の基礎と臨床応用法を詳説。CD-ROMとの併用で舌診を独習できる。繰り返し学習することで，舌診の基礎を修得。著者は中国の代表的な診断学研究室の出身で，確かな内容。

脈診 ―基礎知識と実践ガイド―

何金森監修　山田勝則著　Ａ５判並製　296 頁
　　　　　　　　　　　　定価 3,520 円（本体 3,200 円＋税）
脈理を理解することで，脈象の膨大な内容を暗記する必要がなくなり，脈象の基準をはっきりさせることで，脈象判断が確かなものになる。豊富な図解で，複雑な脈診が学びやすく，記憶しやすい。

[詳解] 中医基礎理論

劉燕池・宋天彬・張瑞馥・董連栄著　浅川要監訳
Ｂ５判並製　368 頁　　　定価 4,950 円（本体 4,500 円＋税）
Ｑ＆Ａ方式で質問に答える奥行きのある中医学基礎理論の解説書。設問は 212 項目。中医学基礎理論をもう一歩深めたい人のための充実した解説書。

中医病因病機学

宋鷺冰著　柴﨑瑛子訳　Ａ５判並製　608 頁
　　　　　　　　　　　　定価 6,160 円（本体 5,600 円＋税）
病因病機は中医学の核心中の核心。患者の証候を分析し，病因と病態メカニズムを明らかにすることによって，治療方針を立てるのが中医学の最大の特徴。

[実践講座] 中医弁証

楊亜平主編　平出由子訳　Ａ５判並製　800 頁
　　　　　　　　　　　　定価 6,380 円（本体 5,800 円＋税）
医師と患者の会話形式で弁証論治を行う診察風景を再現。中医診断学の実践応用篇。本篇 114，副篇 87，計 201 症例を収録。

中医学の魅力に触れ，実践する

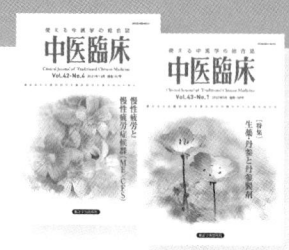

[季刊] 中医臨床

- ●定　　価 1,760 円（本体 1,600 円＋税）（送料別）
- ●年間予約 1,760 円（本体 1,600 円＋税） 4 冊（送料共）
- ●3 年予約 1,584 円（本体 1,440 円＋税）12 冊（送料共）

●——中国の中医に学ぶ

現代中医学を形づくった老中医の経験を土台にして，中医学はいまも進化をつづけています。本場中国の経験豊富な中医師の臨床や研究から，最新の中国中医事情に至るまで，編集部独自の視点で情報をピックアップして紹介します。翻訳文献・インタビュー・取材記事・解説記事・ニュース……など，多彩な内容です。

●——湯液とエキス製剤を両輪に

中医弁証の力を余すところなく発揮するには，湯液治療を身につけることが欠かせません。病因病機を審らかにして治法を導き，ポイントを押さえて処方を自由に構成します。一方エキス剤であっても限定付ながら，弁証能力を向上させることで臨機応変な運用が可能になります。各種入門講座や臨床報告の記事などから弁証論治を実践するコツを学べます。

●——古典の世界へ誘う

『内経』以来２千年にわたって連綿と続いてきた古典医学を高度に概括したものが現代中医学です。古典のなかには，再編成する過程でこぼれ落ちた智慧がたくさん残されています。しかし古典の世界は果てしなく広く，つかみどころがありません。そこで本誌では古典の世界へ誘う記事を随時企画しています。

●——薬と針灸の基礎理論は共通

中医学は薬も針も共通の生理観・病理観にもとづいている点が特徴です。針灸の記事だからといって医師や薬剤師の方にとって無関係なのではなく，逆に薬の記事のなかに鍼灸師に役立つ情報が詰まっています。好評の長期連載「弁証論治トレーニング」では，共通の症例を針と薬の双方からコメンテーターが易しく解説しています。

ご注文はフリーダイヤルＦＡＸで
0120-727-060

東洋学術出版社

〒 272-0021　千葉県市川市八幡 2-16-15-405
電話：(047) 321-4428
E-mail : hanbai@chuui.co.jp
URL : http://www.chuui.co.jp